CARNETS DE GUERRE
COVID-19

Du même auteur

Dictionnaire de maladies infectieuses, Elsevier, 1998.

Les Nouvelles Maladies infectieuses, « Que sais-je ? », Presses universitaires de France, 1999.

Les Nouveaux Risques infectieux : grippe aviaire, SARS, et après ? Lignes de repères, 2005.

Dépasser Darwin, Plon, 2010.

De l'ignorance et de l'aveuglement : pour une science postmoderne, e-book Kindle, Amazon, 2012.

Votre santé – Tous les mensonges qu'on vous raconte et comment la science vous aide à y voir clair, Éditions Michel Lafon, 2015.

Arrêtons d'avoir peur ! Éditions Michel Lafon, 2016.

Mieux vaut guérir que prédire, Éditions Michel Lafon, 2017.

La Vérité sur les vaccins, avec Olivia Recasens, Éditions Michel Lafon, 2018.

La Révolution digitale de l'homme : vers une nouvelle espèce, e-book Kindle, Amazon, 2019.

Épidémies : vrais dangers et fausses alertes, Éditions Michel Lafon, 2020.

Didier Raoult

CARNETS DE GUERRE COVID-19

Avec la collaboration de Yanis Roussel

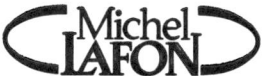

NOTE DE L'ÉDITEUR

Ce livre relate, de semaine en semaine, les réunions hebdomadaires de Didier Raoult et de ses équipes à l'IHU Méditerranée Infection de Marseille. Nous n'avons donc pas touché au style « parlé » des diverses interventions. Nous sommes ici « en direct » de ce qu'on peut appeler des réunions de crise.

Quant aux tableaux et graphiques auxquels Didier Raoult fait allusion dans ses interventions, ils auraient lourdement chargé cet ouvrage, et les explications qu'en donne le professeur suffisent largement à les décrire.

Par ailleurs, le lecteur trouvera en fin d'ouvrage un glossaire des sigles qui apparaissent dans ces pages, dont certains sont connus et d'autres moins.

*Tous droits de traduction, d'adaptation
et de reproduction réservés pour tous pays.*

© Éditions Michel Lafon, 2021
118, avenue Achille-Peretti – CS 70024
92521 Neuilly-sur-Seine Cedex

www.michel-lafon.com

SOMMAIRE

Préface 13

Chapitre 1 : Une épidémie de coronavirus en Chine 15

14 janvier 2020. Coronavirus : une peur raisonnable .. 17

21 janvier 2020. Coronavirus en Chine : doit-on se sentir concerné ? 19

28 janvier 2020. Coronavirus chinois : plus mortel ? Plus dangereux ? 22

29 janvier 2020. Coronavirus chinois : quelle place dans l'histoire des épidémies ? 24

31 janvier 2020. Coronavirus : l'IHU prêt pour prévenir tout risque de contagion 28

31 janvier 2020. Questions/Réponses : l'IHU Méditerranée Infection et le coronavirus 31

10 février 2020. Coronavirus – Le point 41

11 février 2020. Coronavirus : traitement ? Vaccin ? ... 50

17 février 2020. Coronavirus : moins de morts que par accident de trottinette 55

25 février 2020. Coronavirus : un risque de pandémie ? .. 59

25 février 2020. Intervention avant le staff de microbiologie. Nouvelle très importante : premier rapport montrant l'efficacité de la chloroquine en Chine 63

28 février 2020. Chloroquine : pourquoi les Chinois se tromperaient-ils ? 64

Chapitre 2 : Le pic de l'épidémie **69**

3 mars 2020. Chloroquine : pourquoi tant de haine ? ... 71

9 mars 2020. Peur vs data / Chloroquine : recherche clinique (Yanis Roussel, Didier Raoult) 75

16 mars 2020 : Coronavirus : diagnostiquons et traitons ! Premiers résultats pour la chloroquine 79

17 mars 2020. Coronavirus, analyse des données épidémiques dans le monde : diagnostiquer doit être la priorité 89

17 mars 2020. L'hydroxychloroquine et l'azithromycine comme traitement du COVID-19 94

24 mars 2020. Remerciements, toxicité des traitements, mortalité 98

31 mars 2020. Coronavirus : point d'actualité, présentation de l'état-major 103

8 avril 2020. Coronavirus : données, EHPAD, polémiques 109

14 avril 2020. Coronavirus : recul de l'épidémie à Marseille 115

21 avril 2020. La leçon des épidémies courtes 121

28 avril 2020. Point sur l'épidémie : risque-t-on vraiment une deuxième vague 130

5 mai 2020. Où en est le débat sur l'hydroxychloroquine 142

8 mai 2020. Réponses au questionnaire de la Commission des Affaires sociales du Sénat **149**

   Le conseil scientifique 151

   Recommandations des autorités sanitaires 153

   Réglementation des essais cliniques 156

Le traitement du COVID-19 159
Immunomodulateurs et plasma 175
Le redemsivir 177
L'hydroxychloroquine 178
Essais cliniques 179
Validation des travaux par l'ANSM et les CPP 181
Les travaux publiés en France défavorables à
l'hydroxychloroquine 182
L'essai Discovery 183
Remontées par l'Assurance maladie des données
des patients traités pour des maladies chroniques
par l'hydroxychloroquine et l'azithromycine 184
Position du HCSP sur l'absence de traitement
efficace 184
Vaccins 185
Dépistage du COVID 186
Immunité et sérologies 189
Recommandations concernant le déconfinement 190

12 mai 2020. COVID19 : Quelles leçons doit-on
tirer de l'épidémie ? 193

19 mai 2020. Comparaison des courbes épidémiques
selon les villes et pays 197

Chapitre 3 : Le Lancet Gate et la fin de la première épidémie 203

25 mai 2020. 4 000 patients vs big data :
qui croire ? 205

2 juin 2020. Les Pieds nickelés font de la science 210

9 juin 2020. Les Marx Brothers font de la science :
l'exemple de Recovery 220

16 juin 2020. Analyse et résultats pour 3 737 patients
suivis à l'IHU 224

23 juin 2020. Finalement, la chloroquine… 231

**24 juin 2020. Audition devant la Commission
d'enquête parlementaire. Assemblée nationale** 239

30 juin 2020. Qu'est-ce qu'un conflit d'intérêts ? 252

7 juillet 2020. Des mots et des chiffres 259

4 août 2020. Confinement, traitement : où en est-on
avec le COVID-19 ? 262

11 août 2020. Leçon et examen de maladies
infectieuses à propos du COVID-19 268

18 août 2020. Ce que nous apprennent les données
de mortalité 274

**Sénat, le 15 septembre 2020. Rapport à la Commission
d'enquête pour l'évaluation des politiques publiques
face aux grandes pandémies, à la lumière de la crise
sanitaire du COVID-19 et de sa gestion** 285

    Introduction 287

    La recherche pendant la crise 289

    Protocoles et méthodologies 291

    L'expression des scientifiques lors de la crise 306

    Rôle des agences scientifiques 312

    Traitement du COVID 317

    Mise au point sur le traitement par
    l'hydroxychloroquine 329

    Vaccins 337

    Le dépistage 338

Chapitre 4 : Une deuxième épidémie à l'automne 345

25 août 2020. Situation de l'épidémie à Marseille 347

1er septembre 2020. Méta-analyse : un vrai tour de cartes 350

8 septembre 2020. Qui meurt du COVID ? 355

15 septembre 2020. Dépistage du COVID-19 : faux positifs, faux négatifs, comment harmoniser ? 361

22 septembre 2020. Évolution de l'épidémie 366

29 septembre 2020. Où en est-on à Marseille ? 374

1er octobre 2020. La file d'attente devant l'IHU a disparu : pourquoi ? 381

21 octobre 2020. Retour sur le Conseil scientifique annuel de l'IHU 384

26 octobre 2020. Décision de l'ANSM sur l'hydroxychloroquine : ce que nous en pensons, ce que nous allons faire 392

27 octobre 2020. Mutations, variants : ce que les génomes nous apprennent 397

3 novembre 2020. Sanofi ou ministère : qui bloque la vente d'hydroxychloroquine ? 404

10 novembre 2020. Pourquoi meurt-on du COVID-19 ? 409

17 nov. 2020. Arrêtons d'avoir peur ! 415

Postface 433

Glossaire des sigles et annexes 445

PRÉFACE

L'histoire du COVID-19 mérite certainement d'être racontée, du fait qu'elle a suscité des réactions inouïes dans nos sociétés, avec des mesures tout à fait originales qu'on n'avait pas mises en œuvre depuis des centaines d'années comme le confinement, des réactions extrêmes, des querelles aussi bien symboliques que financières à propos de la prise en charge thérapeutique. Cela justifie d'avoir, pour l'Histoire, une explication des différentes séquences. J'ai pensé, avec l'aide de Yanis Roussel qui a participé à toutes ces étapes, faire un verbatim (une reproduction mot pour mot) de tout ce que j'ai pu exprimer dans notre bulletin hebdomadaire qui s'appelle « On a le droit d'être intelligent ». J'y ai ajouté des documents que j'ai transmis au Sénat (deux rapports) et un verbatim de ma présentation à l'Assemblée nationale. Je n'ai ajouté ni retranché aucun mot à ce verbatim, ni à mes interventions hebdomadaires lors des diverses réunions que je relate, ce qui permet de faire le tri entre à la manipulation de l'information et ce que j'ai pu dire. Ainsi, tout est présent. Chacun peut juger sur fait. Cela laissera une trace dans l'Histoire de ce qu'on peut faire et de ce qu'on ne peut pas faire dans des situations épidémiques de cette nature.

– 1 –

UNE ÉPIDÉMIE DE CORONAVIRUS EN CHINE

14 JANVIER 2020. CORONAVIRUS :
UNE PEUR RAISONNABLE

— Professeur Didier Raoult, professeur Philippe Gautret[1], ces dernières années il y a eu plusieurs alertes et plusieurs épidémies à coronavirus dans le monde. Est-ce un sujet de préoccupation en France ?

DIDIER RAOULT : De mon point de vue, ce sujet est insuffisamment observé en France. Par exemple, nous venons de regarder (et de manière incomplète, simplement sur les prélèvements que nous avons depuis deux ans) : nous avons eu 364 cas avec 8 morts ; cela fait une mortalité proche de 2,5 %, ce qui est beaucoup plus que la plupart des infections virales que nous avons pu observer. Huit morts, rien que sur des prélèvements faits au CHU de Marseille, c'est déjà énorme, et nous n'avons pas tout testé. Donc 1) c'est fréquent, 2) c'est grave, 3) c'est très sous-estimé.

— Est-ce qu'il y a une diversité du virus, y a-t-il plusieurs souches, y a-t-il une variation importante entre ces souches ?

DIDIER RAOULT : Alors oui, ce sont même des espèces différentes : il y en a quatre qui sont connues ici et il y en a deux dont parlera Philippe Gautret qui ont donné des épidémies ailleurs, une qui est partie d'Arabie Saoudite et qui a donné une

---
1. Chef de service de consultations externes de l'IHU Méditerranée Infection

épidémie en Corée considérable, une autre partie de Hong Kong et qui a donné une épidémie à Toronto, deux épidémies qui se sont limitées. Et oui, il y a une grande variabilité, et de tous les virus émergents qu'on a vus depuis vingt ans, ce sont de mon point de vue les plus inquiétants parce qu'on en découvre de plus en plus, parce qu'ils se recombinent, et parce qu'ils ont donné des épidémies foudroyantes avec des mortalités considérables et dont on n'a pas bien compris les modes de transmission. Que ce soit le SARS à Hong Kong et à Toronto – on ne sait pas très bien pourquoi ça a commencé, pourquoi ça s'est arrêté – ou que ce soit le MERS qui a été relié aux chameaux en Arabie Saoudite et a donné une épidémie considérable en Corée, ou maintenant ce nouvel épisode avec un nouveau coronavirus en Chine. Philippe peut nous en parler d'un point de vue international.

Philippe Gautret : Sur le plan du MERS-coronavirus, en particulier celui qui est émergent en Arabie Saoudite, on s'y est intéressé parce qu'on a beaucoup de pèlerins qui partent de Marseille pour participer au pèlerinage de La Mecque. On l'a recherché chez les pèlerins au retour, et en pratique on ne l'a pas trouvé. Les pèlerins qui reviennent malades reviennent malades d'autre chose et pas du MERS. Par contre, on a trouvé d'autres coronavirus avec un portage au retour de l'ordre de 8 %, ce qui n'est pas négligeable. Ce sont les deuxièmes virus en termes de fréquence après le rhinovirus qui est cosmopolite. Ce qui est intéressant avec les virus des pèlerins, c'est qu'ils sont tous acquis au cours du voyage, il n'y a pas de portage chez les pèlerins qui sont en train de partir, par contre il y en a chez ceux qui ont été malades au retour. C'est en particulier le coronavirus 229E qui est le plus fréquent.

— *Et donc, faut-il avoir peur du coronavirus ?*

Didier Raoult : Je pense que c'est une peur raisonnable. Effectivement, il y a eu 8 morts dans un échantillon incomplet au CHU de Marseille, de tous âges. Il y a eu des enfants, des personnes âgées et d'âge moyen. C'est le groupe de virus dans lequel il y a eu les épidémies avec des nouvelles organisations de virus qui ont eu des taux de mortalité extrêmement importants. C'est donc une vraie priorité en termes de réflexion, de travail, d'évaluation des moyens thérapeutiques. Il y a peut-être un antibiotique qui est l'azithromycine, qui est un macrolide banal, qui marche peut-être dessus et donc il faut le tester. La proportion des travaux consacrés à ces virus qui représentent un danger et une fréquence très importante est très insuffisante eu égard aux risques qu'ils représentent.

21 janvier 2020. Coronavirus en Chine : doit-on se sentir concerné ?

— *Professeur Didier Raoult, une épidémie de coronavirus fait l'actualité en Chine, faut-il craindre quelque chose ?*

Vous savez, c'est un monde de fous, moi ce qu'il se passe, le fait que des gens soient morts de coronavirus en Chine, vous savez je ne me sens pas tellement concerné. Pour vous dire la vérité, nous on pense qu'il y a actuellement 6 ou 7 morts par des coronavirus qui circulent en Europe, à Marseille, par an. Comme on soigne à peu près 1 % de la population, ça veut dire qu'il y en a probablement 600 par an qui sont morts en France, personne n'en parle. Là, on vient d'avoir une réunion sur le virus respiratoire syncytial – qui tue en moyenne depuis quelques années 19 personnes par an, ce qui veut dire qu'il y en a probablement 1 900 qui en meurent par an en France –, dont personne ne parle non plus. Et donc c'est vrai que le monde est devenu complètement fou. C'est-à-dire qu'il se passe un truc où y a trois Chinois qui meurent et ça fait une alerte mondiale, l'OMS s'en mêle et ça passe à la radio et à la télévision. S'il y a un bus qui tombe au Pérou, on va dire que les accidents de la route tuent de plus en plus, tout cela est fou.

C'est-à-dire qu'il n'y a plus aucune lucidité, en particulier pour les maladies infectieuses car les maladies infectieuses sont des maladies d'écosystème. Ce sont des maladies écologiques. Vous n'avez pas les mêmes maladies dans la zone intertropicale humide. Vous n'avez pas les mêmes maladies s'il y a des moustiques ou s'il n'y en a pas. S'il n'y a pas de moustiques pendant l'hiver, les maladies transmises par les moustiques sont des maladies d'importation qui peuvent donner quelques cas secondaires mais qui ne s'implantent pas. Si vous ne touchez pas le sang des gens qui sont morts d'Ebola, le risque que vous attrapiez Ebola est proche de zéro. Pour Ebola, par exemple, on ressort ça des tiroirs tous les quatre ou cinq ans. Moi, la première fois que j'ai entendu parler de ça, c'était en 1976, alors à chaque fois on me demande s'il va y avoir des Ebola en France, à chaque fois je dis non. Et donc, si à chaque fois qu'il y a une maladie dans le monde on se demande si en France il va y avoir la même chose, ça devient complètement délirant de ne pas s'occuper des maladies qui existent, on ne les regarde même pas, on ne les identifie même pas, on s'en fiche, et on regarde ce qui se passe en Chine.

C'est tellement dérisoire que ça finit par devenir délirant, ça veut dire qu'il n'y a plus aucune connexion entre l'information et la réalité du risque, plus aucune du tout. Avant la connexion était assez distante, maintenant c'est devenu totalement délirant. Et ça ne va pas s'arrêter parce que les Chinois sont devenus extrêmement bons en virologie, parce qu'ils ont fait ce que n'ont pas fait les autres pays, une approche systématique de l'analyse de séquences de l'ADN et de l'ARN. Ils découvriront de plus en plus de virus, et comme ils sont 1,6 milliard vous n'avez pas fini d'avoir des alertes ! Donc les Chinois sont les premiers à utiliser de manière massive les séquences pour identifier les nouveaux micro-organismes, c'est une terre inconnue puisque pendant 100 ans il n'y avait eu strictement aucune recherche sur la virologie là-bas. Maintenant ils séquencent tout, vous n'avez pas fini d'avoir des informations sur la recherche chinoise.

D'ailleurs, un des débuts de la grande dérive de l'OMS, ça a été quand une Chinoise spécialiste de la grippe aviaire est arrivée à la tête de l'OMS et a essayé de persuader le monde entier que la grippe aviaire, pour laquelle il y avait eu des cas chinois attrapés auprès des oiseaux, était devenue une maladie interhumaine qui allait décimer la population. Ça a été amplifié, tout le monde est devenu fou, c'est sorti dans *Nature*, les gens en France et en Europe publiaient des livres disant qu'on allait mourir par millions. Tout ça est juste du délire. Les gens n'ont pas de quoi s'occuper, alors ils vont chercher en Chine de quoi avoir peur parce qu'ils n'arrivent pas à regarder ce dont ils pourraient avoir peur en restant en France. Ce n'est pas sérieux.

28 janvier 2020. Coronavirus Chinois : plus mortel ? Plus contagieux ?

— Professeur Didier Raoult, quelle différences pouvez-vous faire entre le coronavirus qui circule en Chine en ce moment, par rapport aux autres coronavirus qui en France sont rencontrés plus souvent ?

Pour l'instant, en dehors du fait que celui-là on ne le connaissait pas avant, on ne note pas de différence dans ce qui nous est retransmis d'une manière non scientifique, pour l'instant ce sont des rapports et des communiqués. Il y a une mortalité qui est du même niveau, de 2,5 % parmi les cas diagnostiqués. C'est la même chose que ce que l'on voit nous dans les coronavirus banals. Par exemple, cette semaine, on a eu 44 cas de coronavirus qui circulent ici. Cela représente à peu près 1 % de la population française, donc avant même ce coronavirus nouveau vous voyez que l'on a cette semaine probablement 4 000 cas de coronavirus en France.

La mortalité n'est pas particulièrement frappante parmi les cas diagnostiqués, il est vraisemblable qu'elle va encore apparemment diminuer parce qu'on va prélever des gens qui seront de moins en moins symptomatiques. Au début des maladies, c'est toujours les plus graves dont on fait le diagnostic.

Les vraies questions par rapport à ce coronavirus, c'est : « Est-ce qu'il est plus transmissible que les autres ? » La réponse est que pour l'instant il n'y a pas d'évidence qu'il soit plus transmissible que les autres ; « Est-ce qu'il est plus mortel que les autres ? » La réponse est que pour l'instant il est au même niveau de mortalité, peut-être un peu plus faible, que les autres. Est-ce qu'il a plus de chances de muter que les autres ? Non, il va muter comme tous les coronavirus, comme tous les virus à ARN mutent. Donc tout ça, du point de vue de la virologie, ça me paraît relativement banal, et surtout c'est à mettre en perspective, si vous voulez, avec la mortalité générale des infections respiratoires qui actuellement est de 2,5 millions de personnes par an. Ce sont des chiffres considérables.

Donc le fait qu'il y ait 100 morts pour une des causes identifiées de pneumonie n'est pas non plus quelque chose qui est une surprise extrême. Donc ça montre tout le biais qu'il y a à concentrer toute l'information sur un problème qui finit par apparaître comme inouï parce que bien entendu, tous les jours il y a des morts en plus. Nous, dans la semaine, on a eu deux patients qui sont morts de la grippe et un patient qui est mort de virus respiratoire syncytial, dans la semaine, à Marseille, qui représente 1 % des hospitalisations en France.

On verra bien, l'avenir est imprévisible, on peut toujours imaginer qu'il se passe une catastrophe épouvantable mais pour l'instant, ça ne m'émeut pas.

Avez-vous eu des suspicions et des cas confirmés de coronavirus ?

Pour l'instant, on n'a eu aucun cas confirmé. On a mis en place les outils pour faire le diagnostic. C'est notre métier d'être capables de faire rapidement le diagnostic des nouvelles maladies. On a testé une centaine de prélèvements respiratoires qui nous ont été soumis pour des infections respiratoires, sans aucun positif.

29 janvier 2020 : Coronavirus chinois : quelle place dans l'histoire des épidémies ?

– Professeur Didier Raoult, comment mettre en perspective l'épidémie de coronavirus qui circule actuellement en Chine par rapport aux autres épidémies de maladies infectieuses respiratoires ?

Pour les épidémies de maladies infectieuses, les fausses alertes épidémiques depuis vingt ans se sont multipliées sans que l'on ait de conséquences ici. Il suffit de se souvenir de l'épidémie de vache folle qui nous a interdit de manger du bœuf pendant quelques années, et puis l'épidémie d'anthrax qui était en réalité le fait d'un ancien employé de l'armée américaine qui avait envoyé des spores d'anthrax à des hommes politiques et à des journalistes américains et qui a bouleversé tous les laboratoires du monde à cause d'une faute de gestion d'un militaire américain. Ensuite il y a eu, de manière récurrente, les épidémies d'Ebola qui étaient censées nous atteindre, ce qui était invraisemblable car le mode de transmission ne permet pas son implantation ici. Ebola est restée une maladie qui est embêtante pour les Africains mais qui ne correspond pas aux problèmes des Français. Puis, il y a eu les deux épisodes de grippe aviaire qui sont restés des épidémies pour les oiseaux mais qui ont déclenché une production de vaccins complètement inouïe pour une maladie qui n'était pas une maladie humaine, et qui ont entraîné une très mauvaise gestion de la vraie grippe H1N1 ultérieure.

Ensuite, il y a eu le chikungunya qui cause des douleurs, qui a atteint La Réunion mais qui n'a tué personne en France métropolitaine. Il y a eu Zika pour lequel il y a eu quelques cas diagnostiqués rétrospectivement en France métropolitaine mais pour lequel il n'y a eu aucune hospitalisation ni aucun cas sévère, puis il y a eu le MERS-corona en Arabie Saoudite pour lequel il y a eu un cas importé en France, en tout et pour tout. Il y a eu le SARS, pour lequel il y a eu un cas importé qui est d'ailleurs passé au travers des filets de l'aéroport, et maintenant il y a le corona chinois.

Si vous êtes curieux, regardez dans les aéroports : il y a des affiches qui sont des séquelles de tout ce qu'il s'est passé et tout ça réuni, c'est probablement moins que les morts en trottinette. Il y a une disproportion totale entre cette peur hallucinante et la réalité. Pour le MERS-coronavirus, il faut mettre tout cela en perspective avec les pneumonies. Les pneumonies et les infections respiratoires ça fait plusieurs centaines de millions de cas, 2,5 millions de morts. Les choses s'améliorent bien depuis une trentaine d'années. Il y avait 4,5 millions de morts, il y en a maintenant 2,5. Grâce à deux choses : les antibiotiques systématiques, puisque les gens y compris quand ils ont des infections virales sont partiellement sensibles aux antibiotiques et meurent surtout de surinfections, et la vaccination anti-pneumococcique. Moi je recommande aux gens qui ont peur des infections virales de se faire la vaccination anti-pneumococcique, quel que soit l'âge, parce que c'est la meilleure prévention étant donné que ce sont souvent les pneumocoques qui tuent. Par exemple, dans la grippe espagnole, ce sont surtout les pneumocoques qui ont tué les gens qui avaient cette grippe virale.

Si on reporte les choses, encore une fois, cette dramatisation du coronavirus chinois, nous, la semaine dernière, on avait 44 diagnostics de gens qui avaient des coronavirus non chinois, zéro chinois. On avait deux morts par la grippe, un par le VRS[2], on estime qu'il y a entre 5 000 et 10 000 morts par an de la grippe en France, 2 000 morts par VRS, peut-être 600 morts par les coronavirus qui circulent et 0 mort par le coronavirus chinois qui n'est donc pas le plus inquiétant. La mortalité du virus, pour l'instant, est surestimée parce que ce sont les cas graves que l'on teste en priorité. Il est vraisemblable que quand on va étendre les cas testés, la mortalité qui n'est pas très élevée, de l'ordre de 2,5 %, de l'ordre de ce que nous avons pour les autres coronavirus qui passent à l'hôpital, n'aura rien de dramatique. La transmission n'est probablement pas différente. On ne sait même pas si c'est un nouveau virus, puisque avec le moyen diagnostique qui vient d'être mis au point (tout le monde est capable de le mettre au point, il y a une restriction parce qu'on est dans une situation de crise extraordinaire, mais en réalité tout le monde est capable de faire ça, c'est très simple de faire le diagnostic), il est bien possible que l'on se rende compte que ce virus circulait avant, mais que comme on n'avait pas les moyens de faire le diagnostic on ne le savait pas. Il y a tellement de pneumonies qu'il est bien possible que celui-là ait déjà circulé avant et qu'on ne l'ait pas vu, pour l'instant on n'en sait rien, l'Histoire nous le dira.

---

2. Rappel : pour tous les sigles, voir glossaire à la fin de l'ouvrage.

Je crois qu'il faut remettre ça en perspective. En pratique depuis vingt ans il n'y a qu'une seule maladie émergente qui soit visible au niveau mondial, c'est-à-dire qui modifie quelque chose, c'est l'épidémie de *Clostridium difficile* qui doit tuer 80 000 personnes par an. Vous voyez que le SARS, qui en tue 800, ce n'est pas la même échelle. *Clostridium difficile*, avec des clones épidémiques, est un vrai problème. Ces virus qui tous les deux ans mettent le feu à la planète occupent les gens mais ne correspondent pas pour l'instant à quelque chose de plus inquiétant que la grippe.

Ce qui arrivera ? L'avenir n'appartient à personne, moi je suis un scientifique, je suis prêt à changer d'avis sous la force des événements, mais pour l'instant les événements ne justifient pas un tel degré d'inquiétude.

— Quelles sont les pratiques que devraient mettre en œuvre les personnes qui vous écoutent, en cette saison hivernale, pour prévenir la transmission de pathogènes ?

La seule chose dont on ait démontré que ça marchait, c'est le lavage des mains, ça c'est démontré. Ça fait diminuer de manière significative la contamination, ça a été démontré avec de vraies études de qualité scientifique. Pour le port du masque, la seule chose qui ait été démontrée c'est pour les médecins qui soignent les patients infectés, pour les patients infectés et pour les médecins en général. Il est raisonnable de penser que quelqu'un qui tousse ou qui éternue porte un masque, de manière à ce qu'il ne diffuse pas ses microbes ou virus, mais en réalité les gens qui toussent et qui éternuent mettent les mains devant la bouche ou devant le nez, ou alors se touchent le nez ou la bouche, après les virus sont sur les mains et sont donc transportés par les mains. Se protéger le mieux c'est se laver les mains dix fois par jour ou se passer de l'alcool sur les mains et ça c'est démontré.

— *Est-ce que les vaccinations sont utiles ?*

Bien sûr, la vaccination contre le pneumocoque est absolument indispensable. Les formes d'infections respiratoires graves doivent être traitées par des antibiotiques, c'est ce qui se passe ici à Marseille : 60 % des gens qui entrent à l'hôpital pour une infection virale grave reçoivent des antibiotiques. D'autre part, il faut faire le vaccin contre le pneumocoque qui est une des surinfections les plus communes. Il y a un travail dans la littérature qui montre que la vaccination contre le pneumocoque diminue les cas d'hospitalisation par infection virale respiratoire, bien que ce ne soit pas un virus. C'est une association de malfaiteurs, pneumocoque, streptocoque, haemophilus avec les infections virales. Il n'y a pas d'un côté les infections virales et de l'autre les infections bactériennes, c'est un changement d'écosystème collectif.

31 JANVIER 2020. CORONAVIRUS : L'IHU PRÊT POUR PRÉVENIR TOUT RISQUE DE CONTAGION

— *Professeur Didier Raoult, professeur Philippe Brouqui[3], pourquoi les Français rapatriés de Wuhan l'ont-ils été dans les Bouches-du-Rhône ?*

---

3. Chef de service, directeur du pôle Maladies infectieuses et tropicales de l'AP-HM et professeur des universités classe exceptionnelle.

Didier Raoult : Je crois que le seul institut susceptible actuellement de prendre en charge des patients dans le cadre d'une épidémie de maladies infectieuses se trouve à Marseille, que c'est l'Institut Méditerranée Infection, ouvert maintenant depuis trois ans dans cet objectif à la suite des crises sanitaires qui ont commencé avec le bioterrorisme, et qui a pris comme modèle d'ailleurs ce qui s'était construit à Shanghai en 2005. On a écrit, on a fait ensemble cet institut, qui a coûté 100 millions d'euros à ce pays, pour faire face d'une part aux maladies infectieuses en général, d'autre part au développement de la recherche appliquée aux maladies infectieuses, et enfin à la surveillance, à la veille et à la prise en charge des crises sanitaires. On est typiquement dans la raison pour laquelle ce bâtiment a été construit, et donc c'est naturel que dans une crise sanitaire de cette nature, si on veut pouvoir avoir du diagnostic rapide, si on veut pouvoir gérer des patients en toute sécurité, on soit dans la proximité immédiate de cet institut.

— *Quelle est la stratégie à mettre en place pour ces rapatriés ?*

Didier Raoult : Encore une fois c'est une stratégie qu'on discute avec notre ministère de tutelle, le ministère de la Santé. Nous, ce que l'on propose, ce qui semble raisonnable dans la situation actuelle, c'est de faire un prélèvement aux gens dès qu'ils arrivent pour regarder s'ils ont ou non le coronavirus de Chine. Si nous sommes dans une situation analogue à celle du Japon, il y aura probablement 1 à 2 % de gens porteurs du virus sans être malades, c'est peut-être ce qu'il se passera. Dans tous les cas nous avons prévu de libérer des lits dans l'IHU, de très haute sécurité, pour pouvoir hospitaliser les gens porteurs et ne pas les laisser au contact des autres, ce qui permettra de les prendre en charge ici dans les meilleures conditions et de suivre leur évolution dans un service de très haute sécurité qui empêche la contamination de toutes les personnes autour du bâtiment lui-même.

— Quelle est la stratégie en place pour l'environnement ?

Didier Raoult : Justement, c'est une bonne stratégie qu'a prise le gouvernement : on fait revenir les gens, on les teste pour savoir s'ils sont positifs ou négatifs, ceux qui sont positifs on les isole dans des conditions d'isolement très performantes. Ici, on a fait un bâtiment dans lequel on hospitalise les gens dans des chambres d'où rien ne sort. On n'envoie pas de virus en l'air, on ne laisse pas les virus se promener sur les mains. Quand quelqu'un a été identifié, qu'il est mis ici, il ne peut contaminer personne, c'est impossible d'avoir des cas secondaires, c'est pour ça qu'on a construit le bâtiment. Donc c'est une bonne nouvelle pour les personnes environnantes qui doivent être rassurées. Si on suit le programme, il n'y aura pas de porteur, y compris dans ces zones-là. Ensuite, il faudra décider avec le gouvernement s'il faut répéter ces prélèvements de façon régulière pour que, éventuellement, des gens qui sont en période d'incubation, qui n'excrètent pas le virus mais qui pourraient commencer à l'excréter soient détectés. Bien sûr, s'il y a des gens malades il faudra organiser avec le SAMU des consultations, pour voir comment les prendre en charge et voir s'ils ont des infections par ce virus ou par d'autres virus, car bien sûr d'autres virus circulent.

– *Professeur Brouqui, pouvez-vous nous dire comment sont organisées les chambres d'isolement ?*

Philippe Brouqui : Pour accueillir les éventuels patients contagieux de ce groupe de Français, on a libéré 7 chambres, ce qui représente un module de l'étage dit « contagieux » de l'IHU. Nous pouvons les accueillir, nous pouvons les traiter si besoin dans des conditions de sécurité.

Didier Raoult : Donc en clair le message, c'est que je pense que le gouvernement a pris une décision sage sur le plan de la sécurité du territoire. C'est d'emmener les gens à proximité de l'endroit où l'on a le plus de compétences et le plus de moyens pour gérer ce type de problème, un hôpital qui a été construit pour gérer les crises en maladies infectieuses, dans lequel on peut tester des centaines voire des milliers de prélèvements par jour, et ensuite isoler les patients qui présentent un risque pour mettre à la fois les patients et la population en sécurité.

31 janvier 2020. Questions/réponses : l'IHU Méditerranée Infection et le coronavirus

On a souhaité vous faire un point collectivement – l'état-major –, sur la manière dont les choses se déroulent pour le SARS-COV, pour répondre aux questions que vous vous posez, sur la manière dont les choses sont en train de s'organiser. Pour l'instant, ce que nous savons, bien sûr l'avenir est imprévisible, seuls les prophètes disent l'avenir et la plupart sont de faux prophètes. Pour l'instant, ce que nous savons c'est que c'est une maladie dont la mortalité n'est pas radicalement supérieure à celle des cas hospitalisés de coronavirus et de VRS que nous avons actuellement. Elle est de l'ordre de 2,5 %, essentiellement chez des gens qui ont un terrain particulier, qui sont âgés ou qui ont une pneumopathie sous-jacente ou un diabète. Ça c'est la situation actuelle, elle peut changer, le virus peut devenir plus virulent. À la différence d'autres épidémies que nous avons, ça apparaît plus contagieux, il y a des gens qui sont porteurs sans être infectés. Si j'avais à réfléchir ou à faire une hypothèse sur le devenir, je ne crois pas que ça changera le nombre de morts par pneumonie dans le monde cette année. L'année dernière il y en a eu 2,6 millions, je ne crois pas qu'il y en aura plus cette année, je ne crois pas que ça ait une influence sur la survie de l'humanité de cette année. Mais il y a des choses à gérer, il y a des choses à gérer comme le fait qu'à chaque fois qu'apparaît une maladie qui est contagieuse on est inquiets de la tournure que peuvent prendre les choses nouvelles, c'est comme ça.

La nouvelle qui est importante pour nous, c'est qu'effectivement cet institut a été fait en partie pour répondre à cette question des crises. L'idée a commencé au moment de la crise sur le bioterrorisme, sur le charbon, à ce moment on s'est rendu compte qu'il n'y avait pas de structure en France capable de faire ça, capable de s'en occuper. L'idée a germé, ensuite le ministère m'a demandé une réflexion sur les crises en maladies infectieuses, y compris le bioterrorisme en 2002 et 2003. J'étais allé en Chine, à Shanghai, voir l'hôpital que les Chinois avaient construit. J'ai réalisé que les Chinois avaient un coup d'avance sur nous, il y avait un hôpital complet en P3 avec un bloc opératoire, il y avait un scanner en P3, il y avait 680 chambres toutes en P3. Ça m'a donné cette réflexion qu'il fallait construire en France un endroit pour faire ça.

Maintenant, on en est à la réalisation de ça, et maintenant face à la crise, la décision a été prise de mettre les gens qui sont rapatriés de Chine dans le périmètre, dans le voisinage de l'IHU parce que l'IHU est l'endroit dans lequel on peut les prendre en charge. L'idée actuellement validée c'est d'agir dès que les gens arrivent. Philippe Gautret, avec une équipe intégrant le SAMU, est en train de faire des prélèvements nasopharyngés aux gens qui sont arrivés aujourd'hui. Ces gens vont être testés dans la journée et deux heures plus tard on saura ceux qui sont positifs et négatifs, et ceux qui sont positifs vont être hospitalisés au troisième étage dans les chambres sécurisées dans lesquelles on ne risque rien, dans lesquelles on évitera que ces gens se promènent dans la population avec une maladie contagieuse, même si encore une fois la contagion n'est peut-être pas supérieure à celle d'autres maladies respiratoires virales. Tout cela pour éviter qu'il y ait quelque chose qui inquiète trop les gens.

Le danger des crises, c'est moins le danger directement lié au microbe que le danger de la panique. La panique c'est terrible, la peur c'est terrible, ça fait faire des bêtises. Donc l'idée c'est d'essayer d'éviter la panique, c'est d'éviter que les choses dérivent, et d'éviter que vous, vous ayez peur, ainsi que tous les autres. Notre réflexion, c'est d'éviter que vous ayez peur, que vous soyez dans une situation telle que les gens soient inquiets d'une manière anormale. On prend des précautions : 1) pour la population, 2) pour vous, pour que les choses soient gérées de façon qu'il n'y ait pas de risque supplémentaire par rapport à tous les risques que vous gérez habituellement.

Il existe, dans la littérature, des stratégies thérapeutiques soit théoriques, soit plus ou moins mises en place pour des maladies très proches à coronavirus. On essaiera de voir si pour cette pathologie aussi on peut améliorer les choses avec les quelques stratégies thérapeutiques que nous avons à proposer. Si vous avez des questions aussi bien cliniques que biologiques ou en termes d'isolement, on est à votre disposition.

– Le génome est-il disponible online ?

Oui le génome est disponible, pour ceux qui veulent en savoir plus sur le plan fondamental. Hier on a fait venir Bruno Canard qui est un des fondamentalistes du corona ; il a fait une présentation qui doit déjà être sur YouTube. C'est très proche des autres virus du SARS, ça fait partie du même groupe. Du coup on a travaillé avec lui pour commander des amorces qui soient communes à tout ce groupe basé sur la RNA polymérase qu'on a déjà commandé, qui nous permettront de trouver ce virus et d'autres virus qui seraient proches.

– Les procédures mises en place à l'IHU ont-elles déjà été appliquées ?

PHILIPPE PAROLA[4] : Il faut savoir que la procédure qui est mise en place là, c'est une procédure qu'on a

---

4. Chef du service des maladies infectieuses aiguës de l'IHU Méditerranée, directeur de l'unité de recherche VITROME.

déjà mise en place pour le MERS-COV en provenance de La Mecque, donc les personnels sont entraînés.

— Quelle procédure d'isolement sera mise en place par le personnel soignant ?

PHILIPPE BROUQUI : Pour l'instant on est sur un niveau « suspicion MERS-COV » : des masques, des gants si vous devez prélever de près.

PHILIPPE PAROLA : Pour les médecins qui doivent gérer ça, c'est comme pour les suspicions pour les patients qui revenaient de La Mecque : isolement respiratoire.

— Comment éviter des complications ?

DIDIER RAOULT : Comment vous pouvez vous prévenir des complications ? Je peux vous dire deux choses. D'une, de manière très claire, la prévention des infections respiratoires marche beaucoup plus par le lavage des mains que par le masque, dans la rue. Entendons-nous : pas pour le personnel de soin pour lequel c'est bien d'avoir un masque parce qu'on est très près. C'est à cette distance-là que l'on risque la contamination. Mais pour vous, dans la rue, il n'y a jamais eu d'évidence démontrée que les masques servaient à quelque chose. En revanche, il a été démontré que se laver les mains diminuait le risque d'infection de manière considérable. Le premier papier a été publié au Pakistan et a été reconfirmé après. Nous, on vient d'en faire un avec Cheikh Sokhna dans les villages africains en comparant deux villages, un village dans lequel on faisait diminuer, avec du savon, les fièvres et les infections respiratoires. Ça passe par les mains, et d'ailleurs si vous ne me croyez pas vous verrez que ma voisine est polie et ne vous tousse pas dessus. Elle tousse dans ses mains et donc ce sont ses mains qui présentent un danger contagieux. Si au lieu d'avoir une toux allergique comme ça, vous regardez les gens qui ont une infection virale, vous verrez qu'ils ont le nez qui coule et qu'ils passent en permanence leur main sur le nez, et ensuite vous ne savez pas où ils mettent la main. Donc, c'est ça qui entraîne la plus grande contamination des infections respiratoires. Donc c'est très important, le lavage des mains.

La deuxième chose sur laquelle j'insiste auprès de tous, bien que ce ne soit pas une recommandation officielle, c'est de bien vous dire que dans les infections respiratoires, un phénomène extrêmement important, ce sont les surinfections bactériennes. La manière d'éviter les surinfections bactériennes la plus efficace que l'on connaisse, c'est la vaccination contre le pneumocoque. C'est une vaccination qui dure dix ans et qui permet d'éviter 30 % des surinfections d'infections virales respiratoires, qu'elles soient causées par ce virus ou par la grippe. Ça c'est une bonne méthode pour éviter les surinfections respiratoires et ça marche très bien. Ça marche tellement bien qu'une étude, qui a été faite à un moment, montrait que la vaccination pour le pneumocoque prévenait contre la grippe. En fait, ça ne prévient pas du tout la grippe mais ça permet d'éviter les cas diagnostiqués de grippe, qui sont les cas les plus graves qui vont à l'hôpital. Ceux qui vont à l'hôpital sont plus surinfectés que ceux qui n'y vont pas, donc on voyait diminuer les cas diagnostiqués grâce à une vaccination antipneumococcique. En plus ça marche bien, ça dure dix ans, il faut le faire.

– En cas de consultations non programmées et de prélèvements, la PCR détecte-t-elle le SARS-COV ?

S'il y a des suspicions d'infections respiratoires, on avait prévu lors de la construction de l'IHU que les quatre premiers box de consultation puissent être isolés et traités en sas jusqu'au diagnostic. On peut faire les prélèvements là. On va installer, dans le périmètre, directement, sans avoir besoin de repasser par le laboratoire, une borne avec de la PCR dédiée à ce nouveau corona. Ça c'est un résultat que l'on a au bout d'une heure et demie, les gens attendront leurs résultats pour qu'on leur dise c'est ça ou c'est pas ça. Ce qu'on fait au laboratoire c'est des séries, on a fait des séries par 90, donc là c'est très important parce que quand on reçoit 200 ou 300 prélèvements il faut pouvoir faire de très grandes séries, mais on peut faire du coup par coup avec le Tetracore sur lequel on est en train de développer le diagnostic de SARS-COV.

– Quel est le traitement des personnes contaminées en isolement ?

Il y a des discussions qui sont en train de se faire, avec les gens du ministère. Il y a des gens qui proposent actuellement et qui vont proposer de faire passer ça rapidement en comité d'éthique ce dimanche, de proposer un antiviral qui semble avoir une activité in vitro, pour le donner aux gens qui sont porteurs non malades. Pour les malades, on a des idées de choses qui sont sorties dans la littérature, et bien sûr les malades il faut les soigner. Pour les non-malades, là, ça doit rentrer dans un protocole de recherche, et donc on est en relation avec les gens au ministère pour mettre en place un protocole de prévention chez les gens qui sont porteurs non malades.

— Est-il prévu un circuit spécifique pour les personnes dont on suspecte l'infection ?

On a, dans l'entrée, pour ceux qui passeront par le SAMU, un ascenseur spécial qui ne passe pas par la rue, qui passe sur le côté et qui monte directement au troisième étage. Pour les gens qui arriveront avec une suspicion de pneumopathie – vous avez vu qu'on est le seul endroit dans lequel les gens peuvent mettre un masque dès qu'ils rentrent –, ils passeront par le circuit des consultations à droite, qui sera celui des infections respiratoires. Le monde n'est pas parfait, vous le savez. Les mesures que nous prenons sont des mesures de prévention qui permettent d'éviter au maximum, totalement non, les risques que nous connaissons. Ceux que nous ne connaissons pas, on ne peut pas les éviter. Compte tenu de l'état de la connaissance, le niveau d'organisation qu'on met en place devrait nous mettre tous, les uns et les autres, à l'abri du risque de contamination secondaire. Après, on est en train de découvrir quelque chose et bien entendu ces mesures peuvent être changées au fur et à mesure. Il y a encore deux jours, on ne savait pas qu'il allait arriver 600 personnes aux Milles et à Carry-le-Rouet, on organise ça. Après, une des vocations de ce bâtiment, c'est d'être capable de gérer les crises en maladies infectieuses : or on est dans une crise en maladies infectieuses et donc on doit aider. C'est le pays qui a payé pour ça, et pas seulement pour les Marseillais mais pour tout le pays.

— *Les secrétaires ayant un contact avec les patients doivent-elles porter des gants ?*

Si des gens qui ont des pneumopathies se multiplient, c'est une bonne raison pour porter des gants, mais il faut faire en plus quelque chose que l'on a découvert ici avec Philippe : une fois que vous avez touché quelque chose d'extérieur il faut passer les gants à l'alcool. N'oubliez pas, parce que sinon vous allez ensuite noter quelque chose sur votre ordinateur, et lorsque vous n'aurez plus les gants vous allez le retoucher. Grâce au travail de Philippe au troisième étage, on a réalisé que les gens qui avaient des gants pensaient qu'ils étaient protégés par les gants. Ils sont protégés instantanément mais quand ils ont touché des choses qui étaient contaminées, il faut décontaminer les gants, de manière à ne pas contaminer d'autres objets que vous allez toucher ultérieurement. Donc c'est les gants, et ensuite décontaminer les gants. Pensez à ça, parce qu'on ne peut pas dire qu'on manque de distributeurs d'alcool dans cet établissement. Donc il faut décontaminer les gants.

— *Quels sont les patients à risque ?*

Didier Raoult : Pour l'instant c'est très compliqué, peut-être Rémi ou Xavier veulent-ils rajouter des informations, parce que l'information, ici, c'est en partie de l'information grise, c'est pas de l'information comme on fait dans des staffs avec des papiers qui sont publiés et où on peut exactement calculer les choses, voir si c'est vrai, si on les contrôle, quel est l'ensemble qui a été fait. On parle ici plutôt de terrains à risque, les mêmes qui font des pneumopathies chez nous. Ce que tout le monde nous dit c'est que les petits sont relativement protégés, chez les enfants il y a très peu de cas. Tant mieux pour celles qui ont des petits, bonne nouvelle. Ce sont plutôt les sujets âgés, les sujets qui ont d'autres pathologies comme des bronchites chroniques, des diabètes, des cancers ou qui sont immunodéprimés, qui présentent des risques. Je suis convaincu qu'il n'y a pas de raison que cette virose soit différente des autres et qu'il y ait moins de surinfections bactériennes dans celle-ci que dans les autres. J'en sais rien, mais globalement s'il faut faire une spéculation par déduction, je la fais. Je pense qu'il y a des surinfections bactériennes. Je pense que comme dans toutes les infections graves, il faut donner des antibiotiques. Je ne sais pas si vous avez d'autres éléments.

Philippe Parola : Pour être soignant parmi vous, je peux dire que voir des malades qui ont des infections respiratoires hivernales qui se surinfectent et qui sont en danger, c'est notre quotidien. Les mesures d'isolement, dans cet institut où on est des professionnels de la contagion, on a l'habitude. Les soignants parmi vous connaissent ça. Là il y a un peu plus de mesures d'isolement, mais dans les trois étages les pneumonies virales ou surinfectées de gens qui sont des précaires, il y a des décès toutes les semaines. En termes de technique de soin, c'est surtout l'émotion qu'il faut gérer et vous aurez sans doute un rôle à jouer dans la gestion de l'émotion, y compris dans les autres unités de l'AP-HM, pas seulement chez nous. La contagion c'est un métier et vous êtes mieux protégés ici qu'ailleurs, et vous aurez le rôle de calmer l'émotion ailleurs dans l'hôpital ou parmi vos proches. Les infections respiratoires c'est votre quotidien. Depuis un mois il y a eu la grippe, le VRS, et maintenant il y a ça avec un peu plus d'attention et de précaution, mais bon… Tout va bien.

10 février 2020. Coronavirus – Le point

Je voulais commencer cette réunion mensuelle habituelle avec le personnel du pôle par un petit mot d'information sur ce qu'il se passe pour le coronavirus. Surtout, j'y reviendrai pour remercier tous ceux d'entre vous qui ont participé à ça parce qu'on a montré que dans les crises, il faut avoir – c'est l'exemple de mes ancêtres, je crois beaucoup à la défense nationale à la Vauban –, il faut avoir des forts à toutes les frontières pour faire face aux crises. On ne peut pas avoir juste un laboratoire de la recherche qui va tout vous faire, ça ne marche jamais. Quand on avait eu le charbon, au bout de 24 heures, les plus anciens doivent s'en souvenir, il n'y avait plus que nous qui faisions des analyses dans le temps du soin. Et on a fait un tiers des analyses du pays alors qu'on n'était pas programmés pour ça. Mais on était les seuls à avoir un grand P3 que j'avais fait construire à la faculté à l'époque où j'étais président d'université, et alors ce qui est très intéressant, et je suis content que ça passe à la télévision, c'est que les internes qui tournaient le plus à cette époque de bioterrorisme, c'étaient un Syrien, un Libanais et un Irakien qui étaient faisant fonction. C'est eux qui tournaient le plus. Les Renseignements généraux nous regardaient en disant : « Qu'est-ce que vous faites ? », et je leur disais : « Attendez, ils sont internes, ils sont ici, ils font le travail. » Donc c'est une malice. Einstein disait : « Les coïncidences sont les clins d'œil de Dieu. » Parce qu'il n'y a pas d'autres explications pour expliquer des coïncidences de cette nature.

Toujours est-il que dans ces situations de crise, il faut que les gens soient entraînés, il faut qu'ils puissent s'organiser, il faut qu'ils aient une taille suffisante. Or j'entendais les gens de l'Institut Pasteur qui disaient : « Oh là là, on fait 10 prélèvements par jour. » Je pense que les gens qui ont travaillé ici doivent prendre ça avec un certain recul... Quoi qu'il en soit, c'est une bonne chose pour nous de montrer que ce type d'organisation existe. Il existe et moi j'ai voulu la faire pour plusieurs raisons. La première c'est que, pendant cet épisode du bioterrorisme, parce que nous avions bien géré la crise du bioterrorisme avec les moyens que nous avions, on était les seuls à être capables de rendre les résultats dans le temps du soin, on n'a pas eu de contamination ni de faux positifs, il y en a eu un je ne vous dirai pas où il est mais ce n'est pas nous, et donc quand le gouvernement a changé, le ministre de l'époque Jean-François Mattei et le ministre de la Recherche m'ont demandé de faire une mission sur le bioterrorisme. Je ne voulais pas faire que du bioterrorisme, je voulais faire les crises en maladies infectieuses et donc j'ai fini de négocier et à la fin j'ai eu ce que je voulais : j'ai fait quelque chose sur les crises en maladies infectieuses. La conclusion de ça c'était qu'il fallait faire des infectiopôles. Je ne disais pas qu'il ne fallait en faire qu'ici, je disais qu'il fallait en faire sept en France, comme les forts à la Vauban, pour être capables de gérer les crises. Il faut que les gens soient regroupés, que vous ayez les docteurs, des gens qui font du diagnostic biologique, de l'épidémiologie, de la veille, de la surveillance, tout ça ensemble.

Ça ne s'est pas fait, je le regrette, mais peu de temps après, trois ans après, j'étais invité en Chine. Les gens de Shanghai l'avaient demandé, parce que Marseille est mariée avec Shanghai et organisait une grande réunion. Je me disputais avec les gens de la CME qui ne voulaient pas m'inviter et les Chinois ont dit : « On veut avoir M. Raoult qui vienne nous faire une conférence, à Marseille on ne connaît que lui. » Je m'excuse, c'est un outrage de plus à ma modestie ! J'y vais et je suis resté sidéré parce qu'ils venaient de finir l'hôpital qu'ils avaient construit en deux ans après le SARS, entre 2003 et 2005, un hôpital de 680 lits tous en chambre individuelle, tout en NSB3, avec des sas qui étaient décontaminants par ventilation, avec un bloc en P3, avec des scanners en P3. Donc je suis resté sidéré et j'ai commencé par dire : « Je ne vais pas vous donner des leçons sur ce qu'il faut faire, vous savez mieux que moi. Je peux vous dire ce que je fais, ce que je pense. » À la fin, ce qui était prémonitoire, c'est que le type qui avait organisé ça sur l'hôpital m'a dit : « Écoutez, je voudrais que vous envoyiez quelqu'un. » On a envoyé Catherine Tamalet pour apprendre à analyser les séquences de VIH. Puis il m'a dit avec un petit sourire : « Nous Shanghai, 20 millions d'habitants. Vous, France, c'est quoi, 40 millions ? » Donc il ne faut pas vous faire des illusions sur la manière dont les Chinois voient la France. Et donc ils ont continué avec une énergie considérable à faire des choses très empiriques, très peu spéculatives, avec toute la technologie nouvelle. J'ai publié le premier papier qui ait fait de la détection de virus tout-venant par séquençage massif avec Michel Drancourt, on a fait accepter le premier papier des Chinois utilisant le MinION pour faire le diagnostic des infections respiratoires, et donc ce sont, en virologie, les plus forts du monde. Ils sont très empiriques, ils ne font pas de « spéculations », ces choses que l'on fait dans des recherches qui sont vieillissantes. Ils sont extrêmement dynamiques.

Donc si vous voulez avoir des informations qui soient à peu près raisonnables sur le coronavirus, pour finir là-dessus, vous pouvez regarder dans le *South China Morning Post*, où vous avez la liste des cas et décès par pays mis à jour quotidiennement et les endroits dans lesquels ils meurent. Vous voyez qu'il n'en est mort, pour l'instant, qu'en Chine. Si vous regardez l'analyse qu'ils font dedans, ils font une analyse très précise, ils disent que ce n'est pas dans toute la Chine, si vous regardez la mortalité dans la zone de Wuhan elle est de 5,8 %, et la raison c'était qu'il n'y avait pas de site d'hospitalisation. La prise en charge a été très mauvaise. La mortalité c'est 70 % de gens de plus de 60 ans, et 75 % avaient des pathologies associées. La prise en charge était très mauvaise, c'est la raison pour laquelle vous avez vu qu'ils ont construit un hôpital en dix jours, faut le faire. En dehors de ça, sur la Chine, la mortalité est de 0,17 %. C'est extrêmement bas. Encore une fois, l'analyse des données réelles est une analyse qui est très distante de l'émotion provoquée par des choses nouvelles.

Si vous voulez vous en rendre compte, vous avez un site qui s'appelle Our World in Data, très intéressant, qui présente les causes de mortalité aux États-Unis en 2016, à gauche. Avec Google, entre suicide, homicide et terrorisme, vous êtes à 25 % des recherches. Mais ça ce sont les recherches de personnes qui sont moins excitées que la presse. Quand vous arrivez à la presse, là c'est le *New York Times*, vous avez 70 % des articles sur suicide, homicide et terrorisme, ce qui correspond à 3 % de la mortalité réelle, et pareil pour *The Guardian*. C'est-à-dire que ça ne reflète pas du tout la réalité, c'est un autre monde, c'est un monde dans lequel on rapporte quelque chose, ce quelque chose étant moins réaliste même que les recherches de tout le monde. Donc quand on dit que la désinformation vient des réseaux sociaux, ce n'est pas vrai, les réseaux sociaux, ils sont plutôt davantage proches de la raison que les grands médias. Le *New York Times*, c'est le journal de référence aux États-Unis, et *The Guardian* est le journal de référence en Angleterre. D'ailleurs, si vous regardez ce que dit le gouvernement chinois sur l'épidémie actuelle, je suis plutôt d'accord avec lui, c'est raisonnable, et si vous écoutez ce que dit Fauci aux États-Unis, vous voyez qu'il est gâteux, faut qu'il s'en aille, qu'il parte à la retraite, puisque vous voyez qu'il dit qu'« on s'en fout des gens qui sont morts de la grippe puisqu'on sait de quoi ils sont morts et il y a la vaccination, tandis qu'il y a 10 000 morts déjà depuis le début de l'année aux États-Unis. Il dit que ce n'est pas grave puisque c'est saisonnier. Le coronavirus c'est 0 mort, mais puisqu'on ne sait pas ce que ça va devenir c'est plus inquiétant. Donc c'est très intéressant, ça rentre en résonance avec le *New York Times*, ce sont des gens qui ont peur de choses qui sont marginales.

Ça m'était déjà arrivé avec Philippe Gautret et Philippe Parola : les gens avaient beaucoup râlé, parce qu'on avait analysé toutes les personnes qui revenaient du hajj pour regarder si elles avaient le MERS-COV. Et donc on avait trouvé qu'en pratique, les gens revenaient avec la grippe. Et donc j'avais fait un hot topic « *It's the flu, idiot* », inspiré du grand mot de Bill Clinton qui, quand on lui disait que c'était compliqué, répondait « *it's the economy, idiot* ». Donc j'avais pris ce truc et ça avait fait un grand scandale, chez mes amis de l'ESCMID, parce que : 1) on disait que la grippe c'était beaucoup plus important que le corona, et 2) parce qu'ils avaient pris pour eux que je les traitais d'idiots ce qui n'était pas vrai, je le pensais mais je ne l'aurais pas écrit.

Enfin, c'est le dernier truc chinois et c'est très intéressant, c'est pour ça qu'il faut lire ce que disent les Chinois qui sont les plus grands producteurs de science au monde, ils ont dépassé les États-Unis en 2019, donc ce n'est pas du tout par hasard que les choses se passent comme ça. Là ça vient d'être publié, je ne sais pas si vous voyez la vitesse avec laquelle ils ont isolé le virus et commencé à tester toutes les molécules, y compris les molécules anciennes, et ils ont trouvé que la chloroquine, qui marchait déjà sur le SARS, marche sur le virus. Ils disent que la chloroquine ça ne coûte rien, c'est probablement le médicament le plus sécurisé du monde, le plus prescrit au monde, tous les gens pour la prophylaxie du paludisme prenaient ça pendant leur séjour et jusqu'à deux mois après, tous les gens comme moi qui sont nés au Sénégal ont mangé de la chloroquine tous les jours. Donc la sécurité de la chloroquine, en particulier pour des traitements courts, c'est inouï. Donc ça va être le traitement de référence, ils disent qu'entre le remdesivir et la chloroquine, la différence c'est que la chloroquine ne coûte rien. Donc moi qui n'aime pas beaucoup les prédictions, je peux imaginer sans beaucoup me tromper que dans le mois qui vient ils auront déjà évalué la chloroquine sur le traitement et sur la prophylaxie des sujets contacts. Je ne suis pas très inquiet, et si ça marche ça voudra dire que ça deviendra une des maladies les plus simples à traiter et à prévenir, parce qu'un médicament aussi fiable, aussi bon marché que ça, y a pas. C'est le plus fiable et le moins cher de tous les médicaments sur le marché, mais on verra bien, c'est un peu ennuyeux parce que si on ne peut pas inventer un truc avec un temps de recherche à un prix fou à la place, ça va décourager les gens !

Ensuite, je voulais vous donner les résultats de tout ce qui a été fait comme tests pour l'instant. Vous voyez qu'en dehors du SARS-COV, pour lequel on en a fait 3 534, ce dont je vous félicite car la vitesse à laquelle ça s'est fait, c'est assez spectaculaire, en moins d'une semaine. C'est pour ça que je vous dis que quand l'institut Pasteur dit « Oh là là, on en a dix par jour », on n'a pas exactement le même débit. Donc je vous remercie, ce malheureux professeur Philippe Colson a fait soutier jour et nuit pour pouvoir faire ça. Je vous remercie tous, je ne sais pas qui était là, ceux qui m'envoyaient des mots c'étaient Colson et Véra, la cadre du laboratoire, la partie émergée de l'iceberg avec qui j'avais des relations, mais je vous félicite tous, c'est bien, il n'y a qu'ici que l'on pouvait faire quelque chose comme ça, il n'y a qu'ici qu'on pouvait répondre de cette manière et aussi rapidement que ça. Je trouve que c'est bien pour les gens qui étaient là, de pouvoir leur dire le jour même : « Écoutez, vous n'avez pas le virus. » Je ne suis pas sûr que ce soit très émouvant, ce virus, mais encore une fois, ce qu'il y a de plus important dans une crise sanitaire, c'est pas la réalité mais c'est la peur. La peur tue, beaucoup. Elle fait faire des bêtises, elle fait avoir des réactions dangereuses, après vous avez des gens qui ont l'air d'être chinois à qui plus personne ne veut parler, certains disent qu'il faut faire attention dans les restaurants vietnamiens qui sont désertés, donc il faut faire attention, la peur c'est un truc terrible, c'est très dangereux. La peur, en particulier la peur des foules. Donc tout ce qui peut aider à contrôler les peurs, en particulier l'isolement, la quarantaine, tout ça est important pour éviter qu'il n'y ait une crise sociale. C'est extrêmement important. C'est pour ça qu'il y a une distinction à faire entre la connaissance scientifique et la gestion des crises, qui sont de nature différente. La nature politique de la gestion des crises n'est pas celle de l'évaluation scientifique du risque existant à un instant « t ».

Mais, en même temps, comme certains d'entre vous le savent, je m'étais beaucoup préoccupé de travailler sur les corona tout court, parce qu'il y a quatre corona humains qui sont de vraies choses, qui circulent, qui infectent les gens, dont on a pensé qu'ils n'étaient pas très importants parce qu'ils ont été découverts au départ dans des bronchites et pas dans des pneumonies. Et donc, vous voyez qu'on en est à 17 000 tests réalisés, ce qui est bien, parce que je voulais battre les Chinois qui en ont fait 15 000. Je ne me dégonfle pas. Donc il y avait deux grandes séries, toutes les deux chinoises, une de 15 000, une de 11 000, je voulais faire mieux que les Chinois, vous y êtes arrivés, c'est très bien. Et vous voyez que, sur ces 15 000, on a trouvé 642 positifs, pour, en tout, dix morts. À la différence des autres corona et de tous les grands trucs, c'est plus que la trottinette. La trottinette est un signe, il y a eu quatre morts l'année dernière avec la trottinette, si vous faites plus que la trottinette c'est important, si vous faites moins ce n'est probablement pas majeur. Là on a fait plus que la trottinette, donc c'est important. Et c'est juste Marseille. Or l'hospitalisation à Marseille c'est environ 1 % des hospitalisations en France. Donc si vous voulez savoir ce qu'il se passe en France, il faut à peu près multiplier par 100 ce qu'il se passe ici. C'est pas vrai dans les détails, mais c'est mieux que les modèles mathématiques, c'est à peu près vrai, les modèles mathématiques c'est du fantasme.

Voilà donc ce que je voulais vous dire, globalement c'est bien, il y a une crise, nous on est faits pour ça, c'est le temps qui dit si la crise est raisonnable ou pas, il y a des crises qui sont inattendues et qui font beaucoup de morts, c'était le cas de la canicule. Il y a des crises dont tout le monde se demande si ça n'a pas entraîné des modifications significatives de l'espérance de vie, et donc on le sait ça, à la fin, et nous on est là pour répondre à ces crises. Ça a été fait, et bien fait, ce n'est probablement pas fini, et je voulais tous vous remercier et vous transmettre les remerciements du directeur général de la santé, M. Salomon, et du directeur de l'ARS, M. De Mester, pour vous dire que ce que vous avez fait est tout à fait hors du commun, et que c'est bien que ça ait été fait ici puisque c'est ce qui justifie l'existence même de cet IHU qui est un des forts de la défense contre les crises sanitaires.

11 février 2020. Coronavirus : traitement ? Vaccin ?

— *Professeur Didier Raoult, professeur Jean-Marc Rolain[5], comment analysez-vous les dernières données qui nous viennent quant à la gravité du coronavirus ?*

Didier Raoult : Les Chinois qui publient leurs données de manière très régulière, puisqu'on peut voir au jour le jour le nombre de cas, le nombre de morts dans le monde et le nombre d'endroits dans lesquels ça se passe, montrent qu'en réalité, en dehors du site épidémique initial la mortalité est très faible, de l'ordre de 0,17 % en Chine, ce qui en fait une mortalité qui est probablement proche de celle de toutes les infections respiratoires. Ça touche essentiellement des gens de plus de 70 ans qui ont des pathologies par ailleurs, c'est-à-dire des bronchites chroniques, ou du diabète. Donc ça ressemble beaucoup à la mortalité de ce que nous voyons nous pour les autres infections respiratoires qui circulent déjà. Je vous rappelle qu'il y a 10 virus qui donnent des infections respiratoires en France, qui circulent, qui doivent tuer 10 000 personnes par an. Donc si ça se rajoutait à l'avance, il est probable que ça ne changerait pas de manière significative la mortalité par infections respiratoires dont je vous rappelle qu'elle s'élève à 2,6 millions de morts par an dans le monde. Je comprends que ça affole la presse tous les jours qu'il y ait 800 morts en Chine, mais au milieu des 2,6 millions qu'il y a par an c'est non visible.

---

5. Professeur des universités, praticien hospitalier des disciplines pharmaceutiques à l'IHU Méditerranée Infection de Marseille.

— Est-ce que des perspectives thérapeutiques émergent en ce moment ?

Jean-Marc Rolain : Il y a au moins une chose qui est sortie très récemment, la semaine dernière. Les Chinois ont testé un certain nombre de molécules, existantes, de médicaments. Ils ont trouvé qu'un médicament très ancien qui s'appelle la chloroquine, qui était utilisée en prévention et en curatif dans le traitement du paludisme, était efficace in vitro. Il y a des données qu'on avait rapportées, nous, sur le fait que ce médicament était actif sur les coronavirus. Et donc, c'est une perspective thérapeutique immédiate puisque c'est un médicament qu'on utilise depuis soixante-dix ans, qui est extrêmement facile d'utilisation avec très peu d'effets secondaires. En curatif, je pense que c'est une piste thérapeutique qui va probablement être testée en Chine immédiatement puisque le médicament est disponible.

Didier Raoult : Oui, c'est une très bonne nouvelle, qui n'est pas une grande surprise parce que pour le SARS, la chloroquine avait été testée et marchait, mais tout le monde a oublié ça. Nos sociétés, à la différence des sociétés chinoises, sont plus à la recherche d'innovations technologiques pour résoudre des problèmes nouveaux, ce qui est un biais de pensée. Parfois il y a des médicaments anciens qui soignent des problèmes nouveaux. Les Chinois nous donnent des leçons, par exemple le plus grand médicament du paludisme qui soit utilisé actuellement, c'est un extrait de plante pour lequel sa découvreuse a eu un prix Nobel. Il semble que le meilleur médicament pour le traitement des coronavirus soit la chloroquine, qui est probablement un des médicaments qui ont été le plus prescrits dans l'histoire de l'humanité. Donc ce n'est pas la peine de toujours trouver des nouveaux médicaments pour traiter des problèmes nouveaux. Il faut commencer par ce que l'on appelle le repositionnement, il faut commencer par utiliser des molécules anciennes, y compris certaines qui ne sont pas des molécules antibiotiques, pour voir si elles ne sont pas efficaces pour traiter des virus qui apparaissent maintenant. Dans beaucoup de cas, ça marche.

Vous voyez, encore une fois, cette bêtise répétée depuis l'école primaire que d'un côté il y a les virus et de l'autre les bactéries, qui ne se traiteraient pas avec les mêmes choses, ce n'est pas vrai. Le premier médicament viral très utilisé a une efficacité contre les bactéries, il y a des antibiotiques comme la teicoplanine qui marchaient très bien sur le SARS. Tout ça c'est un peu de l'histoire pour école primaire, ce n'est pas la réalité scientifique. La réalité scientifique c'est de vérifier si des choses marchent ou ne marchent pas.

— *Est-ce qu'il vous semble pertinent de concentrer des moyens et des efforts sur la recherche d'un vaccin ?*

Didier Raoult : Moi, à ma connaissance, les vaccins... d'ailleurs il y a une erreur sur le site de l'OMS qui est amusante puisqu'elle dit que dans les vaccins actuellement disponibles, il y a le vaccin contre le paludisme et contre l'hépatite E. Je ne sais pas qui peut acheter ces vaccins puisqu'ils n'existent pas. Donc voilà un site officiel qui affirme des choses qui sont fausses, c'est intéressant. Ils disent que c'est possible, on peut toujours avoir espoir, mais pour l'instant ce n'est pas vrai. Donc, si on regarde cette liste, on voit que depuis vingt ans, il ne s'est pas inventé de vaccin nouveau qui soit utilisable sauf celui de la dengue qui a été partiellement un désastre parce que l'immunité contre la dengue prédispose à avoir une deuxième forme de la dengue plus grave que la première. Il y a actuellement un énorme procès des Philippines contre les gens qui ont commercialisé le vaccin contre la dengue, c'est le seul vaccin nouveau qui ait été proposé, certains ont été améliorés. Donc c'est une espèce de manie que de dire à chaque fois qu'il apparaît quelque chose : « On va faire un vaccin », il n'y a qu'à voir l'histoire du SARS qui s'est arrêté brutalement à l'été 2003. Si les gens ont fait un vaccin je ne sais pas ce qu'ils en ont fait, mais ils n'ont pas pu l'utiliser. C'est une espèce de réponse automatique qui est de vouloir faire un vaccin parce que les gens ont peur. La possibilité de faire un vaccin qui soit acceptable, utilisable et fonctionnel, actuellement, est extrêmement faible.

Il y a des maladies courantes par lesquelles une partie de la population importante est concernée, comme le VRS, ça c'est vraiment un truc, et il y a un deuxième vaccin récent comme le vaccin contre le méningocoque B, qui marche plutôt, qui donne des résultats qui ne sont pas trop mauvais. Ce sont les seules choses qui soient nouvelles avec le papillomavirus qui a quelques années maintenant, mais dont l'implantation à grande échelle est très problématique. Donc si vous voulez, c'est un peu une manie de répondre à chaque fois qu'il y a un truc « on va vous faire un vaccin ». Bien sûr la presse se jette dessus, « dans 22 mois, 25 mois, 26 mois », tout ça c'est de la science-fiction. D'ailleurs je ne connais pas de maladie émergente pour laquelle on ait trouvé un vaccin, pour l'instant ce n'est pas arrivé. Peut-être que ça arrivera dans l'avenir, mais pour l'instant ce n'est pas arrivé.

— Quel a été le rôle de l'IHU Méditerranée Infection dans la réponse de la France à la crise sanitaire ces dernières semaines ?

Didier Raoult : Nous on a été à la disposition du pays. Le ministère de la Santé nous a fait confiance, en particulier le directeur général de la santé. On a fait quelque chose qui est un peu unique, je crois que personne n'a fait ça à ce rythme sauf bien sûr les Chinois. On a fait 3 500 tests pour le coronavirus chinois en l'espace de dix jours, ce qui est énorme, en particulier pour rassurer les gens qui arrivaient et qui avaient peur d'avoir ça, pour les gens qui ont été rapatriés, de manière à leur donner le résultat, que nous avons eu à chaque fois dans la journée. Dans le temps du soin, c'est notre habitude, parce qu'on est un CHU, parce qu'on a l'habitude du soin aux malades, ce n'est pas seulement un institut de recherche. On a les capacités à faire du très très haut débit, on est pratiquement les seuls en France à avoir des capacités de débit, on doit faire 200 000 PCR par an. Donc si vous rajoutez 3 500 PCR ça fait un peu de travail, mais ça ne change pas brutalement notre manière de travailler. Donc on est les seuls à pouvoir avoir un débit de cette nature-là et à pouvoir mettre les choses en place. Je pense que — c'est la proposition que j'avais faite au ministère il y a près de vingt ans —, je pense, ou plutôt je répète qu'il devrait y avoir sept centres équivalents à ça en France, dans lesquels il devrait y avoir l'hôpital, de très grands laboratoires qui regroupent toutes les capacités de diagnostic à un endroit donné, avec de la recherche et de la veille épidémiologique, parce que la lutte contre les crises sanitaires ça se fera comme ça à l'avenir, ça ne peut pas se faire avec un institut de recherche isolé sans malades, ça ne peut pas se faire sans avoir de capacités de débit. C'était la leçon de la Chine, ce sont les premiers à avoir fait ça, dès 2005. Ils avaient un énorme hôpital comme ça qui nous a servi de modèle, c'est un modèle qu'il faut prendre parce qu'il marche, et pour en revenir à notre histoire, ce à quoi je crois, c'est le modèle de Vauban. Pour faire la guerre, il faut commencer par faire des forts installés pour mailler la France et pour répondre aux crises sanitaires qui sont des guerres contre les microbes.

17 février 2020. Coronavirus : moins de morts que par accident de trottinette

— *Professeur Didier Raoult, avec deux mois de recul, l'épidémie de coronavirus est-elle considérée comme mondiale, est-elle considérée comme grave, va-t-elle continuer ?*

Mondiale, l'expérience montre qu'elle n'est pas mondiale du tout. En pratique il y a eu 5 morts en dehors de Chine, ce qui est terrible pour les gens qui sont morts, mais ce qui est complètement négligeable par rapport à ce qu'il s'est passé dans le reste du monde avec toutes les causes de mortalité. L'épidémie est localisée en Chine, et même pas en Chine, mais dans le Hubei où il y a eu une mortalité significative pour des raisons que je comprends mal, qui sont peut-être liées à des circonstances particulières. Les maladies infectieuses sont toujours des maladies d'écosystème. Il y a très peu de maladies infectieuses qui se répandent dans tous les espaces de la Terre au même moment, ça n'existe pas, c'est très rare. Il y a peut-être les maladies sexuellement transmises qui sont comme ça, et encore partiellement. Donc on a l'impression qu'on est plus dans un jeu vidéo comme *Risk*, où les gens appuient sur un bouton à chaque fois qu'il y a un cas dans un pays, même s'il y a un milliard d'habitants, et ça y est c'est rouge, ça y est le virus envahit la Terre. Tout ça c'est des bêtises. En pratique, encore une fois, il y a eu 5 morts dans le monde entier en dehors de la Chine. Si on regarde la mortalité, il y a eu une mortalité relativement importante dans la province du Hubei, qui est grande comme la France, où il y a eu 1 500 morts, ce qui est moins que l'infection à VRS en France, ce qui est moins que l'infection à *Clostridium difficile* en France. Ceci dans l'épicentre de l'épidémie, et la mortalité rapportée à la population de 56 millions d'habitants est très faible. Il est probablement mort moins de personnes du nouveau corona dans cette zone chinoise que de grippe dans le même temps, et peut-être de VRS dans le même temps. Donc c'est beaucoup de bruit pour pas grand-chose, pour nous pas du tout, pour la Chine pas énormément.

Dans le reste du monde pour la mortalité, si on rapporte la mortalité de manière simple – nombre de morts par rapport au nombre de cas diagnostiqués –, en dehors de cette zone en Chine, elle est de 0,5 %. C'est-à-dire une mortalité faible pour des cas diagnostiqués. La chance que ceci continue est inconnue, comme tout ce qui est l'avenir, mais il n'y a pas d'infection virale respiratoire qui ne soit pas saisonnière, ça n'existe pas. Paradoxalement, la chose la plus intelligente qui ait été dite c'est par Trump qui a dit qu'au printemps ça allait disparaître, parce que c'est vrai que la plupart des infections virales saisonnières s'arrêtent au printemps. Tandis que Fauci, le grand scientifique qui dirige le NIH, lui, a dû devenir gâteux parce qu'il dit que les 10 000 morts de la grippe n'ont pas d'importance, parce que ça va s'arrêter au printemps et qu'on a un vaccin. Il y a 10 000 morts depuis le début de l'année de grippe aux États-Unis, versus 0 par le coronavirus. Le sens de la réalité a disparu.

– *Que pensez-vous de la gestion de cette crise par la France ?*

Je pense que, aussi bien en France que dans le reste du monde développé, nous avons comme souvent une guerre de retard. À l'IHU, il nous a fallu moins d'une semaine pour avoir des tests qui soient capables de faire le diagnostic de l'infection. C'est ça qu'il faut faire. Moi j'ai déjà reçu des publicités de gens qui ont déjà commercialisé une technique de diagnostic moléculaire. Tout le monde a les appareils pour faire le diagnostic moléculaire, dans tous les laboratoires modernes. Donc une véritable stratégie à mettre en place quand il y a une crise de cette nature, c'est de s'assurer que tous les hôpitaux d'urgence sont susceptibles de faire eux-mêmes le diagnostic, c'est d'arrêter d'en limiter l'usage parce que vous voyez bien que le seul cas français est un Chinois qui s'est présenté aux urgences, qu'on n'a pas testé, qui est rentré chez lui et qui est revenu à l'hôpital pour mourir. Mais ça, c'est à Paris, s'il avait été à Marseille ça ne se serait pas passé parce qu'on l'aurait testé, on a déjà fait 3 000 tests. Donc il y a une vraie question, qui est qu'il faut se saisir de la biologie moderne pour détecter des gens. Quant à la quarantaine : 1) toutes les histoires que l'on a eu du cas, ou des deux cas, ou des trois cas qui ont été importés d'épidémies de l'extérieur, que ce soit le SARS, que ce soit le MERS, ou que ce soit maintenant ces cas de coronavirus chinois, ils ont complètement échappé à tous les systèmes institutionnels. On ne lutte pas avec des systèmes institutionnels, on lutte avec des outils. Il y a un Anglais qui était probablement un haut contaminateur qui n'a jamais été repéré jusqu'à ce qu'il arrive à infecter les gens dans des chalets, il y a un Chinois qui est rentré chez lui sans avoir été détecté, et parmi tous ceux qu'on a regroupés, aucun d'eux n'a été infecté, ceux qui étaient en quarantaine n'avaient pas besoin d'être en quarantaine et ceux qui étaient infectés n'ont pas été détectés. Ça doit amener à une réflexion : comment est-ce qu'on détecte les choses ? Demain, détecter les gens directement dans un avion et leur rendre leur résultat prendra moins de deux heures. Donc ces outils technologiques sont extrêmement importants, à condition que la loi qui a été faite pour valider des diagnostics et qui met cinq ans avant qu'un diagnostic soit validé soit changée pour pouvoir être utilisable quand on a besoin de tests rapides parce qu'il y a une crise. Il faut qu'on puisse très rapidement utiliser les tests, et que l'on sorte de la régulation habituelle pour répondre à cette question.

Donc je trouve que cette épidémie est l'occasion de montrer le retard intellectuel et technique des décideurs du monde, que ce soit l'OMS, que ce soit l'Europe, il est temps de basculer dans la modernité, dans le diagnostic moléculaire de masse qui est extrêmement facile, et il est temps de réfléchir autrement que comme dans les jeux vidéo avec les maladies infectieuses qui restent des maladies infectieuses, elles ne sont pas devenues des jeux vidéo grâce à la mondialisation.

25 février 2020. Coronavirus : un risque de pandémie ?

— Professeur Didier Raoult, concernant le coronavirus chinois, que pensez-vous du risque actuel d'une pandémie ?

Pour l'instant, les chiffres que l'on voit d'abord en Chine montrent que le nombre de cas semble progressivement diminuer, et deuxièmement se localiser à la province du Hubei, il y a très peu de cas actuellement en dehors de cette province du Hubei, énorme, grande comme la France. Le virus semble limité à ça. C'est l'endroit dans lequel il y a la plus grande mortalité. En dehors de ça, si on regarde aujourd'hui, en dehors de la situation en Iran et en Corée du Sud où il y a plus de morts, c'est-à-dire 8 morts en Corée du Sud et 14 en Iran, et bien entendu en dehors de la gestion délirante du paquebot *Diamond Princess* dans lequel il y a déjà 4 morts, mais c'est une situation de fou de mettre des gens infectés tous sur un bateau, c'est un truc, je sais pas dans l'esprit de qui c'est venu, mais c'est pas comme ça que l'on traite les maladies contagieuses. On ne met pas les patients contagieux tous cantonnés ensemble avec des patients non contagieux, ce n'est pas une manière de gérer les maladies transmissibles. Pour le reste, tout ensemble, ça fait une douzaine de morts. Si on rappelle en permanence que dans le monde, il y a entre 65 et 70 millions de morts par an, et qu'en France il y en a 600 000, avant d'arriver à influer sur la statistique de la mortalité en France, il va falloir que les choses changent beaucoup.

Après, il peut y avoir des cas imprévisibles, comme en Italie ou en Corée, parce qu'ils sont liés à des phénomènes chaotiques, c'est-à-dire qu'il y a une personne qui arrive à contaminer beaucoup de personnes, qui est un supercontaminateur, et ça ce sont des phénomènes qu'on ne peut pas prévoir. Ce ne sont pas des phénomènes proportionnés au nombre de cas, et en plus on ne sait pas qui sont ces supercontaminateurs, on ne sait pas pourquoi ils sont ainsi. C'est ce qui fait la complexité. On a fait de la naïveté mathématique en essayant de faire ce que les épidémiologistes appellent du R0 mais cela n'a pas de sens, en réalité il y a des gens qui transmettent facilement, d'autres qui transmettent très peu, et les enfants plus que les personnes âgées, et puis il y a ces supercontaminateurs qui sont des phénomènes qui pour l'instant nous apparaissent comme liés au hasard mais qui ont une capacité à contaminer. Encore une fois, quand on regarde les statistiques de mortalité en dehors de la zone de Wuhan/Hubei, elles sont de l'ordre de 0,5 %, ce qui est très bas.

Pour vous mettre ceci en perspective, nous ici on a des données réelles, testées, pas des modèles mathématiques, sur les infections respiratoires des gens qui se présentent à l'Assistance publique. On a reçu les prélèvements de 5 000 personnes qui avaient des signes respiratoires, 2 500 étaient positives, 500 étaient positives avec des coronavirus, aucune avec le coronavirus chinois. Parmi ces 500 qui étaient positives avec les coronavirus il y en a eu 2 qui sont mortes. Donc il y a des gens qui sont morts avec des coronavirus ici comme partout ailleurs. Globalement si nous regardons la mortalité parmi ces 2 500 personnes qui ont été testées positives avec un de ces virus, il y en a eu 16 qui sont mortes, ça fait une mortalité de 0,6 %, ce qui est de même niveau que ce coronavirus qui affole tout le monde parce qu'il circule. Ce type de mortalité, c'est ce qu'on a l'habitude de voir dans toutes les infections respiratoires qui se présentent à l'hôpital, c'est pas plus élevé, et donc il faut faire attention à ce que nos réactions ne soient pas disproportionnées par rapport au risque réel. Le risque réel c'est la mort ou c'est éventuellement un séjour en réanimation qui est assez désagréable.

Ce type de danger est un danger qui n'apparaît pas à ce stade plus grand que celui des autres infections respiratoires, il y a 13 causes d'infections respiratoires qui circulent, très peu de gens font systématiquement l'analyse de ces virus donc on ne sait même pas si ce n'est pas quand ils sont en association qu'ils sont plus dangereux. Donc on est dans une ère nouvelle dans laquelle à la fois on découvre des nouveaux virus, et en même temps très peu de laboratoires testent tous les virus connus actuellement qu'on pourrait tester. Donc, le XXIe siècle réserve des surprises et il ne va pas cesser d'y avoir des surprises. Pour l'instant, je pense que le ministère tempère les choses, il faut les tempérer, il ne faut pas arriver à une crise qui serait très destructrice.

Je vais vous donner un exemple. Dans la Seconde Guerre mondiale, en mai-juin 1940, quand les Français se sont battus contre les Allemands – les autres pays ayant des forces plus marginales –, il y avait deux millions de combattants de part et d'autre. Dans la bataille du Nord, de la Belgique et des Ardennes, il y a eu 58 000 morts français, on le sait maintenant c'est très précis, et 63 000 morts allemands. Il n'y a donc pas eu plus de morts chez les Français que chez les Allemands, il n'y avait pas moins d'hommes, il n'y avait pas moins de chars, il y avait moins d'avions. Avec cette défaite qui était une défaite relative, technique, en partie due à une mauvaise organisation et surtout à une peur politique et au manque d'adhésion. D'un coup, la population française a pris peur, 10 millions de gens sont partis sur les routes sans savoir où ils allaient. Ils ont abandonné les villes, les deux tiers des Parisiens ont abandonné Paris, 80 % des Lillois sont partis. Il y a eu 100 000 morts à cause de cet exode de gens qui avaient peur, il y a eu 80 000 gosses qui ont été perdus et jamais retrouvés, et deux millions de soldats ont été faits prisonniers au lieu de continuer à se battre, ils sont partis en Allemagne. Tout ça pour un nombre de morts qui n'était pas supérieur à celui des Allemands. Ça, c'est la peur, et c'est la mauvaise gestion politique.

Donc il faut faire attention, il n'y a pas que les faits, et donc il faut essayer de convaincre la population que les faits ne sont pas dramatiques, c'est-à-dire que même si on a perdu 2 % de l'armée, la guerre n'est pas finie. Si tout le monde se rend parce qu'on a perdu et qu'on a 2 % de perte au début de la guerre – c'est la leçon qu'a donnée le

Viêt Nam au monde –, on peut perdre beaucoup de gens, continuer et gagner la guerre à la fin. La vraie question, c'est la panique qui fait les désastres. Les désastres viennent très souvent par la panique. Et dans notre problème actuel, il faut faire attention que là on n'ait pas une peur disproportionnée au vu de la mortalité telle qu'elle est là. Nous, nous sommes très habitués aux maladies infectieuses, on est très préparés aux crises en maladies infectieuses. Moi ça fait vingt ans que je dis qu'il faut créer des sites comme l'infectiopôle, il faut en créer sept en France pour avoir une architecture suffisante pour répondre aux crises sanitaires, tout en se souvenant que les crises sanitaires sont beaucoup plus dangereuses par la peur qu'elles provoquent et par les surréactions que par la réalité.

25 février 2020. Intervention avant le staff de microbiologie. Nouvelle très importante : premier rapport montrant l'efficacité de la chloroquine en Chine

Donc un scoop de dernière minute, une nouvelle très importante, les Chinois qui sont ceux qui vont le plus vite, qui sont les plus pragmatiques, plutôt que de chercher un vaccin ou une nouvelle molécule qui soigne le coronavirus, on fait ce qu'on appelle du repositionning, c'est-à-dire prendre des molécules qui sont anciennes, qui sont connues, qui sont sans problème de toxicité, pour les tester contre de nouveaux virus. Ils les ont testées contre leur nouveau virus, et ils ont trouvé, comme ça avait déjà été trouvé sur le SARS et oublié, que sur leur nouveau corona, la chloroquine est active in vitro. J'avais été interviewé par la télévision chinoise, on m'avait demandé le conseil que je donnais aux Chinois et ce que j'attendais des Chinois que je considère comme étant ceux ayant les meilleures équipes de virologie au monde. Je leur ai dit que j'espérais que très très vite, les Chinois me donneraient les résultats d'une première étude sur l'efficacité de la chloroquine sur les coronavirus, et ça vient de sortir, c'est efficace sur les coronavirus, avec 500 mg de chloroquine par jour pendant dix jours, il y a une amélioration spectaculaire et c'est recommandé pour tous les cas cliniquement positifs d'infections à coronavirus chinois. Donc c'est une excellente nouvelle, c'est probablement l'infection respiratoire la plus facile à traiter de toutes et donc c'est pas la peine de s'exciter, il faut travailler. C'est pas la peine de s'exciter pour trouver des vaccins dans dix ans, il faut travailler, voir les molécules potentiellement actives et qui sont immédiatement disponibles sur le marché. La seule chose que je vous dis, c'est faites attention : il n'y aura bientôt plus de chloroquine dans les pharmacies !

28 février 2020. Chloroquine : pourquoi les Chinois se tromperaient-ils ?

— *Professeur Didier Raoult, pour revenir sur cette proposition de l'utilisation de la chloroquine comme traitement pour le coronavirus, que pensez-vous, comment se fait-il qu'il y ait un débat d'experts, entre scientifiques et médecins, sur l'utilité et l'efficacité de ce traitement ?*

Je pense qu'il y a un malentendu, que l'on peut concevoir lorsqu'on ne fait pas partie du monde scientifique, de ce que l'on appelle la « communauté scientifique », ou les experts au sens large. Chez nous, il y a une évaluation de qui sont les experts. Je vais vous montrer le site le plus simple d'utilisation, qui est un site international qui n'est pas à nous, pour identifier qui est un expert. Vous tapez sur Google Expertscape, et sur le site vous rentrez le mot clef. Pour les maladies infectieuses transmissibles, ça s'appelle *communicable diseases*. On appuie sur *Show Experts*, et vous savez qui sont les experts. Je suis désolé, mais je suis le premier expert, et si vous regardez les endroits dans lesquels ça se passe, vous trouvez que les seuls experts mondiaux qui soient lisibles en France sont ceux de Marseille. Les seuls experts visibles en France sont ici, les cinq visibles au niveau mondial de l'expertise dans ce domaine-là. Si vous regardez dans « virus » qui sont les experts mondiaux qui sont en France, si vous regardez dans « antibiotiques », vous verrez quels sont les experts mondiaux, et vous verrez qu'ils sont à Marseille. C'est intéressant, mais ce qui est un expert pour une télévision ou pour un groupe, c'est une chose, ce qui est expert pour la science c'est autre chose. Moi, je suis indifférent au fait que les uns et les autres pensent qu'ils sont des experts, cela étant il y a des manières de quantifier le niveau scientifique des gens, qui est facile à évaluer, il suffit de regarder pour savoir qui est quoi dans un domaine scientifique donné.

– *Pour quelle raison vous êtes-vous intéressé et avez-vous communiqué sur la question de la chloroquine ?*

La chloroquine est un médicament avec lequel je travaille depuis longtemps, j'ai été le premier à utiliser l'hydroxychloroquine dans le traitement des maladies infectieuses aiguës, en particulier pour les bactéries intracellulaires pour lesquelles on n'arrivait pas à éradiquer les microbes. Pour deux maladies, la fièvre Q et la maladie de Whipple, j'ai suivi personnellement 4 000 personnes depuis trente ans, que j'ai traitées avec de l'hydroxychloroquine pendant en moyenne un ou deux ans, dont j'ai fait les dosages dans le sang. J'ai regardé, depuis quatre ans et demi on a fait 2 000 dosages de l'hydroxychloroquine dans le sang. Et donc j'ai une énorme expérience de ce médicament dans les infections. Depuis longtemps on pense que ce qui marche pour les bactéries intracellulaires, qui se multiplient dans les cellules, doit marcher pour les gros virus parce qu'ils rentrent par les mêmes mécanismes et qu'ils vivent dans les mêmes vacuoles. La chloroquine influence le sac dans lequel se logent les microbes qui rentrent dans les cellules. Et donc ça fait treize ans qu'on a écrit notre première revue avec Jean-Marc Rolain sur l'usage potentiel de la chloroquine dans les infections virales. Et ensuite on a suivi le sujet, et quand les Chinois ont publié leurs tests sur le coronavirus chinois dans le journal *Cell*, ce n'était pas de la fantaisie, c'était le quatrième coronavirus qui était testé pour la chloroquine. Quatre virus différents, testés par des équipes différentes, qui donnent des résultats comparables. Deux des coronavirus qui circulent beaucoup en France sont des coronavirus humains très communs, l'un était le SARS, l'autre est maintenant le coronavirus chinois. Comme la concentration dont on a besoin pour empêcher la culture du virus dans le laboratoire est une concentration qu'on peut atteindre avec les doses que nous utilisons pour le traitement des malades, c'était assez logique de passer à ça.

Comme en plus de ça ce sont des médicaments dont on connaît la sécurité et dont on connaît le dosage puisqu'ils sont extrêmement utilisés, bien entendu, ce sont les Chinois qui ont fait une déclaration dès la publication de l'efficacité de la chloroquine, ils ont dit : « On va tout de suite l'essayer. » C'est ce qu'ils ont fait.

– Peut-on faire confiance aux Chinois quand ils disent qu'il faut essayer la chloroquine et qu'il faut l'utiliser ?

C'est insultant comme question, insultant que les gens se posent même cette question. Si c'était une maladie purement américaine, s'il n'y avait que les Américains qui aient soigné cette maladie, et que le CDC ou le président des États-Unis disait : « Écoutez, maintenant il faut traiter les malades avec ça », personne ne discuterait. Là, que des gens qui n'ont jamais traité une infection à coronavirus aient une opinion sur les gens qui ont 20 essais en cours et pour lesquels les éléments ont été suffisants pour que le gouvernement et tous les experts chinois, qui connaissent le coronavirus et pas que sur le papier, prennent une position officielle en disant : « Maintenant, il faut utiliser la chloroquine pour traiter le coronavirus », c'est déraisonnable de dire : « Écoutez, les Chinois on s'en fiche. » Après, bien entendu, chacun sait qu'entre le moment où on a les premiers résultats et le moment où on fait une publication internationale acceptée, il faut un certain temps. Il est bien possible que la finalisation de l'ensemble de cette publication arrive au moment où il n'y aura plus du tout de coronavirus parce que le temps se sera réchauffé. Bien entendu, ils ont pris une mesure de santé publique en communiquant aussi rapidement que possible, comme on le fait dans un congrès. Tout le monde fait ça, c'est simplement parce que ce sont les Chinois qui font ça que les gens disent : « C'est pas sûr parce que ce sont les Chinois. » Donc pour l'instant, comme il n'y a pas d'autre alternative qui soit crédible, entre donner un médicament qui a été testé par les gens qui ont le plus de connaissances au monde sur une maladie, et essayer une nouvelle molécule en disant : « Écoutez, peut-être que cette nouvelle molécule marche », il faut revenir à une réflexion basique qui n'est pas une réunion d'opinions mais une réunion de faits : Qu'est-ce que vous avez qui vous permet de dire que le gouvernement chinois et tous les scientifiques chinois se trompent ?

— Si vous étiez touché par le coronavirus, prendriez-vous de la chloroquine ?

Oui.

– 2 –

LE PIC DE L'ÉPIDÉMIE

3 mars 2020. Chloroquine : pourquoi tant de haine ?

– Professeur, au vu des dernières situations épidémiques et au vu des 130 cas diagnostiqués en France ces dernières semaines, comment voyez-vous la situation actuellement ?

Didier Raoult : Encore une fois, moi je ne prédis pas l'avenir, je mets en perspective ce que nous savons. Et donc, je regarde tous les jours le *South China Morning Post*, qui a une quantification de tous les cas dans tous les pays du monde. Globalement, quand on regarde hors de l'Extrême-Orient, c'est-à-dire la Chine et les pays qui sont juste à côté, il y a eu 3 400 cas ou quelque chose comme ça, et 34 morts. 34 morts, si vous incluez l'Europe, l'Amérique, l'Océanie et le Moyen-Orient, l'Afrique, depuis décembre. Ce n'est quand même pas une catastrophe mondiale ! Il faut raison garder, après on verra ce que l'avenir nous réserve, c'est imprévisible, mais il faut rester raisonnable. J'ai vu ça depuis trente ans, dans les crises sanitaires. On a vu ça dans les guerres aussi, pendant la Seconde Guerre mondiale, quand les Allemands sont arrivés dans les Ardennes, deux tiers des Parisiens se sont enfuis de Paris et 100 000 sont morts (plus que de soldats) : ils sont morts à cause de la panique. Il faut faire attention, les gens sont très fragiles, il y a une émotion qui est disproportionnée dans l'état actuel, d'autant que la mortalité, quand on la regarde, est peut-être d'un peu plus de 1 % dans ce que nous collectons, ce qui est très au-dessus de la mortalité réelle car beaucoup de cas peu symptomatiques ne sont pas diagnostiqués. Donc je pense qu'il y a une disproportion dans la manière dont les gens vivent cet épisode, qui est dangereux plus par la peur qu'il occasionne que par le nombre de morts qu'il cause.

— *Qu'est-ce qu'il se passe actuellement avec la chloroquine, qu'avez-vous prévu de faire à l'IHU ?*

Pour la chloroquine c'est intéressant, parce que ça pose plus généralement une question du XXIe siècle que les Chinois abordent de manière intelligente, qui est le repositionnement des molécules essentielles. Comment on utilise des molécules anciennes, soit pour les ressusciter, soit pour les utiliser à autre chose que ce pour quoi elles sont prévues. Ça évite le coût, c'est très bon marché. Ça évite tout le coût des études de sécurité, puisque ce sont des médicaments qui ont déjà été prescrits pendant très longtemps, la chloroquine c'est 70 ans. Et en même temps, on ne sait pas qui va payer pour les études : ce doit être les États, puisque personne ne va gagner d'argent avec ça. Les gens qui ont l'habitude d'avoir des circuits, qui sont les mêmes circuits qui organisent les congrès, etc., ceux-là ne peuvent plus gagner d'argent avec ça. Il y a toute une population, là, qui n'a pas l'habitude de gérer les médicaments qui sont de purs génériques, ou qui sont des médicaments anciens. Par exemple on avait trouvé que le premier médicament qui a été utilisé dans le cadre du sida, l'AZT, marchait très très bien sur les colibacilles qui sont résistants aux antibiotiques. Mais qui c'est qui va payer pour faire des études sur les colibacilles ? C'est une vraie question.

Donc ça suscite de vraies questions, mais là, vous voyez sur ce tableau fait par des Norvégiens, les médicaments pour lesquels il y a officiellement des essais cliniques qui ont été déposés. Il y a un site sur lequel les scientifiques doivent déposer les travaux en cours. Vous voyez qu'il y en a un sur l'hydroxychloroquine qui est le dérivé le plus soluble et le plus fonctionnel de la chloroquine et il y a deux antiviraux actuellement qui sont en cours d'évaluation, en phase III, pour le coronavirus chinois. Comme pour le coronavirus chinois, il y a une dépêche en anglais de l'AFP avec le correspondant en Chine, qui dit que le représentant chinois est M. Zhong, qui est quelqu'un de très célèbre. Regardez sur Wikipédia s'il vaut mieux croire M. Zhong quand il parle de chloroquine ou s'il vaut mieux croire M. Hirsch, car M. Hirsch je ne suis pas sûr qu'il ait testé beaucoup de molécules. Regardez le Wikipédia de M. Zhong, celui de M. Hirsch, puis le mien, et après chacun pourra se faire son opinion. Mais globalement, dire que l'hydroxychloroquine n'a pas été prescrite pour les êtres vivants, je ne sais pas ce que ça signifie, mais sur les êtres humains je sais, car beaucoup de gens l'ont testée, dont moi, et les Chinois pour le coronavirus. Les Chinois, qui sont ceux qui voient le plus le coronavirus, car sur les 89 000 cas il y en a eu 80 000 en Chine. Si eux ne font pas d'essais, je ne sais pas qui va les faire.

– *Quelles sont les mesures à prendre, notamment en France, pour le diagnostic des patients ?*

Ce que je pense, l'histoire l'a montré mais il faut évoluer au fur et à mesure des prélèvements et au fur et à mesure que l'information arrive, c'est que la restriction d'accès au diagnostic a été trop serrée. C'est mon avis, c'est ce que je pensais au départ, c'est la raison pour laquelle nous on a tout de suite testé énormément de gens. Pour l'instant personne n'est passé entre nos mailles, peut-être que ça arrivera, mais personne n'a été hospitalisé plus de six jours à la Timone alors qu'il avait une infection à ce virus, et j'aurais honte si c'était le cas, sans qu'on ait fait le diagnostic. Parce que nous, on a testé, on a fait 7 000 tests pour être sûrs de ne rien laisser passer, pour rassurer la population en disant qu'il n'y a pas de risque que quelqu'un soit contaminé. Là, par contre, on voit qu'il y a des gens qui ont des pneumonies sévères qui sont restés six jours sans être testés. Ça veut dire que pratiquement à chaque fois, les gens qui auraient été testés s'ils étaient passés dans nos mains ne l'ont pas été parce que la définition était trop courte ou les laboratoires n'étaient pas prêts à faire des masses de techniques de diagnostic. Cela doit amener à avoir une réflexion sur les crises et sur la rapidité de réponse et la capacité à faire des milliers de tests quand c'est nécessaire, y compris si ça doit servir à rassurer la population.

— En termes de recherche, où en est-on sur le coronavirus ?

Nous, on a eu des prélèvements positifs pour la première fois. On a regardé ce qu'on pouvait faire très vite. Le cas est arrivé dans la nuit. Dans la matinée, une heure après que je suis arrivé, j'avais les premières photos de microscopie électronique, c'est un très beau virus, vous regarderez les photos. On a fait tout de suite la séquence pour avoir son génome, le premier génome a été publié par les

Chinois, on était content parce que dans la matinée, en utilisant un système qui s'appelle Nanopore, on avait les deux tiers du génome du virus. On peut aller extraordinairement vite avec les outils actuels, si on a en même temps les prélèvements, les malades et les techniques qui actuellement permettent de faire du diagnostic à cette vitesse.

— *Et maintenant que le virus est en culture, qu'allez-vous en faire ?*

On a plusieurs virus en culture, et ce qu'on va tester c'est l'hydroxychloroquine à des doses dont on sait qu'elles sont non toxiques et habituelles, parce qu'on a une très très grosse expérience, et on va tester en parallèle une autre molécule dont on sait qu'elle est efficace, qui est un antibiotique antibactérien qui s'appelle la teicoplanine, et on va en tester un autre auquel manifestement beaucoup de virus de ce groupe sont sensibles — un travail coréen montre que ça a cassé l'excrétion du virus : il s'agit de l'azithromycine qui est un médicament banal qui en plus prévient les surinfections. Donc on veut les analyser en association, pour voir quelle est l'association optimale qui permet de prendre en charge ces patients, au moins sur les virus que nous isolons.

9 mars 2020. Peur vs data / chloroquine : recherche clinique (Didier Raoult, Yanis Roussel)

— *Professeur Didier Raoult, Yanis Roussel, que pensez-vous de l'état actuel de la situation épidémiologique du coronavirus et des dangers qu'il représente ?*

DIDIER RAOULT : Écoutez, on a davantage de cas en France, c'est évident, en même temps on a plus de recul, tout ça est à mettre en perspective de ce que nous savons. Les infections virales respiratoires tuent 2,6 millions de personnes par an dans le monde. En France, quand ça a été analysé pour une mauvaise année, qui est l'année 2017, pour laquelle on a même conclu à la fin qu'il y avait une diminution de l'espérance de vie à cause d'une surmortalité importante pendant les mois d'hiver qui est attribuée aux virus respiratoires, on a estimé qu'il y avait une surmortalité de plus de 60 000 personnes pendant cette époque-là qui était due aux virus respiratoires. Donc c'est pour mettre en perspective ça quand tous les jours la presse annonce un mort de plus, un mort de plus. Avant de faire changer les statistiques de mortalité sur les infections respiratoires, il va falloir en faire beaucoup. Moi je ne fais pas de prédictions parce que ce n'est pas ma nature, il y a des gens pour ça, mais globalement, le risque qu'il y ait une augmentation visible au niveau du monde ou au niveau de la France de la mortalité liée aux infections respiratoires en incluant ce coronavirus est proche de zéro. Je ne crois pas qu'il y aura plus de morts par infections respiratoires. Les infections respiratoires que l'on voit, que l'on commence à voir, ne sont par nature ni plus graves ni moins graves, ni différentes de ce qu'on voit avec les 20 virus respiratoires qui circulent déjà. Donc en ce qui concerne le devenir de ce coronavirus, soit il deviendra le 21e virus respiratoire qui sévira pendant la saison froide, soit il disparaîtra purement et simplement comme le SRAS ou s'arrêtera à des zones limitées comme le MERS-coronavirus.

– Est-il plus dangereux que les autres coronavirus ?

Yanis Roussel : Alors à l'IHU, nous avons un laboratoire de diagnostic, qui en routine analyse des prélèvements de patients hospitalisés à Marseille. Ce que nous pouvons constater, depuis que nous avons mis en place des analyses systématiques au début de l'année 2020 concernant le coronavirus, c'est que 543 prélèvements ont été testés positifs à une souche de coronavirus qui circule en Europe, les 4 souches étant la souche HKU1, la souche E229, la souche OC43 et la souche NL63. Parmi ces 543 patients testés positifs, deux sont décédés. Auparavant nous testions déjà les coronavirus, et de la même manière nous avons eu en tout 770 prélèvements positifs en 2018 et 2019 sur le coronavirus, avec 8 patients qui sont décédés. Tout cela nous permet de dire qu'il y a une mortalité qui est autour de 0,8 % des coronavirus qui circulent en Europe. Cette mortalité est à comparer au 1,3 % qui représente la mortalité du coronavirus chinois dans les pays de l'OCDE. En effet, le pronostic des infections respiratoires dépend de la qualité de soins et de l'accès aux soins dans les pays dans lesquels elles sont diagnostiquées. Ce qu'on constate, c'est que dans les pays développés la mortalité du coronavirus chinois n'est pas particulièrement différente de la mortalité des coronavirus qui circulent habituellement et qui sont très répandus en Europe.

Didier Raoult : La réflexion qui est en train de se mener nous laisse tous penser, quand les gens veulent bien prendre un peu de recul, que la mortalité va probablement être du même niveau que la mortalité de la grippe. Donc ce n'est pas quelque chose qui est particulièrement impressionnant. C'est contagieux, ça n'a pas la même contagiosité en fonction des endroits parce que, on commence à le voir, chez les gens qui ont cette maladie, pas nécessairement les plus malades, il y a des gens qui excrètent des milliards de particules virales, ceux-là sont contagieux, et il y a des gens qui, en dépit du fait qu'ils sont malades, vont excréter mille fois moins de virus et donc représentent un risque de contagion qui est moindre.

– *Quelles sont les perspectives de traitement, désormais ?*

DIDIER RAOULT : On vient d'avoir notre projet de recherche sur l'hydroxychloroquine accepté, et on le met en place, avec deux objectifs : 1) améliorer la prise en charge clinique pour les patients qui présentent une pathologie relativement grave, et 2) voir si on arrive rapidement à faire diminuer le portage viral. Le portage viral naturel se situe apparemment aux alentours de 12 jours, M. Zhong a rapporté que sous chloroquine, le portage viral était réduit à 4 jours, et donc on espère confirmer ces données parce que ça permettra, en particulier pour ceux qui sont porteurs de quantités de virus considérables, de diminuer cette charge virale et le risque de contamination secondaire. D'ailleurs, encore une fois, la Chine, et maintenant l'Iran, sont en train de recommander en première intention d'utiliser la chloroquine. On a entendu beaucoup de choses mais vous savez, reconnaître les risques toxiques d'un médicament qui est utilisé depuis 60 ou 70 ans, c'est beaucoup plus facile que de connaître les risques toxiques d'un médicament qui n'a pas été utilisé, qui commence à être utilisé, et dont on n'a aucune idée de la toxicité. Le risque n'est pas du tout de même nature, et encore une fois nous, nous allons utiliser l'hydroxychloroquine. Il n'y a pas un livre de médecine au monde qui ne rapporte deux des traitements que j'ai inventés pour le traitement des maladies infectieuses avec de l'hydroxychloroquine. Ceux qui parlent de l'hydroxychloroquine pour le traitement des maladies infectieuses et qui n'en connaissent pas l'usage ne lisent pas les livres de référence.

16 MARS 2020. CORONAVIRUS : DIAGNOSTIQUONS ET TRAITONS ! PREMIERS RÉSULTATS POUR LA CHLOROQUINE

Les maladies infectieuses contagieuses, dans le passé, à Marseille, on traitait ça par la quarantaine. Mais c'était plutôt aux XVe et XVIe siècles. La dernière fois qu'on a installé un système de quarantaine c'était pour le choléra, à Marseille, et je vous assure que ça n'a pas marché. Si vous voulez en avoir une idée, il y a un très beau livre qui s'appelle *Le Hussard sur le toit*, de Giono, qui raconte comment la contention du choléra à Marseille a marché et vous verrez que la contention… Pourtant, les carabiniers étaient plus méchants à l'époque qu'ils le sont maintenant. À l'époque actuelle, on doit faire autre chose, et ce que l'on doit faire en maladies infectieuses c'est diagnostiquer et traiter. C'est comme ça pour tout. Moi qui suis le plus ancien, et je ne le regrette pas parce que ça a un intérêt pour l'expérience, je me souviens d'avoir été là au tout début de la vague du sida. Nous avions une terreur terrible, les radiologues ne voulaient pas faire les radios, les hématologues ne voulaient pas faire les hémogrammes, les gens disaient qu'il fallait faire des sanatoriums pour isoler les patients. Aux États-Unis ont été prises des mesures de visa pour interdire aux gens qui étaient séropositifs de rentrer aux USA. Donc il y avait une terreur de la contagion, et comment a été maîtrisé le sida ? Ce n'est ni par le vaccin ni par les modèles mathématiques, c'est la charge virale, le traitement, on regarde avec le traitement que la charge virale diminue et en dessous d'un certain seuil les gens ne sont plus contagieux, ils ne sont plus malades. Et donc c'est un modèle qui est celui de la fin du XXe et du début du XXIe siècle, et c'est ce modèle-là que nous devons mettre en place.

Nous, c'est ce que nous essayons de faire. Mais vous voyez, dans cette stratégie qui est « on teste, on détecte, on traite », le monde n'est pas égal. C'est-à-dire que ceux qui courent le plus vite dans le monde, aujourd'hui, c'est plus les mêmes. On est en train de voir un renversement de la puissance scientifique, technologique et intellectuelle vers l'Extrême-Orient, et on voit que ceux qui ont fait le plus de tests, ce sont les Chinois, et la Corée qui est d'une population inférieure à la nôtre et qui a fait un nombre de tests largement supérieur au nôtre. Si vous regardez la proportion de tests par millions d'habitants, vous voyez où en est la France. On a pris une stratégie qui n'est pas la stratégie du reste du monde technologique. Notre nombre de tests est très bas, on a très peu testé. Depuis le début, pour de multiples raisons, notamment l'idée que ça devait être fait dans des centres de référence alors que ce sont des PCR banales que tout le monde est capable de faire. La question, c'est l'organisation.

C'est pas la technique, c'est pas la capacité diagnostique, parce qu'on a des capacités diagnostiques PCR. C'est un choix stratégique, qui n'est pas le choix stratégique de la plupart des nations, en particulier des Coréens, qui font partie avec les Chinois des pays qui ont maîtrisé l'épidémie, en faisant ça : dépistage, traitement.

Nous, là-dedans, à Marseille, nous constituons une exception, parce qu'on a testé, nous, 8 000 PCR. Nous on n'est pas du tout en retard. 8 000 PCR, c'est énorme. Dedans, on a fait les rapatriés, c'est moi qui ai proposé de faire les rapatriés pour ne pas les laisser comme dans le paquebot des Japonais, tous enfermés sans savoir qui était positif, négatif, pour voir si c'était vraiment transmissible (et c'est vraiment transmissible). Mais si vous regardez la statistique du bateau japonais, où il n'y avait que des croisiéristes assez âgés, vous verrez que la mortalité est assez faible en réalité. Pourtant c'est un vrai modèle expérimental, on les a foutus dans une cage, on a mis quelques positifs, tous les autres n'étaient que des sujets âgés, et ça ne tue pas tellement. La proportion de morts est aux alentours de 1 % chez des sujets très à risque. Ça doit vous ramener à une idée des proportions, chez des sujets extrêmement à risque, de la mortalité. Si vous ne testez que les gens qui sont en réa, ça donne l'impression que la mortalité est beaucoup plus importante, donc il faut faire attention à l'échantillonnage de ce que vous testez. Voir si vous testez tous les gens malades, ou si vous ne testez que ceux qui vont mourir. Alors bien entendu, si vous ne testez que les morts, vous avez 100 % de mortalité. Il y a un biais, d'ailleurs c'est toujours comme ça que commencent les nouvelles maladies, vous ne testez que les morts et après petit à petit ça diminue. Donc si vous voulez avoir une idée de ce qu'est la mortalité, vous regardez une bonne source d'information, le *South China Morning Post*, et vous regardez combien y a de morts dans le monde, combien il y en a par pays et combien de cas par pays. Vous verrez, les pays pour lesquels on a des données correctes c'est la Corée, pour laquelle y a moins de 1 % de morts, et le *Diamond Princess* sur lequel vous avez la population exposée, 3 000 ; le nombre de cas, 700 ; et le nombre de morts, 8. Ça vous donnera une idée de la fréquence réelle de la mortalité.

Nous, ici, on a d'abord testé les rapatriés, puis les cas suspects. Parmi ces cas suspects on a fait 6 100 tests. Je vous remercie, je ne vous remercierai jamais assez, je mets le feu mais ça suit, je suis sidéré, bravo, je vous renouvelle mes félicitations. On a eu 311 positifs, et on a testé rétrospectivement pour savoir s'il y avait dans les années précédentes des gens qui étaient morts avec ça, on a testé nos cohortes au Sénégal, on a testé les cohortes de gens qui sont les voyageurs, les cohortes des gens qui viennent de La Mecque, on n'en a pas trouvé ailleurs. Donc on n'a pas l'impression que ce virus était présent avant. Au total, sur 15 853 tests, il y a 311 positifs. On est capable, on a les capacités dans ce pays, si on veut, de faire des milliers de tests et de tester tous les gens.

Une chose très importante qui m'a été demandée par le ministère de la Santé, et qu'on est les seuls à pouvoir fournir, c'est le pourcentage de positifs parmi les testés. Par tranche d'âge – Est-ce que les petits sont contagieux ? Est-ce que vos gosses risquent quelque chose ? –, pour ceux qui ont des enfants petits ou des petits-enfants, pour les plus anciens, comme moi. Normalement, habituellement, c'est pour ça que les modèles ne marchent jamais, parce qu'on se réfère à des choses qui existaient. Dans la grippe par exemple, ce sont les petits, au moment du début de l'âge social, à 2 ans, qui attrapent le virus, et ils ont des charges virales beaucoup plus importantes que les sujets âgés. Ce sont les sujets âgés qui sont malades mais ce ne sont pas ceux qui sont les plus contagieux, ce sont les petits qui sont les plus contagieux. Mais là, on ne savait pas. Et la réponse, pour l'instant, avec nos données mais je ne crois pas que qui que ce soit ait des données contradictoires, c'est que, dans le cas présent, les petits ne sont pas très porteurs, la proportion de porteurs chez les enfants est très faible, de 0 à 1 an c'est 0, de 1 à 5 ans c'est 1,1, de 5 à 10 ans c'est 3,6, jusqu'à 15 ans la proportion de ceux qui sont positifs est faible, et vous voyez que c'est après 18 ans qu'on commence à avoir deux fois plus de cas positifs. L'idée que ce sont les petits qui là comme dans d'autres épidémies d'infections virales vont être les vecteurs de la maladie n'est pas confirmée. Ce qu'on ne savait pas il y a une semaine, car c'est maintenant qu'on a les données et qu'on peut les analyser, donc il faut changer notre manière de penser et c'est pour ça que les gens qui font des modèles pour des maladies qui n'existent pas encore sont farfelus.

D'ailleurs, bien entendu, ce sont les Chinois (ce qui irrite beaucoup les Parisiens) qui font de la science actuellement sur les virus, particulièrement pour celui dont nous parlons ici. Vient de sortir un papier, le 9 mars dans le *Lancet*, qui montre une chose très importante dans une étude rétrospective, c'est que bien entendu les risk factors sont l'âge et des éléments de score clinique et biologique que l'on peut tester, le fait d'avoir des pathologies associées, et le fait que la longueur du portage viral est un élément essentiel pour tenter de contrôler cette maladie. C'est-à-dire que les gens qui portent le virus, là on parle de 191 patients, portent le virus pendant en moyenne vingt jours si vous ne les traitez pas. Si quelqu'un commence à avoir ce virus, il est contagieux pendant vingt jours, si vous ne traitez pas. Donc vous voyez, les gens qui ont inventé la quatorzaine, peut-être par émanation de la quarantaine, je ne sais pas quel est le rationnel mais ça n'a pas de sens. Ceux qu'il faut isoler, ce sont les porteurs, ceux qu'il ne faut pas isoler ce sont ceux qui ne sont pas porteurs, c'est de la biologie moderne. Si vous voulez faire de l'isolement, il faut faire de l'isolement moléculaire. C'est comme ça qu'on fait la différence. C'est un point très important, ça vient de sortir dans le *Lancet*.

Nous, on a mis la pression sur les gens qui ont fait de la PCR, mais ceux qui font la culture n'ont pas échappé à la pression. Bernard La Scola[6], après trois grognements, s'est mis à l'isoler, et là aussi il casse la baraque : il en est à 143 souches isolées, différentes, de patients d'ici. À part la Chine et la Corée peut-être, je crois que personne n'en a autant. Bien entendu, on va séquencer les génomes de tout ça, pour essayer de corréler la sévérité, la sensibilité au traitement et l'évolution. Merci à toute l'équipe d'isolement de virus qui est extraordinaire.

---

6. Professeur des universités et responsable du parcours Maladies infectieuses et microbiote.

Voilà des images faites avec notre nouveau joujou de microscopie électronique, sur lequel on commence à être susceptible de détecter quelque chose dès l'entrée sur les frottis obtenus chez des malades directement. Donc ça avance ça aussi.

Bien entendu, ça permet à Bernard, d'une part d'évaluer les stratégies thérapeutiques, dont l'hydroxychloroquine. Là en ce moment je suis menacé par quelqu'un au téléphone, tous les deux jours. J'ai porté plainte donc on va voir qui c'est, ça ne m'émeut pas tellement. Et puis, quand même, pour la première fois de ma vie, il y a eu sur Facebook marqué « fake news » sur une vidéo que j'avais faite en rapportant ce que les Chinois disaient. Il y a même eu marqué « fake news » sur le site du ministère de la Santé pendant 48 heures, par rapport à ce que moi je dis. C'est intéressant, ça ne m'était jamais arrivé. Ça a donné une publicité considérable et la vidéo a été vue par 450 000 personnes. J'espère qu'ils vont encore dire des horreurs parce que ça mobilise les gens et ça donne l'envie de regarder ce qui est critiqué d'une telle manière. Simplement, voici quelques éléments bibliographiques…

D'abord, qu'est-ce qu'il faut choisir entre chloroquine et hydroxychloroquine ? Plutôt hydroxychloroquine, sur le plan pharmacocinétique. Nous on dose ça de manière régulière avec Éric Chabrière, et moi j'utilise ça depuis vingt-cinq ans et je suis très fier d'avoir soigné plus de 4 000 personnes avec de l'hydroxychloroquine puisqu'on a inventé ici le traitement des infections bactériennes par hydroxychloroquine. Donc c'est quelque chose qu'on connaît extrêmement bien, à la posologie qu'on utilise dans ce travail qui est de 600 mg par jour. Il y a eu des publications préliminaires des Chinois sur l'efficacité de la chloroquine à des doses plus importantes, probablement moins faciles à utiliser que ce que l'on fait nous, soit 500 mg deux fois par jour alors que nous on utilise 600 mg dans la journée. Vous voyez que les Chinois avaient publié assez tôt dans *Cell* – c'est pas des bandes dessinées, c'est des grands journaux – l'efficacité de la chloroquine sur le coronavirus.

Après, vous savez, faut pas trop vous préoccuper de savoir si sur les plateaux de télévision les uns et les autres disent ça ou cela. Les journalistes pensent qu'on est scientifique comme on est footballeur. Moi je ne suis pas spécialiste du football, mais je sais bien qu'ils ne sont pas égaux les footballeurs, la différence c'est que nous on est tous payés pareil. Les footballeurs, s'ils ne sont pas payés le même prix c'est qu'il y a une différence de qualité entre eux. Donc si vous croyez vraiment que le footballeur qui joue en réserve chez les amateurs est aussi bon que Mbappé ou Pogba, je pense que vous vous trompez. Mais j'ai l'impression que les journalistes savent pour les footballeurs, mais pas pour les scientifiques. D'autre part, ces plateaux de télévision ressemblent à des conversations de bar, chacun donne son opinion. Les opinions ce n'est pas inintéressant, mais on s'en fout des opinions. Ou on a le savoir, ou tout le monde a une opinion sur tout et l'opinion de l'un ou de l'autre sur un sujet qu'il ne connaît pas n'est pas supérieure, parce qu'il est connu pour autre chose, à celle de quelqu'un dans la rue. Ça c'est du microtrottoir, ce n'est pas sérieux. Il faut revenir à un peu de sérieux et aux gens qui expriment du savoir sur quelque chose, un savoir vérifiable. Ce qui n'est pas le cas actuellement.

Pour en venir à des choses intéressantes, vous voyez ici le titre du papier qui sera disponible sur un site online de preprint et qu'on va envoyer à un journal, c'est « hydroxychloroquine comme traitement du COVID-19 : résultat d'un essai clinique ouvert non randomisé ». C'est un essai pour lequel on a eu un avis du CPP, un avis de l'ANSM qui surveille la validité des médicaments qu'on prescrit, dans lequel on a dit qu'on allait inclure 24 personnes pour voir l'effet. Le premier point que l'on regarde, bien entendu, c'est la charge virale. Vous avez vu dans le dernier papier, ils disent que la charge virale moyenne c'est vingt jours. Donc on revient, voilà ce qu'on a fait, regardez en haut. On a décidé d'inclure tous les gens qui étaient d'accord, quelques-uns ne l'ont pas été, et on a eu de la chance parce que parmi eux il y avait deux villes qui n'utilisaient pas le protocole, Nice et Avignon, qui nous ont fourni les patients qui n'ont pas reçu le traitement. Donc on a pu comparer la négativation du portage viral chez ces patients. Vous voyez, en haut, c'est la négativation du portage viral chez les gens qui n'ont pas reçu le Plaquenil[7]. Vous voyez qu'au bout de six jours, il y a toujours 90 % qui sont porteurs, tandis que quand vous mettez du Plaquenil, au bout de six jours il n'y a plus que 25 % qui sont porteurs. Vous êtes passé de 90 à 25 %. Une des choses qui nous a surpris, mais à moitié seulement, c'est que vous voyez en bas, on nous conseille depuis longtemps de donner un antibiotique dans les infections virales respiratoires parce qu'elles se compliquent surtout de pneumopathies. Donc tous les gens qui présentaient des signes cliniques qui pouvaient évoluer vers une complication bactérienne, on leur a donné

---

7. Plaquenil est le nom commercial de l'hydroxychloroquine.

de l'azithromycine, qui est un traitement de référence pour lequel il est montré dans le JAMA que ça diminuait les risques pour les gens qui étaient infectés par des infections virales en général. Une autre raison, c'est que l'azithromycine a montré qu'elle était efficace au laboratoire contre un grand nombre de virus, bien que ce soit un antibiotique. Ça a une efficacité contre les virus, et donc, tant qu'à choisir un antibiotique, on préférait prendre un antibiotique qui est efficace contre les virus. Et vous voyez que quand on compare le pourcentage de positifs avec l'association d'hydroxychloroquine et d'azithromycine, on a une diminution absolument spectaculaire du nombre de positifs. Tous les gens qui meurent, à part ceux qui meurent au stade ultime de SDRA[8], meurent avec le corona, meurent avec le virus. Donc le fait de ne plus avoir le virus, ça change le pronostic. C'est ça les maladies infectieuses, si vous n'avez plus le microbe, vous êtes sauvé. Donc vous avez le droit d'être testé ici, si vous êtes testé vous avez le droit d'être traité ici, et nous c'est ce qu'on fera. Je pense qu'il faut y réfléchir, parce que, j'espère, il y a souvent une déconnexion entre la décision et la réalité, il faut que les gens qui décident se posent la question de ce qu'ils vont faire, s'ils commencent à tousser et à avoir de la fièvre, s'ils ont été en contact avec quelqu'un qui a la maladie. Est-ce qu'ils vont faire ce qu'on suggère en haut lieu, c'est-à-dire rentrer chez eux et attendre que ça passe jusqu'à ce qu'ils aient une détresse respiratoire, ou vont-ils se faire tester et traiter ? C'est une question. Donc j'espère qu'on va faire évoluer la réflexion sur le fait que, dans les maladies infectieuses, on fait le diagnostic

---

8. Syndrome de détresse respiratoire aiguë.

et le traitement, et si on le fait, on limite la contagion et on limite la mortalité.

17 MARS 2020. CORONAVIRUS, ANALYSE DES DONNÉES ÉPIDÉMIQUES DANS LE MONDE : DIAGNOSTIQUER DOIT ÊTRE LA PRIORITÉ.

— Professeur Didier Raoult, dans la situation épidémique actuelle, que représente le coronavirus chinois vis-à-vis des autres causes de mortalité ?

En France, je sais que beaucoup de gens prédisent qu'il y aura beaucoup de morts parce qu'il y a des gens dans les réanimations, on verra bien. C'est pas partout en France, il y a des zones qui sont très saturées, d'autres qui ne le sont pas. Nous on est une zone relativement épargnée en termes de formes très graves, apparemment. Globalement, en France, il y a eu à ce jour 148 morts, ce n'est pas négligeable mais c'est à mettre en perspective de ce que nous savons. Par exemple, nous savons qu'il y a une surmortalité saisonnière, dans ce pays, qu'on a appelée la grippe pendant très longtemps, et qui en réalité représente toutes sortes de mortalités correspondant à des infections saisonnières virales, y compris les conséquences d'infections virales comme le risque de colite après traitement antibiotique.

Mais si on regarde ce schéma, vous voyez sur les données actuelles, on sait qu'en 2017 il y a eu un pic très important de mortalité, pour l'instant on n'en est pas là. Pour arriver de la situation actuelle au pic de 2017, il faudra qu'il y ait 10 000 morts de plus. Ce ne sont pas 150 morts qui vont changer la courbe de mortalité. Au fur et à mesure que nos connaissances augmentent, nous connaissons de plus en plus de causes nouvelles de syndrome de détresse respiratoire, et donc on connaît mieux ce dont les gens meurent. Mais par exemple, pour ce qui concerne les coronavirus et la mortalité hebdomadaire au CHU de Marseille, qui représente 0,8 % de la mortalité du pays, on n'a pas de situation particulièrement anormale, il n'y a pas de morts de plus. Donc on ne verra pas statistiquement de différence à la fin de l'année sur les morts. La deuxième chose, c'est que pour l'instant on a eu effectivement 4 morts qui étaient associés à un coronavirus à Marseille, mais un seul coronavirus chinois depuis le début de l'année, et 3 coronavirus non chinois. Peut-être qu'on vit à un niveau différent, parce que les maladies infectieuses sont des maladies d'écosystème, mais on ne trouve pas une catastrophe qui justifie des mesures dignes d'une catastrophe atomique.

Par ailleurs, si on regarde la mortalité de cette maladie, c'est assez difficile à évaluer sauf dans un endroit, où c'est facile d'évaluer la transmission et la mortalité, c'est cette grande folie qu'ont fait les Japonais en coinçant tout le monde dans un bateau de croisière avec des gens dont la moyenne d'âge était extrêmement élevée, comme les croisiéristes en général. Il y avait à peu près 3 000 personnes, là-dessus 700 sont tombées malades et 7 sont décédées. Dans la population la plus à risque, la mortalité est de 1 %. Donc il faut arrêter de raconter des choses qui terrifient les gens. Bien entendu, si vous ne testez que les gens en réanimation et que vous dites à tous les gens qui sont un peu malades de rester chez eux, vous aurez une vision de la gravité de la maladie qui n'aura rien à voir avec la gravité réelle, car la gravité de la maladie chez les gens qui sont en réanimation est généralement très importante. Donc moi, je ne vois pas de signaux de mortalité qui soient spécifiquement redoutables, je ne vois pas de modification de la mortalité générale dans le pays, et je continue à penser qu'il faut raison garder, et qu'il faut faire comme pour les maladies infectieuses en général : du diagnostic. Nous on a réalisé ce à quoi je m'étais engagé auprès du ministre, jusqu'à 1 100 diagnostics PCR par jour. On traite les gens, maintenant on sait que c'est efficace sur la durée du portage. Au lieu d'être porteurs pendant vingt jours, comme dans les derniers travaux qui ont été publiés, les gens sont négatifs en six jours, ce qui est une différence très significative. Bien sûr, ils sont guéris en plus, cliniquement. Et donc on a un diagnostic, un traitement qui a fait sa preuve, peu importent les commentaires des uns et des autres. Je pense qu'il faut rester raisonnables, comme de vrais docteurs. Les docteurs, ça fait du diagnostic et ça traite les gens. Après les politiques font ce qu'ils croient devoir faire. Il faut faire confiance aux médecins. Les médecins, quand quelqu'un est malade, ils doivent essayer de faire le diagnostic et si un traitement est valable, ils doivent l'utiliser.

— Est-ce que ces capacités de diagnostic, ici à Marseille, sont représentatives de ce qu'il y a sur le territoire ?

Non, ça n'a pas encore été mis en place, je le regrette car c'était un projet du ministre. Je pense que ça met un peu de temps à se mettre en place, ce qui est de mon point de vue difficile à comprendre parce que les outils et les machines existent, ça peut se faire absolument n'importe où, on peut faire des milliers de PCR, beaucoup de laboratoires font ça. Il suffit de changer les amorces pour faire des PCR de coronavirus, il n'y a rien de magique là-dedans, ce sont des PCR banales que tout le monde fait. La France a beaucoup de retard, ce sont des images que je présentais hier. La France doit être le vingtième pays en termes de nombre de tests par habitant, quand on compare ça à la Corée on est sidéré. Et donc ça veut dire que tout le monde s'est mis à faire de la PCR. Évidemment ça nécessite qu'il y ait de la logistique, comment on fait pour prélever les gens de manière à ce qu'ils n'arrivent pas tous en même temps. Il faut développer très certainement l'autoprélèvement, que les gens arrivent avec un écouvillon fermé, ce qui fait que plus personne n'a peur. Donc il y a de vraies mesures logistiques, pragmatiques, rationnelles à mettre en place, et puis on traite ça comme une maladie normale. Mais si en même temps on met le feu, en disant : « On va tous mourir », même les gens qui reçoivent les prélèvements vont avoir peur, vont faire un droit de retrait, donc ce n'est pas possible d'affoler la population avec une chose qui ne changera pas les statistiques de mortalité. Il n'y aura pas plus de morts que ce qu'il y a eu les années précédentes, ce n'est pas vrai. Donc simplement, il faut mettre en place les moyens, comme pour une maladie infectieuse, de faire le diagnostic et le traitement. Et pas à dire : « Mon Dieu quelle aubaine, je vais avoir de l'argent pour faire un vaccin », ou : « Je vais avoir de l'argent pour faire une expérimentation. » La question, c'est qu'on est face à une situation dans laquelle, y compris pour faire face à une crise sociale, il faut pouvoir dire qu'on a les moyens de faire le diagnostic, tout le monde peut être diagnostiqué, et tout le monde peut être traité.

Dire : « Si vous êtes malades, restez à la maison et attendez que ça passe, et si ça devient grave on vous transfère en réanimation », ce n'est pas une réponse.

– Et que pensez-vous de l'évolution de l'épidémie de coronavirus dans le monde ?

Écoutez, pour ce que j'ai vu rapidement, les trois pays dont la situation n'est pas contrôlée actuellement, c'est l'Italie, la France et l'Espagne, donc ce ne sont probablement pas des modèles. Le confinement en Italie n'empêche pas qu'ils continuent à avoir une évolution exponentielle, ils continuent à avoir une évolution exponentielle en France et en Espagne et ces trois pays ont décidé de mettre au premier plan le confinement. On peut se demander s'il ne faut pas réfléchir, accepter de changer d'opinion, ce qui est une forme d'intelligence, et repartir sur ce qu'a fait la Corée, c'est-à-dire multiplier les tests, traiter les gens, et n'isoler que les gens positifs. On ne peut pas isoler toute la population. Et comme on ne peut pas isoler les gens positifs si on ne les détecte pas, on est dans une situation qui n'a pas d'issue sauf à refaire ce qu'on faisait pour le choléra au XIXe siècle. On est au XXIe siècle, les maladies contagieuses on doit les détecter, isoler les gens qui sont contagieux le temps pendant lequel ils sont contagieux, et on doit raccourcir le temps pendant lequel ils sont contagieux par des traitements qui les empêchent d'être contagieux. Et quand ils ne sont plus contagieux, il faut leur ficher la paix. Ce n'est pas la peine de les garder quatorze jours s'ils sont négatifs au bout de cinq jours, ce n'est plus de la science, c'est de la science-fiction ou de la sorcellerie. Donc il faut revenir à des choses simples, les maladies infectieuses c'est contagieux, donc quand il y a un microbe on est contagieux, quand il n'y en a pas on ne l'est pas, et quand il y a un médicament on utilise ce médicament pour que les gens ne soient pas malades. C'est ça, la médecine.

17 mars 2020. L'hydroxychloroquine et l'azithromycine comme traitement du COVID-19

— Professeur Didier Raoult, pouvez-vous nous présenter l'étude que vous avez réalisée au sujet de l'utilisation de l'hydroxychloroquine dans une perspective thérapeutique pour les patients du coronavirus ?

Quand les Chinois ont rapporté qu'ils avaient d'abord une activité de la chloroquine et de l'hydroxychloroquine puis rapporté des résultats préliminaires sur les traitements qu'ils ont mis en place en Chine, nous avons proposé de réfléchir et de passer à l'action sur le traitement des patients atteints de ce coronavirus. Il se trouve que l'hydroxychloroquine est un médicament que je connais très bien puisque l'on a inventé le traitement des maladies infectieuses bactériennes intracellulaires avec l'hydroxychloroquine en association avec la doxycycline qui sont maintenant dans tous les ouvrages de référence. J'ai dû traiter 4 000 malades. Donc je connais très bien ce médicament, je connais très bien les effets secondaires. Donc nous avons proposé rapidement de faire une prise en charge des patients infectés par le coronavirus avec l'hydroxychloroquine, à la posologie que moi je connais et que je pratique depuis vingt-cinq ans qui est de 600 mg par jour. L'hydroxychloroquine est un médicament particulièrement toléré, donné parfois pendant 10-20 ans à des gens qui ont des maladies inflammatoires et qui est un dérivé de la chloroquine, qui, elle, est un médicament utilisé depuis 70 ans et que tout le monde a pris, tous les gens au-dessus d'un certain âge en ont pris quand ils sont allés dans les pays tropicaux. Donc ce sont des médicaments extrêmement bien connus.

Dans cette perspective, nous avons rajouté un protocole approuvé sur le plan national, l'idée étant d'utiliser l'hydroxychloroquine avec le point que nous surveillons qui est celui de la charge virale dans les prélèvements respiratoires, mécanisme comparable à la prise en charge du sida, par exemple, où l'on mesure la charge virale dans le sang, pour voir si le nombre de virus s'écroule. Si c'est le cas, on sait que ça marche cliniquement car quand il n'y a plus de virus, les gens ne sont plus malades. C'est une démarche qui est une démarche du XXIe siècle. Donc on a fait ça : on teste les gens, on leur donne le médicament, on regarde si ça diminue et on s'était donné comme limite six jours, pour savoir si au sixième jours les gens n'avaient plus de virus après ce traitement, compte tenu du fait que le portage viral rapporté par les Chinois est en moyenne, maintenant on le sait, de vingt jours. Donc on prenait une marge très importante.

Par ailleurs, pour la prise en charge des gens qui sont malades, on sait depuis longtemps qu'il y a des surinfections bactériennes qui jouent un rôle dans la sévérité de la maladie, on sait que c'est de ça que sont morts la plupart des gens qui ont souffert de grippe espagnole. Un travail très important, qui a été publié dans le JAMA, montre que l'azithromycine, dans les infections virales chez l'enfant, améliore le pronostic et diminue la durée d'hospitalisation. On a donc pris l'habitude, qui est notre habitude clinique, d'ajouter l'azithromycine à l'hydroxychloroquine chez les patients qui étaient malades. Nous avons mesuré comme ça les charges virales. Nous avons eu la chance de pouvoir avoir un groupe témoin, composé d'une part de gens qui refusaient le traitement, d'autre part de gens qui étaient hospitalisés infectés à Nice, qui ne prenaient pas de traitement, chez qui on pouvait avoir la comparaison des positifs et négatifs au bout de six jours comparés à notre groupe de patients traités.

Au bout de six jours, ce que l'on a constaté, c'est qu'il y avait une différence très significative entre les gens qui étaient traités ou non traités, et sur la présence ou non de virus. D'autre part, ce qui a été une relative surprise, les gens qui avaient pris de l'hydroxychloroquine et de l'azithromycine avaient une réaction encore plus spectaculaire, ils étaient pratiquement tous curés de la présence du virus au bout de six jours. Par ailleurs, c'est plus difficile à quantifier, mais il y avait une amélioration subjective des patients extrêmement rapidement, dès 24 à 48 heures.

Notre première étape, qui concluait qu'on voulait inclure 24 patients, est passée, donc on a redemandé un protocole pour évaluer les deux, hydroxychloroquine et azithromycine, ce qui permettrait de clarifier les choses, en particulier de savoir qui il faut traiter. Est-ce qu'il faut traiter tous les gens qui sont positifs pour leur éviter d'être contagieux ? C'est une question complexe car on se rend compte que les gens qui sont dits asymptomatiques ont souvent en réalité des lésions pulmonaires que l'on peut constater au scanner low-dose qu'on pratique maintenant très régulièrement, et donc on ne sait pas vraiment si les gens qui sont asymptomatiques sont malades ou pas. C'est une vraie question. Est-ce qu'il faut les traiter ? La deuxième, c'est : « Est-ce qu'on traite les gens pour éviter la diffusion du virus ? » C'est l'option que je choisirais parce que je pense qu'avec les maladies transmissibles, il faut traiter les gens qui sont réservoirs du virus, plutôt que les laisser ne pas savoir et laisser à la maison des gens sans savoir s'ils sont positifs ou non. Donc ça rentre dans mon opinion qui est que les maladies infectieuses, dans notre siècle, doivent être diagnostiquées et on doit les traiter en évaluant leur contagiosité liée à la charge virale, c'est-à-dire à l'importance du nombre de virus dans les prélèvements respiratoires. C'est le point où nous en sommes maintenant.

Moi depuis le début je communique là-dessus, et je suis ravi que d'autres équipes se mettent à travailler dessus. Je sais qu'une équipe d'Oxford veut faire une étude d'observation sur 10 000 personnes en Thaïlande, de la prophylaxie ; des amis sont en train de monter une très grosse étude en suivant notre protocole ; en Espagne 200 personnes vont être incluses dans un travail sur la chloroquine, donc de toute manière les choses vont avancer. Je souhaite que dans mon pays, les choses avancent aussi vite qu'ailleurs, et que ces premiers résultats soient mis en place. La question qui est posée est : « Est-ce qu'il peut y avoir un danger de l'association de l'hydroxychloroquine et de l'azithromycine ? » C'est une question légitime. On a fait systématiquement un électrocardiogramme pour voir que ces deux médicaments n'interagissent pas pour donner des troubles du rythme. Ceci a été proposé de manière hypothétique, mais à ma connaissance il n'y a pas d'évidence de cas dans lesquels cette association ait eu un effet défavorable significatif par rapport au traitement seul par l'azithromycine, qui donne quelques problèmes mais qui sont rarissimes.

— *Concrètement, pour quelqu'un touché par le coronavirus, en quoi va consister ce traitement ?*

On a choisi de traiter les gens qui avaient ce coronavirus par l'hydroxychloroquine à des posologies qu'on maîtrise et qu'on connait, qui sont de 600 mg par jour. On sait qu'avec ces posologies, au bout de cinq jours, on a des concentrations dans le sérum de 0,3/ml. On a utilisé l'azithromycine à la même dose qu'elle est utilisée par exemple pour la maladie des légionnaires, avec deux comprimés le premier jour et un comprimé le deuxième, le troisième, le quatrième et le cinquième jour.

24 MARS 2020. REMERCIEMENTS, TOXICITÉ DES TRAITEMENTS, MORTALITÉ

— *Professeur Didier Raoult, dans la situation actuelle, comment se passent vos relations avec les différentes collectivités qui interviennent sur le sujet de la lutte contre le coronavirus ?*

D'abord, je voudrais remercier tous les gens qui m'envoient des mails de soutien. Je ne peux pas leur répondre à tous, je suis très touché que vous fassiez ça mais je suis débordé de mails de soutien donc je n'ai pas le temps de répondre à tous. Merci. On a vraiment beaucoup d'aide de notre institution, l'Assistance publique, en particulier avec M. Pinzelli, l'ARS avec M. De Mester qui nous aident, nous soutiennent, avec la difficulté que parfois ils ont à organiser des choses que nous faisons ici qui ne correspondent pas forcément aux lignes directrices qui sont faites. Et bien entendu, je suis en contact avec le ministère et avec le président de la République pour leur dire ce que je pense. Après, le processus de décision politique, c'est le leur, mais moi je reste en contact avec eux directement, parce que le conseil ne correspond pas à ce que je pense devoir être un conseil stratégique.

Bien entendu, encore une fois, les collectivités territoriales nous soutiennent beaucoup donc je veux remercier tout le monde. Je n'ai pas beaucoup de temps, ne prenez pas ça pour un mépris des messages, je n'ai pas le temps de faire des interviews, si je les faisais il faudrait 36 heures par jour. J'ai beaucoup de travail. On a 75 malades hospitalisés, 600 malades à tester quotidiennement, il faut organiser tout ça. Un jour il manque ceci, un jour il manque cela, un jour sur la logistique il faut organiser les choses, et donc c'est bien sûr ma priorité, le reste j'aurai le temps d'en parler après.

— *Pouvez-vous nous en dire plus quant à la toxicité de l'hydroxychloroquine qui est mentionnée régulièrement ?*

Pour moi, c'est prématuré de vous donner des résultats cliniques sur la suite des gens qu'on traite, mais ne vous inquiétez pas, tout va bien ! Je vous donnerai des résultats plus précis ultérieurement.

Pour la toxicité, là aussi le monde devient fou. Je vois que la FDA aux États-Unis, qui est un gendarme extrêmement sévère, a donné le feu vert pour traiter les New-Yorkais avec l'hydroxychloroquine et l'azithromycine. Pour mettre les choses en perspective, pour l'azithromycine un travail a été fait aux États-Unis. En une année, 1 personne sur 8 prend de l'azithromycine. Je ne sais pas si vous vous rendez compte de la fréquence de ça. Quant à la chloroquine, il y a plus d'un milliard de personnes qui a mangé de la chloroquine. Donc si vous voulez vraiment chercher la toxicité des choses... L'hypothèse selon laquelle il y aurait des torsades de pointes[9] est plausible, c'est quelque chose auquel il faut faire attention. On fait des électrocardiogrammes, et surtout le dosage du potassium car quand le potassium est bas il y a un danger. Ça correspond davantage à des gens qui ont de multiples maladies et de multiples médicaments, et plutôt ceux qui sont dans une phase très grave en réanimation, quand les choses deviennent compliquées. En même temps, on détecte très facilement dans ces conditions l'allongement électrique qui précède les torsades de pointes, et ça se traite très bien avec du magnésium intraveineux. Donc encore une fois, c'est juste des fantômes que l'on agite. Je ne sais pas d'où ça vient, mais dire que l'hydroxychloroquine, qui a été prescrite à des millions de personnes qui en ont pris pendant trente ans, que c'est un poison, ça laisse rêveur. Qu'on ait découvert juste au moment où on en a besoin que c'est un poison, c'est absolument étonnant, je ne sais pas d'où ça sort, peut-être qu'un jour on le saura. Mais globalement, ce sont des médicaments qui ont été prescrits à des milliards de doses, et l'azithromycine

---

9. Troubles du rythme cardiaque qui peut mener à un arrêt cardiovasculaire.

est le traitement le plus utilisé au monde dans le traitement des infections respiratoires. On tombe des nues quand les gens découvrent que c'est un danger extrême, ça n'a pas de sens.

Il faut faire attention car sur le plan thérapeutique, ce que l'on est en train de voir, c'est que les malades, au moment où ils ont une insuffisance respiratoire, quand ils rentrent en réanimation, en réalité ils n'ont presque plus de virus. Souvent on n'arrive même plus à cultiver le virus. C'est trop tard pour traiter les gens avec des antiviraux. C'est quand ils ont des formes modérées ou qui commencent à s'aggraver qu'il faut les traiter, parce qu'à ce moment-là on contrôle les virus qui se multiplient. Quand vous faites rentrer les gens de plus de 80 ans en réanimation, le problème n'est plus le virus mais comment on arrive à les sauver. Les réanimateurs font maintenant des exploits extraordinaires, de plus en plus, mais comment sauver quelqu'un de plus de 80 ans, qui est intubé, en ventilation artificielle et qui va rester un mois en réanimation ? C'est extrêmement difficile. Donc moi je plaide pour qu'on commence à traiter les gens avant, et il y a des choses qui peuvent faire suspecter que l'on est malade, en particulier quand on ne sent plus les odeurs, ce que l'on appelle nous une anosmie, quand on ne sent plus le goût du sel, ce qu'on appelle nous une agueusie, c'est souvent associé avec cette nouvelle maladie, c'est probablement des gens qu'il faudra tester en priorité.

— Comment analysez-vous les données de mortalité que vous présentez toutes les semaines à l'IHU Méditerranée Infection ?

Nous, on surveille la mortalité réelle, ce qu'il se passe dans notre échantillon à nous. Le nombre de morts que l'on a eu par semaine à l'AP-HM, sur trois ans, alors que normalement on a un pic en janvier-février-mars, cette année on ne l'a pas. Il y a eu un pic en décembre mais maintenant il y a plutôt moins de morts que d'habitude, donc ce n'est pas très inquiétant. Quand on regarde avec quoi sont morts les gens qui sont morts chaque semaine, pour la première fois on voit que deux personnes avec un coronavirus chinois sont mortes, mais deux sont mortes avec un coronavirus NL63. Pour l'instant on a eu autant de morts avec les autres coronavirus que celui-là, il y a eu deux morts de grippe et un mort avec un metapneumovirus. Donc si on regarde les quatre derniers mois de cette année, par rapport aux quatre premiers mois de l'année dernière, les infections respiratoires d'origine virale, pour l'instant il y en a moins cette année, à peu près deux fois moins que ce qu'il y avait l'année dernière. L'avenir est imprévisible, on verra bien, mais pour l'instant il y a beaucoup moins de grippes et beaucoup moins de VRS qui ont circulé. On verra bien ce qu'il va se passer, ce que diront les données pratiques, mais pour l'instant les quelques morts que l'on a sont des sujets très âgés, comme le disent tous les gens qui ont décrit la mortalité. La mortalité par infection respiratoire virale n'est pas significativement plus élevée. Nous, dans nos propres données, il y a eu 1 300 cas diagnostiqués et il y a eu 5 décès, un qui avait 78 ans et quatre qui avaient plus de 85 ans, ce qui fait que pour l'instant on est à 0,4 % de mortalité, ce qui est le cas en général dans le domaine des infections virales respiratoires.

La leçon de ça, c'est que c'est une maladie qui se répand, la mortalité touche la même tranche de patients que les autres infections virales respiratoires. Il vaut mieux traiter les gens un peu plus tôt parce que sinon les sujets âgés rentrent avec des insuffisances respiratoires qui sont très difficiles à rattraper et pour ce que l'on commence à voir, ils ont peu ou pratiquement plus de virus au moment où ils arrivent à ce stade-là. C'est entièrement la réaction de l'inflammation de lutte contre le virus, il y a des lésions et une difficulté à rattraper ça.

31 mars 2020. Coronavirus : point d'actualité, présentation de l'état-major

— Professeur Didier Raoult, pouvez-vous nous présenter la situation actuelle de l'épidémie de coronavirus en France ?

Le premier point que je voudrais souligner, et toute mon équipe a le même sentiment, c'est que je suis d'une certaine façon incroyablement rassuré par le comportement des gens que je vois. Je trouve ça inouï. On a un soutien extraordinaire, une bienveillance extraordinaire. On reçoit un grand nombre de messages de soutien. On a des bénévoles qui nous envoient des cadeaux et qui nous encouragent. Alors que Marseille c'est Marseille, c'est ma ville mais généralement elle est un peu désorganisée, il y a ici un respect de l'organisation et de la discipline par les patients. On a quatre files, il y a des gens extrêmement célèbres que vous rêveriez d'avoir sur un plateau de télévision qui font la queue comme tout le monde, sans rien dire. On voit qu'il y a quelque chose qui moi me rassure. Je pensais que ce pays n'était plus capable de ça, donc ça me rassure de le voir. Ça veut dire que dans les crises on est capables de voir des choses tout à fait incroyables, et donc ne vous inquiétez pas trop des gens qui médisent de moi, je suis enthousiaste. En tout cas il y a quelque chose que j'espère, c'est que la loi européenne qui nous interdit de travailler plus de 48 heures par semaine ne va pas s'appliquer à nous, car les gens qui sont ici travaillent beaucoup.

La deuxième chose, c'est sur le plan du travail. Les stratégies diagnostiques que l'on a mises en place fonctionnent bien, on a testé 50 000 personnes ici maintenant. Cela nous a permis de détecter 2 400 personnes infectées ici, à qui on a proposé des thérapeutiques. Nous avons maintenant du recul sur plus d'un millier de personnes qui ont reçu le traitement hydroxychloroquine et azithromyine. Les choses se sont bien passées. Nous avons eu un décès, qui est un homme de 84 ans. C'est tout pour l'instant, après trois jours de traitement qui permettent d'avoir une véritable évaluation, donc on est très satisfaits. Faites attention, ne vous autoprescrivez pas ça, en particulier il faut qu'il y ait un médecin qui vous le prescrive, il faut que vous ayez un électrocardiogramme et un dosage du potassium dans votre sang. Faut pas improviser, ce sont quand même des médicaments donc il faut faire attention. Mais globalement, les résultats qu'on a sont très satisfaisants et je suis très content qu'une équipe chinoise vienne de publier une étude comparative entre l'hydroxychloroquine et pas de traitement. Cette étude montre que dans notre cible – c'est-à-dire les gens qui sont modérément malades, diagnostiqués au début –, l'hydroxychloroquine a un succès important. Il faut faire attention, quand il est trop tard il est trop tard, quand les gens sont en réanimation, qu'ils ont des syndromes de détresse respiratoire et qu'on est obligé de les intuber, en réalité ça n'est plus l'heure des antiviraux. On sait cela pour la grippe par exemple, les médicaments qui marchent pour la grippe marchent dans les deux premiers jours de la grippe, là ça marche un peu plus longtemps mais c'est au début qu'il faut lutter contre les virus. Une fois que les lésions sont faites, elles sont un peu irréversibles et on n'arrive plus à les arrêter. Donc nous, on continue à avoir des données, comme les Chinois, qui montrent que quand on détecte les gens, quand on les soigne au début de la maladie, on a des résultats qui évitent une évolution défavorable et autant que les choses aillent dans ce sens-là. Donc c'est ce que nous avons maintenant, et ce dont nous sommes contents en termes de résultats. Bien entendu, on communique ces résultats quotidiennement au ministère de la Santé, à nos autorités de santé, de manière à ce qu'ils en tiennent compte pour les décisions qu'ils ont à prendre.

*

Maintenant, je ne voudrais pas que vous imaginiez que je suis tout seul, et donc je voudrais vous présenter l'état-major des gens qui travaillent avec nous, qui travaillent comme des fous, comme tous les gens ici. Je ne peux pas faire venir tout le monde pour vous les présenter, mais les gens qui travaillent ici se donnent corps et âme pour essayer de faire fonctionner les choses. Et donc, il faut que vous voyiez leurs têtes.

Philippe Parola, qui est un des chefs de service, médecin interniste et infectiologue, qui prend en charge une grande partie des malades et qui nous aide beaucoup dans cette situation.

Yolande Obadia, qui est la présidente de notre conseil d'administration, qui nous aide énormément pour la logistique, la saisie des données et l'organisation avec les partenaires environnants.

Philippe Colson, qui supervise toutes les PCR et tous les examens biologiques du laboratoire, il a un travail de fou, lui il a dépassé les 70 heures par semaine.

Philippe Brouqui, qui est le coordinateur de l'ensemble du pôle au niveau des maladies infectieuses, est un infectiologue qui est en relation directe avec le ministère pour tous les essais et toutes les stratégies thérapeutiques.

Bernard La Scola, qui est le virologue qui s'occupe de tous les isolements de virus. Il a isolé plus de 600 virus du coronavirus, il a fait tous les tests de sensibilité aux antiviraux qui ont montré une activité extraordinaire de l'association hydroxychloroquine et azithromycine sur les virus à l'intérieur des cellules, ce qui nous a confortés dans l'idée que c'était probablement la meilleure association de toutes.

Philippe Gautret, qui s'occupe de toutes les cohortes, de l'analyse des données, de la mise en forme, des tests statistiques, et qui travaille lui aussi jour et nuit pour répondre aux demandes un peu exigeantes que je formule en termes de rapidité.

Florence Fenollar, qui est professeur de microbiologie, qui dirige le Comité de lutte contre les infections nosocomiales et qui essaie d'organiser les rapports avec les gens qui sont un peu affolés, dans les hôpitaux, par cette épidémie, et qui le fait avec beaucoup de bienveillance et d'efficacité.

Matthieu Million, qui est un de nos jeunes professeurs, qui a la responsabilité de tout ce qui est hôpital de jour, actuellement pour pouvoir gérer tous les patients qui se présentent.

Hervé Tissot-Dupont, qui est médecin praticien hospitalier, qui a la responsabilité des consultations et de l'organisation de ces consultations, et qui arrive à faire une fluidité tout à fait inouïe. Il reçoit plus de 800 personnes par jour pour pouvoir les prélever et organiser le rendu des résultats.

Jean-Christophe Lagier[10], qui est un de nos jeunes professeurs de maladies infectieuses, qui est aussi chef de service, et qui gère au jour le jour l'ensemble des patients infectés, et il faut savoir que sur nos 75 lits, lui et Philippe Parola doivent organiser la sortie d'un tiers des patients et les orienter vers d'autres services lorsqu'ils ne sont plus contagieux.

Pierre-Édouard Fournier, qui s'occupe plus particulièrement du diagnostic moléculaire et de la sécurité pour l'ensemble des patients et des soignants, et qui arrive à trouver des issues et des solutions là où personne n'arrive à en trouver, pour tout ce qui est équipement, tests. Lorsque les gens demandent par quelle magie on arrive à faire autant de tests, une partie de l'explication est que c'est lui le magicien.

---

10. Professeur des Universités, Praticien hospitalier, Chef de service et directeur de l'unité de recherche MEPHI.

Michel Drancourt, qui est le plus ancien de mes collaborateurs. Nous travaillons depuis plus de 35 ans ensemble, il me seconde à chaque étape et à chaque moment, en particulier en ce moment où on est dans la réorganisation du laboratoire pour faire face aux besoins. Nous avons besoin de changer pratiquement tous les jours l'organisation du laboratoire pour faire face à l'augmentation de la nécessité.

Jean-Marc Rolain est notre spécialiste des anti-infectieux, des antibactériens et des anti-viraux. Il a une collection de molécules à tester absolument considérable et un suivi de tout ce qu'il est possible d'utiliser dans des conditions de soin immédiat, c'est-à-dire durant le cours de l'épidémie, parmi les molécules qui existent déjà.

Andreas Stein, qui est un des chefs de service et professeur de maladies infectieuses. Il s'occupe du premier étage qui nous aide à gérer le flux permanent de patients pour lequel, encore une fois, un tiers des patients sort par jour et ça nécessite des acrobaties pour pouvoir les gérer et pour pouvoir libérer des lits contagieux.

Et enfin, le mistigri, c'est Yanis Roussel, qui est notre go-between avec toute la presse, les médias, et qui est lui aussi submergé de travail pour pouvoir répondre, y compris par nos refus de discuter avec les médias parce qu'on a beaucoup trop de travail ici pour perdre du temps avec ça et parce que seuls nos résultats à la fin compteront.

8 avril 2020. Coronavirus : données, EHPAD, polémiques

— *Professeur Didier Raoult, comment voyez-vous les dernières évolutions de l'épidémie de coronavirus en France ?*

Au niveau général, je ne peux pas juger très très bien de ce qu'il se passe en France parce qu'il y a des données qui me manquent, mais, chez nous, on a détecté et traité énormément de patients, et vous voyez qu'on est sur une courbe vraiment très décroissante. Alors qu'on détectait en moyenne 350 personnes par jour il y a dix jours, on est maintenant aux alentours d'une centaine. Donc les choses vont beaucoup mieux. On le voit, tous nos lits ne sont plus occupés. Bien sûr, il y a toujours des Nostradamus, on en a un à nous qui prédisait que l'on n'aurait pas assez de lits de réanimation, mais ça se vide. Donc comme d'habitude, les Nostradamus ont tort. Donc sur le point de cette situation, les choses s'améliorent. Je sais qu'il y a beaucoup de gens qui attendent la publication des cas que nous traitons, on est en train de finir l'analyse de 1 000 cas que l'on a traités, les choses sont très rassurantes sur ce traitement. On n'a pas eu d'ennuis cardiologiques sur aucun des patients que l'on a traités. On a des résultats qui montrent une efficacité qui est plus grande que celle des autres séries que l'on a vues à ce jour. Donc tout va bien. Un peu de patience, il faut que ce travail soit fini, c'est un travail d'évaluation avec énormément de données, des données que personne d'autre n'a au monde, il faut mettre tout cela en forme pour que ça puisse continuer sa vie et devenir un, ou le papier de référence sur cette maladie. C'est en cours, mais tout va bien.

– Que pensez-vous de la situation dans les EHPAD ? On a vu hier que beaucoup d'EHPAD étaient touchés par l'épidémie...

Je suis inquiet car je ne suis pas très convaincu par la stratégie du confinement aveugle, c'est-à-dire de mettre ensemble (comme sur le *Diamond Princess*, le bateau) des gens qui sont négatifs et des gens qui sont positifs, parce qu'à la fin ça se termine toujours par des positifs. On se pose la question de savoir s'il ne va pas se passer la même chose dans les EHPAD, c'est-à-dire la population cible la plus sensible. On voit nous, dans l'étude que l'on a, que les gens qui meurent sont des gens qui ont en moyenne 85 ans. Ce n'est pas vrai que c'est une maladie qui tue plus les jeunes que la grippe, par exemple, en tout cas nous on ne voit pas ça du tout. La vraie cible de la mort pour cette maladie, c'est justement les gens des EHPAD, et si on laisse circuler des gens qui sont infectés au milieu des EHPAD, il va y avoir énormément de morts. Donc la stratégie confinement sans éviction des gens porteurs, c'est quelque chose qui risque d'avoir des conséquences qui, en termes de nombre, risquent d'être extrêmement importantes. Moi, je ne change pas d'avis, je suis un médecin infectiologue, ça fait 42 ans que je fais ce métier et je vois toujours des malades une fois par semaine, pour rester en contact avec la réalité et ne pas devenir un médecin de bureau. Je pense qu'il faut, devant une maladie infectieuse, faire le diagnostic, se donner les moyens de le faire, il faut isoler les gens contagieux, et il faut les traiter. C'est ça qu'il faut faire, c'est ça que je fais, car c'est la base de notre métier. Les choses évoluent petit à petit vers cette situation, on a vu que c'est ce qu'il se passe en Italie et en Espagne, où ils ont commencé à tester de manière massive et à traiter, et on voit les courbes s'infléchir très très rapidement. Je pense que c'est ce qu'il faut faire, c'est ce vers quoi on est en train de tendre, en tout cas je l'espère de tout mon cœur.

— Que pensez-vous de la polémique actuelle sur les traitements, sur quels aspects se cristallise-t-elle ?

Je reconnais que j'ai mis longtemps à comprendre parce que pour moi c'est très simple : il y a une maladie qui arrive, on ne la connaît pas, les seuls qui la connaissent sont les Chinois, on connaît la sensibilité du virus à un certain nombre de produits quand on les teste. Dans ces produits il y a un certain nombre de molécules nouvelles que l'on ne connaît pas, dont on ne connaît pas la toxicité, et il y a des molécules anciennes qu'on connaît très bien qui ont été prescrites des milliards de fois. Les gens qui sont des sachants, les Chinois puis les Coréens qui ont eu la première vague, ont traité ça en utilisant ces produits que tout le monde connaît très bien et disent que ça marche, comme preuve ils contrôlent entièrement la maladie. Depuis que j'ai dit « fin de partie », effectivement c'est la fin de partie en Chine, c'est fini, on a contrôlé la maladie avec des mesures qui sont détection, un peu de contention dans les zones à risque et pas dans l'ensemble de la Chine, et puis traitement. Je ne pouvais pas imaginer que ça déclenche des passions de cette nature, dont je ne sais même pas d'où elles viennent. En tout cas, ce qui me rassure maintenant, et ce qui me fait beaucoup de bien, c'est que je me rends compte que c'est juste une opposition entre les médecins et les gens qui ont fini d'être des médecins ou qui n'en sont pas.

Un conseil scientifique fait de gens qui ne sont pas de très grands scientifiques ni de très grands praticiens au quotidien, et je vous rassure je suis un grand scientifique et un docteur. Je suis frappé de voir un sondage, lorsqu'on demande aux médecins dans le monde entier, il y a 37 % des médecins du monde entier qui donnent de l'hydroxychloroquine. En France, le nombre de gens qui la donnent sans le dire est considérable. J'ai été frappé de voir que dans mon propre CHU, les gens à côté de nous qui reçoivent des patients qui ont le coronavirus les traitent aussi avec l'hydroxychloroquine et l'azithromycine. Il s'est creusé une espèce de fossé entre la pratique médicale et des gens qui confondent la pratique médicale et la recherche. À chaque fois que vous voyez un malade, c'est un malade que vous voyez, ce n'est pas un objet de recherche. Vous ne pouvez pas transformer les malades en objets de recherche.

Ça a commencé très tôt, car lorsqu'on a reçu les patients qui revenaient de Chine, moi j'ai tout de suite proposé de les tester, parce que je pense toujours qu'il faut tout de suite détecter s'il y en a un qui est positif, moi je voulais le faire même dans l'avion, mettre un écouvillon et trois heures après j'aurais dit qui était positif et on ne laissait pas les positifs avec les négatifs. On m'a dit « pas du tout », et que faire un écouvillon pour savoir si quelqu'un est contagieux c'est de la recherche, il faut demander un comité de protection des personnes. Après ils se sont débrouillés pour que ça aille très rapidement, mais on a perdu 24 heures. Et de manière bizarre, les gens dans l'avion à qui on disait : « Il faut que vous signiez un papier, parce que rechercher pour savoir si vous êtes contagieux c'est de la recherche » ne comprenaient même pas ce qu'on leur disait. Donc y a des gens qui sont devenus fous avec la méthode, avec le fait que tout est de la recherche, alors que le fait qu'on doit savoir si les gens sont porteurs ou pas porteurs, c'est pas de la recherche mais de la pratique des épidémies. Et quand les gens sont malades on doit les traiter avec les médicaments qu'on a, dont on sait qu'ils ne sont pas toxiques. L'hydroxychloroquine c'est un truc qu'on distribuait sans même une ordonnance il y a deux mois. Et maintenant, on ne sait même pas comment on va faire pour traiter en ville des gens qui ont un lupus ou une polyarthrite rhumatoïde, qui prennent ces médicaments depuis vingt ans, si on leur marque du Plaquenil on va pas pouvoir leur donner parce qu'on pourra pas marquer le diagnostic dessus ce serait quelque chose d'impossible dans le cadre du secret médical. Vous ne pouvez pas expliquer pourquoi vous donnez un médicament sur une ordonnance, c'est interdit par la loi. Et donc, on est dans un vrai conflit de la pratique. Est-ce que ce qu'on fait, c'est de la pratique médicale ou de la recherche ? Mais c'est pas de la recherche, c'est d'abord de la pratique médicale ! Tant mieux si on arrive à augmenter notre connaissance à partir de cette pratique de cette nouvelle épidémie. Mais l'objectif que l'on a nous, les docteurs, c'est pas de faire de la recherche, c'est de soigner les gens. Je suis bien placé pour le dire, puisque je fais beaucoup de recherche. Mais d'abord, notre premier soin c'est de soigner, c'est notre premier point.

Moi je regrette qu'il n'y ait pas d'intervention très solennelle, comme il y a de plus en plus de mes collègues anciens, respectables, comme le professeur

Maraninchi qui a dirigé l'ANSM, l'ancien président de la HAS, et moi je voudrais bien que le conseil de l'ordre, dont c'est la responsabilité, se prononce sur cette question de la limitation de la capacité des médecins à juger par eux-mêmes de la thérapeutique qu'ils sont capables de donner avec des molécules qui sont aussi anciennes, aussi connues et aussi faciles à utiliser, et sur la question de leur interdiction de prescription. C'est une atteinte très profonde à la base de notre métier qui est de prescrire, en fonction de notre niveau de connaissance, le meilleur traitement possible aux malades que nous avons en face de nous. C'est la base même de la pratique médicale, en particulier les gens sont devenus fous en disant qu'on était en face du médicament le plus dangereux du monde, alors que deux milliards de gens en ont pris. Vous n'imaginez pas que deux milliards de gens qui partaient en Afrique à qui on donnait de la chloroquine, on leur faisait un électrocardiogramme en les prévenant qu'ils allaient peut-être avoir une torsade de pointes. C'est complètement fou. On est devenu fou parce que ce sont des gens qui ne font pas de médecine qui parlent de médecine. La médecine, c'est pratiquer le soin quotidien à des gens qui sont malades, et on leur donne un traitement, on ne leur dit pas de rentrer chez eux, et s'ils n'arrivent plus à respirer de venir à l'hôpital. Donc je suis content, car j'avais un sentiment d'étrangeté parce que tout le monde disait que c'était moi qui faisais ça mais c'est pas moi, ce sont les médecins qui font ça. Je suis content de voir que les autres médecins font comme moi parce qu'ils sont raisonnables.

14 avril 2020. Coronavirus : recul de l'épidémie à Marseille

— *Professeur Didier Raoult, quelle est l'évolution de l'épidémie actuellement, quelle est sa place dans l'histoire des crises sanitaires ?*

L'évolution de l'épidémie ? Pour nous l'épidémie est en train de disparaître progressivement. On a eu un pic, jusqu'à 368 cas nouveaux en un jour, et là actuellement on est plutôt dans la zone de 60 à 80 nouveaux cas par jour. Donc il y a une diminution très significative du nombre de cas détectés, et encore plus significative chez les gens qui viennent se faire détecter alors qu'ils sont asymptomatiques. Il est possible, c'est une des possibilités que j'avais évoquées parmi d'autres, que l'épidémie disparaisse au printemps et que d'ici quelques semaines il n'y ait plus de cas pour des raisons qui sont extrêmement étranges mais qui sont des choses que l'on a l'habitude de voir dans la plupart des maladies virales respiratoires. Donc c'est assez banal.

Si on essaie de replacer ça dans le cadre des crises sanitaires, on peut mesurer les crises sanitaires avec la cinétique des décès par mois. D'abord les crises sanitaires d'été, vous, vous vous rappelez la canicule de 2003, moi j'ai vu aussi la canicule de 1983, vous voyez que si vous surveillez au fur et à mesure, vous pouvez détecter les crises sanitaires très aisément. C'est une des propositions que j'avais faites lorsque j'avais fait un rapport au ministère de la Santé, son cabinet et la DGS ne voulaient pas en tenir compte et malheureusement c'est ce qu'il faut faire, parce que ça permet de détecter les vraies crises sanitaires. Donc si on essaie de voir si actuellement la crise sanitaire a une incidence sur la mortalité en France, la réponse est non, les crises sanitaires qui ont pendant l'hiver joué une différence significative ont eu lieu en 1997, 2000, 2009 et 2017, et on est très loin actuellement si on cumule les mois de décembre à mars de la crise sanitaire de 2017 où il y avait eu énormément de grippes H3N2. Il se trouve que cette année, il y a eu beaucoup moins de grippes et beaucoup moins de VRS, ce qui fait que l'augmentation de la mortalité liée à ce nouveau virus n'est pas visible significativement dans l'ensemble de la population. Bien entendu, il y a d'autres phénomènes, c'est multifactoriel, mais j'avais prédit (et vous savez que j'ai horreur de prédire) que cette crise sanitaire ne modifierait pas l'espérance de vie des Français, on fera les comptes mais pour l'instant c'est le cas. Pas plus d'ailleurs en Chine, où 3 000 à 4 000 morts ne modifient pas l'espérance de vie de 1,3 milliard de Chinois dans l'année. Encore une fois, c'est bien de faire face aux crises sanitaires, faut les gérer sans angoisse et sans inquiétude en étant le plus professionnel possible, en gérant les choses au coup par coup, en essayant de diagnostiquer, traiter les malades pour éviter qu'il y ait plus de morts qu'ailleurs. Ça c'est un point qui me paraît très important.

– *Sur le plan du traitement, où en êtes-vous ?*

Sur le plan du traitement on est très contents. On a maintenant – ce qui est souvent le cas quand on s'attaque à un problème –, on a très généralement la plus grande série mondiale. C'est le cas pour pratiquement toutes les maladies auxquelles on s'est attaqués. Il y en a une dizaine comme ça, pour lesquelles on a la plus grande série de malades mondiale. Je pense que sur le COVID, on arrive maintenant à avoir la plus grande série mondiale dans un seul centre. On a testé 76 000 prélèvements ; pour 32 000 patients. 4 096 étaient positifs. On a traité ici, à l'IHU Méditerranée Infection, plus de 3 000 personnes. 2 600 ont été traitées par notre protocole hydroxychloroquine et azithromycine, dont 10 sont morts. Donc on confirme que pour l'instant, on a une mortalité inférieure à 0,5 %. Ce qui est un des résultats, ou le résultat le plus spectaculaire actuellement au monde. Donc on est très contents.

Cette thérapeutique est tellement spectaculaire, en réalité, les gens ont tellement de facilité à voir qu'elle fonctionne, qu'elle se répand. Il y a des analyses, faites par un institut de sondage des médecins qui s'appelle SERMO, qui montrent que dans le monde entier, chez les médecins qui ont en charge des patients COVID, le premier de tous les traitements actuellement c'est l'azithromycine dans 50 % des cas, et l'hydroxychloroquine dans 44 % des cas. C'est massif. Ça veut dire que les praticiens adoptent ça tout simplement parce que ça marche.

Et d'une manière très intéressante, qui donnera probablement à réfléchir aux gens, sur la méthode, est sorti un papier sur le remdesivir dans le *New England* qui est un défi à toute méthodologie puisque pour la première fois, on ose publier une étude où il n'y a pas de comparatif : on ne compare ce traitement à rien. Pas même historiquement. Donc c'est extraordinaire. La seule chose que l'on note, c'est qu'il y a une toxicité considérable, avec 60 % d'effets secondaires. Ce qui veut dire que ce médicament ne peut pas être utilisé pour des patients qui n'ont pas une forme très grave, mais les patients qui ont une forme très grave, on le sait ici, en réalité n'ont plus de virus. Ils sont à un autre stade. Ce qui veut dire que si ce médicament ne peut pas être donné à d'autres patients que les patients qui ont une forme très grave, et que dans les formes très graves il ne sert à rien, le débat va petit à petit se réduire, puisque l'autre médicament qui était proposé dans le bras Discovery, le Kaletra, a montré qu'il était totalement inefficace dans la même indication. Ce qui veut dire que le paysage va s'éclairer sur les molécules qu'on peut utiliser, et sur le moment où on peut les utiliser. Quand les formes sont à ce stade de réanimation, en réalité, les antiviraux auront une efficacité relativement modeste puisqu'il y a très peu de virus, dans notre expérience on a même eu des patients qui étaient morts et qui n'avaient plus aucun virus. On voit mal comment un antiviral prescrit à ce stade pourrait avoir la moindre efficacité. Donc le traitement, c'est les formes modérées, c'est les formes sévères qui ne sont pas en réanimation. Mais c'est intéressant, parce que parmi les auteurs il y a des gens qui ont fait de grands commentaires sur nos méthodes, mais c'est la première fois que je vois un essai publié sans aucun comparateur ni historique, ni géographique, ni rien du tout. C'est juste « dans certaines villes dans le monde, on a donné du remdesivir à des gens qui étaient malades », tout ça avec un ghost writer, un auteur ad hoc, qui a réuni toutes les données avec très peu de données biologiques, pour dire : « On a donné du remdesivir. »

C'est intéressant parce que c'est peut-être une des publications qui permettront de suivre les fluctuations absolument extraordinaires de l'action Gilead[11]. Je sais qu'il y a un journal qui m'accuse d'avoir des conflits d'intérêts avec Sanofi[12], parce que j'ai discuté avec Sanofi au moment de la création des IHU, il fallait qu'il y ait au moins un, deux ou trois industriels qui soient associés pour pouvoir faire du développement en France de la recherche translationnelle. Moi j'avais discuté avec Sanofi pour faire ce que je fais maintenant sans Sanofi : du repositionnement de molécules qui existent déjà. Et puis les discussions ont capoté, donc on n'a pas travaillé avec Sanofi. Mais vous regarderez les cours de ces sociétés, si moi je suis conseiller de Sanofi je suis un extrêmement mauvais conseiller parce que Sanofi n'arrête pas de perdre de l'argent, alors que les conseillers de Gilead sont de bons conseillers pour Gilead, parce que Gilead a gagné énormément d'argent depuis le début du COVID, bien que le cours de l'action soit modulé par le fait que l'on communique sur le fait qu'il y a des traitements alternatifs comme la chloroquine, ou que l'OMS décide que le remdesivir est le grand traitement, l'action monte. Tout ça est sûrement un des paramètres, que je ne sais pas interpréter, mais il s'agit de sommes absolument colossales. La capitalisation de Gilead c'est quelque chose de tout à fait énorme. C'est intéressant de voir les fluctuations de ce cours en fonction des annonces dans la presse de l'efficacité ou de traitements substitutifs. Donc si j'étais encore un conseiller caché de Sanofi, je leur conseillerais de me foutre dehors parce que franche-

---

11. Le laboratoire qui produit le remdesivir.
12. Le laboratoire qui produit la chloroquine.

ment, ils ont perdu 20 % de la valeur de leur action depuis le début de cette crise. Je savais que je ne suis pas un très bon conseiller financier, je pense qu'en dépit de l'absence totale d'efficacité du remdesivir, les conseils des conseillers financiers de Gilead sont bien meilleurs que les miens puisque ça a pris une proportion tout à fait considérable de financement.

— *Avez-vous de nouvelles données concernant la toxicité du traitement à base d'hydroxychloroquine et d'azithromycine ?*

On travaille avec nos amis cardiologues, il y a quelques personnes pour lesquelles ils nous ont recommandé de ne pas les traiter et que donc on ne traite pas, ça ne représente pas grand monde mais ce n'est pas la peine de prendre des risques qui sont inutiles. Deuxièmement, sur les 2 600 cas que nous avons traités nous n'avons eu aucun problème, ça commence à faire beaucoup 2 600. Donc je pense que tous ces débats, vous savez... Moi je continue à penser que notre premier travail, méthodologiquement, n'a rien à voir avec celui du *New England*. Il y avait un groupe extérieur géographique qui était Nice, il y avait la comparaison à partir du portage viral, alors que dans le papier du *New England* il n'y a aucun point de comparaison, ni clinique, ni viral. Et puis, il y avait une comparaison interne entre hydroxychloroquine et hydroxychloroquine + azithromycine.

Ce qui me frappe, dans la situation actuelle, c'est que la mortalité dans les pays les plus riches est beaucoup plus importante que dans les pays de l'est du monde (Chine, Corée...) qui sont riches aussi mais qui ont une mortalité plus basse, et dans les pays les plus pauvres. On finit par se demander si avoir une industrie avec des médicaments extrêmement nouveaux est devenu un avantage ou un inconvénient dans ces conditions. Les gens, en Afrique, n'ont pas beaucoup de choix, donc ça ne leur pose pas beaucoup de problèmes de prendre du Plaquenil et de l'azithromycine qui ne coûtent rien, tandis qu'en France il y a une lutte extrêmement brutale contre l'utilisation de médicaments simples et non coûteux, dont je ne sais pas si cela a des conséquences sur la mortalité en France mais c'est une bonne question. En tout cas, nous, quand on voit la différence de mortalité à Marseille comparée à d'autres sites en France avec une population et un état de l'épidémie comparables, on peut franchement se poser la question si c'est mieux de prendre des vieux médicaments qui marchent ou de nouveaux médicaments dont on n'est pas sûr qu'ils marchent et dont on sait qu'ils ont des effets secondaires très importants.

21 avril 2020. La leçon des épidémies courtes

— Professeur Didier Raoult, où en est-on de l'évolution de l'épidémie à Marseille, pensez-vous qu'elle va se poursuivre dans les prochaines semaines ?

Je vous confirme les données que nous avons : on a une diminution maintenant constante du nombre de cas diagnostiqués, mais aussi du nombre de cas hospitalisés en réanimation. Le nombre de morts ce sera un peu plus long, parce que les gens meurent souvent plus d'un mois après avoir été infectés, donc tout ça n'a pas exactement le même rythme. On a les mêmes données dans la région sud, de manière plus ou moins décalée, on a les mêmes données en France, on a les mêmes données dans les pays d'Europe, on a les mêmes données en Amérique du Nord. Donc on est sur une vague descendante. Encore une fois je ne prédis pas l'avenir, mais si les choses continuent comme ça on a l'impression, c'était l'une des possibilités, que la possibilité que ce soit une maladie saisonnière est en train de se réaliser. Il est possible que d'ici un mois, il n'y ait plus de cas du tout dans la plupart des pays tempérés.

C'est une des possibilités qui n'est pas négligeable et qui va amener à une vraie réflexion, une réflexion de fond qui suscite des débats d'une violence que je n'ai jamais soupçonnée, ici et dans le monde. Cette violence montre que l'arrivée d'une maladie nouvelle aiguë est quelque chose à quoi l'ensemble des pays riches ne sont pas prêts. C'est-à-dire que, quand on voit une maladie comme celle-là, le temps qu'il faut pour traiter ça est très court. Si on commence à faire des études qui se terminent quand il n'y a plus de maladie, on ne peut pas lutter contre la maladie du tout. La question, c'est : est-ce qu'on doit traiter cette maladie ou est-ce qu'on doit faire des essais cliniques ? Nous on a fait le choix de traiter la maladie, on a eu des réactions d'une violence inouïe. On n'avait pas le choix si on voulait traiter cette maladie : il fallait prendre ce qui était disponible, ce qui était logique. Des médicaments qui marchent contre le virus, qui sont les plus utilisés du monde, les moins dangereux du monde. Ça a levé des grandes folies, jusqu'à trouver que le médicament le plus prescrit dans l'histoire de l'humanité est un médicament dangereux. On se demande d'où ça sort. L'étude qui a été faite sur un million de personnes qui prennent ça pour une polyarthrite rhumatoïde montre qu'il n'y a pas d'inconvénients, sauf après deux ou trois ans où les gens peuvent commencer à avoir des problèmes oculaires. Pendant dix jours, c'est inimaginable ! L'azithromycine c'est le traitement le plus utilisé au monde dans les infections respiratoires. Prendre deux médicaments aussi simples que ça pour traiter quelque chose qui est une pneumonie, ça tombe sous le sens, sauf si on ne veut pas les traiter en attendant d'avoir des essais pour voir si on peut avoir des molécules.

C'est très intéressant parce que la molécule, la première qui a été utilisée dans les essais, ne servait à rien du tout, c'est une des branches de l'essai qui a été fait en Europe. Quant à l'autre, le remdesivir, elle n'est pas manufacturée et est très toxique. Donc de toute manière elle n'aura pas sa place dans une maladie comme ça, dans 90 % des cas qui sont des pneumopathies habituelles. Donc on finit par se demander si ce n'est pas un médicament virtuel, comme le restaurant à Londres qui n'existait pas, pour lequel des farceurs ont commencé à cliquer cliquer cliquer sur Tripadvisor, et au bout de six mois c'était le restaurant numéro 1 de Londres. Ça veut dire qu'on peut faire croire à toute la population londonienne que le meilleur restaurant est un restaurant qui n'existe pas. Il faut faire attention à l'information, à son traitement. Je ne crois pas que pour le remdesivir on ait affaire à des farceurs, je pense qu'il y a des milliards qui se sont échangés autour de l'action de Gilead, le laboratoire qui fournit ce médicament. Au fur et à mesure des informations selon lesquelles ça allait marcher ou non il y avait des hauts et des bas qui portaient sur des milliards, pour un médicament dont la chance qu'on l'utilise dans une maladie de cette nature-là est extrêmement faible. D'autant que la partie dangereuse de la maladie est une partie qui n'est plus virologique mais immunologique, une réponse de l'hôte qui est trop violente. Il y a une vraie question, mais cette cinétique, si elle se confirme, montrera s'il fallait commencer à traiter comme une pneumonie avec les médicaments dont on sait qu'ils sont sûrs et qu'ils marchent au laboratoire, ou s'il fallait décider qu'on ne traitait pas en attendant des résultats d'essais qui arriveront après la bataille. C'est une vraie question, et d'ailleurs il y a beaucoup moins de critiques sur l'essai qui a été publié sur le remdesivir qui est à simple branche, comparé à rien du tout et qui est publié dans le *New England Journal of Medicine* pour dire que ça marche alors qu'on rapporte 60 % d'effets secondaires avec un médicament très mal toléré.

Et ce n'est pas seulement en France : tous les pays riches, développés, ont eu des succès beaucoup moins importants que les pays pauvres, qui eux, assez raisonnablement, ont choisi de traiter ça avec des médicaments banals qui ne coûtaient rien, et qui ont eu des mortalités beaucoup plus faibles. Dans les 15 pays avec la plus forte mortalité, on ne trouve que des pays riches. Il y a une déconnexion entre la richesse et la capacité à répondre à des situations de cet ordre. Moi j'ai été capable d'y répondre parce que je suis en partie africain, j'ai une partie de mes origines qui me laisse penser qu'on doit traiter les maladies infectieuses.

— *Au vu de la connaissance scientifique, comprend-on quelque chose à la saisonnalité dont vous avez parlé ?*

Non. Il n'y a pas d'explication simple sur la saisonnalité. Beaucoup de maladies sont saisonnières, parmi les maladies infectieuses mais pas seulement. C'est vrai aussi pour les maladies cardiovasculaires, il y a une association entre les infarctus du myocarde et la grippe, par exemple. Il y a des maladies bactériennes sur lesquelles on a publié avec des collègues qu'une cause d'infections très sévères, les *Klebsiella*, était plus présente à l'automne. On ne sait pas pourquoi, c'est une constatation. Les infections virales respiratoires, dans les pays tempérés, sont plus fréquentes pendant la saison froide et s'arrêtent en général au printemps. C'est le cas de la plupart des maladies virales respiratoires. Ce n'est pas non plus une énorme surprise, on est sur le même cycle, ce qui ne veut pas dire qu'on puisse le comprendre.

Les gens raisonnent simplement parce que l'ignorance amène à raisonner simplement. Certains disent que c'est la chaleur, mais pas du tout parce que dans la zone intertropicale il y a beaucoup plus de grippes alors qu'il fait très chaud. Il y en a toute l'année, et un peu plus pendant la saison froide. On ne sait pas vraiment, mais on sait que c'est lié à la saison, puisque quand on importe des infections respiratoires pendant l'été, par exemple on suit les pèlerins de La Mecque qui reviennent à Marseille, ils peuvent revenir avec des virus respiratoires pendant l'été mais il n'y aura pas de cas secondaires. Parce qu'il n'y a pas de transmissibilité. Donc ce n'est pas la faute du virus, le virus peut venir, mais il n'est pas transmissible. Il est transmissible du fait des saisons. Il y a peut-être les UV qui jouent un rôle, peut-être d'autres phénomènes. Ce n'est pas toujours vrai parce qu'il y a eu au moins deux épidémies de grippe qui se sont développées l'été et qui se sont calmées l'hiver. C'est incompréhensible et ça nécessitera l'analyse de beaucoup plus de données. On ne peut pas corréler ça juste à la température, à l'humidité ou au soleil. Ce n'est pas si simple. C'est un phénomène composé.

— Pendant longtemps, le véhicule de l'information scientifique a été la publication scientifique. Est-ce que vous analysez des différences ou des changements de paradigme quant à la manière dont l'information scientifique est diffusée au sein de la communauté scientifique ?

Oui. Nous on l'a vu, pas seulement au niveau de la connaissance scientifique, au niveau du droit de parole. Jusqu'à présent les médias étaient concentrés, moi j'ai vécu une époque où il n'existait qu'une télévision d'État, et en 1981 Mitterrand a permis l'existence des radios libres, et ensuite de télévisions commerciales, ce qui n'était pas le cas avant, il n'y avait pas de radios libres jusqu'en 1981. Le droit à la parole était extrêmement limité. Il est très contrôlé encore, vous avez le droit d'accéder à l'antenne ou non. Aujourd'hui explose le droit à la parole de tous, par les réseaux sociaux. Cela crée un conflit financier et du droit à la parole avec les autres médias traditionnels. C'est pour ça que ces derniers peuvent éventuellement qualifier de « fake news » les informations que les autres propagent. Il y a donc un vrai changement social.

C'est vrai aussi au niveau de la production scientifique, parce qu'il y a des blogs scientifiques qui ont une valeur considérable. De plus en plus on met nos publications en preprint avant publication, dans les situations de crise en particulier, pour pouvoir partager les données qui vont être analysées. On ne peut pas perdre trois mois dans une situation dans laquelle une épidémie va durer trois mois. Vous ne pouvez pas attendre trois mois avant que vos résultats soient publiés, ce n'est pas raisonnable. Il y a beaucoup de reproches qui sont faits par des gens conservateurs sur les mécanismes de diffusion de l'information, de diffusion de la connaissance, qui ne sont plus en adéquation avec les moyens actuels. Ça c'est un immense changement qui explique beaucoup d'irritation. Nous, le premier papier que l'on a mis sur hydroxychloroquine et azithromycine, en preprint, il a été vu plus de 600 000 fois. Moi je peux vous dire que ça correspond globalement au nombre de vues et de téléchargements d'un journal habituel sur un an. Cela veut dire qu'on est en train de bouleverser complètement les pratiques. Il y avait déjà l'accès open à tout le monde des publications scientifiques, mais là ces preprints sont utilisés par les plus grands journaux du monde, comme *Science* ou *Nature*, ils les lisent pour pouvoir rapporter aussi vite que possible les nouvelles découvertes et les nouvelles avancées. Il y a là aussi un changement radical. Il est possible qu'après-demain, les blogs ou les preprints aient une signification comparable à celle des publications dans l'édition scientifique. C'est aussi un combat considérable, un changement de modèle absolument considérable, qui donnera accès à tous. Je reçois actuellement beaucoup de gens qui analysent les données disponibles, parfois d'une manière beaucoup plus profonde et beaucoup plus professionnelle que ce que je lis dans des journaux scientifiques. Cela s'explique notamment parce que parmi les gens confinés, il y a de très bons mathématiciens, de très bons statisticiens, qui font des analyses extrêmement pertinentes et extrêmement intéressantes.

On voit qu'à l'occasion du confinement, il y a un changement de modèle. Les gens ont le temps de lire, de fouiller, d'aller trouver des données, et des changements de techniques permettent un accès extrêmement différent. Ici en France je suis l'image de ce changement, mais il y a le même déchaînement aux États-Unis, au Brésil, entre des manières de voir qui sont des manières de voir de pays très riches, qui n'ont pas l'habitude d'être confrontés à des nouvelles maladies pour lesquelles il y a des décisions rapides à prendre. Quand on est très riche et qu'on n'a pas grand-chose à espérer de nouvelles médecines, on n'est pas pressé et on a le temps. On a une aversion pour le risque, un principe de précaution. Toutes nos infrastructures décisionnelles sont basées là-dessus. On vit très vieux, on ne va pas avoir de médicaments qui vont nous faire gagner dix ans d'espérance de vie, ce n'est pas vrai. Cette structure et cette manière de penser ne sont pas du tout en adéquation avec une situation de crise, dans laquelle les conseillers ne doivent pas être les mêmes, les gens qui décident ne doivent pas être les mêmes parce que la question est d'une autre nature : on doit réagir vite en prenant des décisions rapides, ça n'est pas le temps habituel auquel nous sommes accoutumés, c'est un temps de crise. C'est comme la guerre et la paix, ce sont deux choses différentes, vous ne pouvez pas avoir les mêmes personnes qui dirigent les choses et qui prennent les décisions dans les deux situations. C'est la leçon que nous devons prendre ici, sinon vous risquez d'arriver après la bataille. Dire : quand la guerre sera finie vous commencerez à prendre des décisions thérapeutiques, ce n'est pas tenable.

– Êtes vous affecté par les différentes attaques dont vous faites l'objet ?

Les choses vont dans les deux sens. Beaucoup de gens sont extrêmement gentils et me disent des choses extrêmement gentilles. Les gens qui travaillent ici sont couverts de petits cadeaux, de repas, de bouteilles de vin, moi on m'envoie des dessins, des tableaux. Je ne sais pas comment les gens savent que j'aime la peinture mais on m'a offert des peintures absolument merveilleuses. Des gens pour qui j'ai un immense respect intellectuel – pour eux ou pour leur profession – m'ont contacté, avec qui j'ai eu l'occasion de parler alors que je ne l'aurais pas eue sinon. Donc il y a des côtés extrêmement positifs dans cette situation. Et puis, vous savez, les autres je m'en fiche un peu. Mon destin ne dépend pas de ce qu'on pense de moi, ça m'est égal. Je vois le bon côté des choses, je découvre des choses que je ne savais pas, plutôt sur le bon versant. Je suis assez optimiste. J'ai découvert que les gens avaient un optimisme et un dynamisme tout à fait extraordinaire, c'est rassurant. Voir une population vieillissante, qui a peur du risque, se réveiller dans une situation comme celle-là, être pleine de vitalité, c'est très rassurant.

28 avril 2020. Point sur l'épidémie : risque-t-on vraiment une deuxième vague ?

— *Professeur Didier Raoult, au vu des dernières données, où pensez-vous que nous en sommes sur le plan de l'épidémie, que pensez-vous du déconfinement qui se rapproche ?*

Nous, on suit avec énormément de tests l'épidémie. On a eu un pic début avril, et depuis on a une décroissance continue. Cette courbe est une courbe en cloche : ça monte, il y a un pic, ça redescend. C'est la courbe typique des épidémies, la plupart du temps ça se passe comme ça. L'histoire de rebond est une fantaisie inventée à partir de la grippe espagnole qui a commencé l'été donc qui n'a rien à voir. Généralement ça se passe en une seule courbe, qui est une courbe en cloche de cette nature-là. Tout le monde sait que j'ai horreur de prédire, en particulier des modèles, mais cette manière de construire est une chose qui est assez usuelle pour les épidémies. Elles ont disparu dans le temps bien avant qu'on ait les moyens de les contenir, elles disparaissaient quand même. L'humanité n'est morte d'aucune épidémie, c'est comme ça. Les épidémies commencent, s'accélèrent, elles culminent, c'est le moment maximal de transmissibilité, et elles diminuent et elles disparaissent, on ne sait pas pourquoi. Nous suivons depuis très longtemps les gens qui font un pèlerinage à La Mecque et qui reviennent à Marseille. Certains sont revenus avec le virus de la grippe parce qu'ils ont rencontré des gens pendant la période où c'était épidémique, et comme c'était en été il n'y a pas eu de cas secondaire, parce que la grippe n'est pas transmissible ici en été, je ne sais pas pourquoi, personne ne le sait. Ce n'est pas la chaleur parce qu'il y en a en Afrique, pas l'humidité parce qu'il y en a en Afrique, donc ce sont des phénomènes d'écosystème. Dans notre écosystème de pays tempérés, il n'y a pas de grippe ordinaire pendant l'été. En revanche il y a eu la grippe espagnole, il y a eu H1N1, il y a eu la grippe de Hong Kong. Donc c'est un cycle général, habituel, que l'on voit, et qui se reproduit assez souvent. Ça ne veut pas dire que chaque fois il va se reproduire, mais pour cette maladie du COVID dont on ne savait pas du tout comment elle se comporterait, on voit qu'elle se comporte comme ça.

Une très bonne équipe de mathématiciens de Singapour a fait une projection en disant : « Si cette courbe se produit comme ça, essayons de voir ce qu'on retrouve. » À Singapour, ils prévoient quand ça va s'arrêter, tout comme dans le monde, tout comme aux États-Unis. Ça marche très bien pour l'Italie, l'Inde a commencé un peu en retard et la Turquie a une courbe tout à fait comme ça. L'Angleterre aussi, l'Allemagne aussi, qui a l'air d'approcher de la fin, la France aussi a le même type de courbe avec des pics qui ont davantage l'air d'être des artefacts sur le nombre de cas. Ça ressemble à notre courbe à nous. Les prévisions sont à prendre avec précaution, mais les dates qui ont été fournies par le Président pour le déconfinement ne sont pas extravagantes dans le sens où cette étude prédit que 97 % du total des cas auront eu lieu autour du 7 mai, et 99 % aux alentours du 19 mai. Donc on est dans la marge du moment où on devrait pouvoir faire du déconfinement et organiser l'isolement des seuls gens positifs, sachant qu'il est vraisemblable qu'à ce moment-là la transmissibilité du virus sera devenue beaucoup plus faible. Ça, c'est des données réelles, pas des fantasmes sur la maladie. Le rebond, je ne sais pas d'où ça sort, le fait qu'il faut 70 % d'une population immunisée non plus, ce sont des chiffres entièrement virtuels, ce n'est pas comme ça que ça se passe. En revanche, ce que je vous donne là, ce sont juste des données d'observation que vous pouvez avoir sur tous les épisodes épidémiques, c'est comme ça. Ça existait du temps de la variole, du temps de la rougeole, il y avait des épidémies puis ça s'arrêtait. C'est comme ça, pour des raisons qu'on connaît très mal, peut-être que l'avenir permettra de mieux comprendre la relation entre l'écosystème et la transmissibilité des maladies infectieuses.

— *Pouvez-vous nous faire le point quant aux traitements proposés pour guérir les patients atteints par le coronavirus ?*

Ce qui est très important dans le traitement, et qu'on commence à comprendre, c'est pourquoi il y a eu des embranchements qui ont été choisis et qui n'étaient pas raisonnables. Il y a plusieurs phases de la maladie, qu'on connaît bien maintenant, surtout ici où on a testé 25 000 personnes, dont 16 000 symptomatiques, et 1 000 personnels hospitaliers. Les taux de positivité ont culminé jusqu'à 22 %, actuellement on voit bien que ça diminue parce qu'il n'y plus que 5 ou 6 % de positifs. On a fait plus de 6 000 sérologies, je vais vous en donner les résultats qui expliqueront ce qu'on pense pour les patients. On a testé les personnels exposés, on n'a que 3 % des personnes qui étaient exposées ici à l'IHU qui ont des anticorps, donc la protection et les mesures qui ont été prises ici sont très bonnes, car c'est ce qu'on trouve dans la population générale. Les gens qui ont travaillé ici avec nous n'ont pas été plus exposés. On a suivi à peu près 4 000 patients infectés, ce qui en fait une des plus grosses séries mondiales, ou peut-être la plus grosse. 3 300 ont été suivis en hôpital de jour et 630 ont été hospitalisés. Avec ça, Bernard La Scola a fait un travail exceptionnel pour isoler un maximum de virus, il a ensemencé 4 000 prélèvements pour isoler les virus, déjà 1 500 souches ont été établies, 1 300 en cours de culture. Nos amis radiologues, grâce au professeur Jacquier qui s'est lancé de manière très rapide dans la pratique des scanners à basse dose qui sont meilleurs que les radios du thorax et qui n'ont pas l'irradiation des scanners traditionnels. Près de 2 000 ont été réalisés. On trouve des lésions pulmonaires chez des gens qui apparemment ne sont pas symptomatiques. Dans cette période où on a le virus et on vous dit que vous n'êtes pas symptomatique, si on fait des scans low-dose on trouve dans plus de la moitié des cas qu'il y a des lésions pulmonaires. Les Chinois avaient trouvé ça, on l'a confirmé. Et bien sûr, sur le plan des électrocardiogrammes, je vous parlerai du risque de l'hydroxychloroquine, mais on a fait 7 500 ECG ici qui ont tous été regardés et validés par nos amis du service du professeur Deharo qui est un professeur de cardiologie spécialiste du rythme cardiaque. On a séquencé 434 génomes, ce qui est le double de ce qui a été réalisé en France par ailleurs. 309 sont analysés, pour montrer ce qu'il existe de spécifique. Pour les médicaments on a fait 1 400 dosages d'hydroxychloroquine et 500 d'azithromycine, pour évaluer la concentration des médicaments, comprendre pourquoi de temps en temps il y avait des échecs, et surtout éviter des problèmes de surdosage parce qu'il faut être attentif.

Ça nous amène à réfléchir sur le traitement, maintenant qu'on sait cela, avec l'expérience considérable que nous avons. Il y a une base de données de 3 500 personnes. Il y a plusieurs stades de la maladie, avec une première période que l'on a l'habitude d'appeler « incubation », entre le moment où le patient a un contact, attrape le virus, et le moment où il est symptomatique. Dans cette période-là, la seule chose qu'il y ait c'est le virus. On l'a vu, les gens ne se rendent parfois même pas compte qu'ils ont le virus. Quand on les réinterroge, en particulier les jeunes si on leur pose la question, ils peuvent dire : « Il y a eu un moment où je ne sentais plus les odeurs. » Ça c'est un très bon signe, parce que c'est parfois le seul signe chez les jeunes. Mais si on fait des scanners, on risque de trouver des lésions. Ça c'est la première période. Ensuite il y a la période clinique, pendant laquelle les gens sont malades. Ils ont de la fièvre, c'est la réaction la plus habituelle. Là encore, c'est le virus qui est la cible, à ce stade-là, mais il faut les traiter relativement tôt. On savait ça pour la grippe, on sait que le Tamiflu ça marche les premier et deuxième jours de grippe, puis ça ne marche plus. On sait ça. On sait que pour les infections virales c'est au début qu'il faut traiter, parce que, ensuite, la réponse que nous avons contre les virus peut être tellement forte que la question n'est plus le virus mais la réponse. Et, au fur et à mesure que les choses se dégradent, il n'y a plus de corrélation entre le nombre de virus, ce que nous on appelle la charge virale, et la sévérité. Et au contraire, à la fin, il n'y a plus de virus.

Chez les gens qui sont près de mourir ou qui sont en réanimation, il y a très peu ou plus de virus. Il y a une vraie évolution de la maladie, qui est d'abord une maladie virale, ensuite qui devient une maladie où il y a à la fois les virus et la réponse immunitaire, et enfin il n'y plus que la réponse immunitaire. Et puis, ultérieurement, quand les patients sont guéris ou qu'on a l'impression qu'ils sont guéris, là il y a un autre risque qui est celui de fibrose pulmonaire plus tardive, qui fait que les poumons ne marchent plus du tout alors qu'on pensait les patients guéris.

À chaque phase correspond une phase thérapeutique. Pour pouvoir traiter les gens au début – j'ai toujours dit qu'il fallait traiter les gens au début –, les détecter et les traiter, il faut leur donner des médicaments qui ont une efficacité antivirale et qui ne soient pas toxiques, parce que beaucoup de gens sont infectés et la proportion de ceux qui meurent est très faible. Il y aura, à la fin, une mortalité de 1 ou 2 % sur le nombre de gens qui seront malades. Donc on ne peut pas donner des médicaments toxiques dans une population qui a un risque faible, le risque serait trop important par rapport au bénéfice attendu. C'est une des raisons pour lesquelles les médicaments comme le remdesivir ne peuvent pas être prescrits pour ça, leur toxicité est trop grande. On voit l'étude (qui a très vite disparu) du site de l'OMS, et une autre publiée dans le *New England*, on voit que la toxicité est celle qu'on connaissait, puisqu'il y a quand même eu des essais pour Ebola avec le remdesivir, qui ne marchait pas mais qui montrait bien sa toxicité. Sa toxicité fait qu'on ne peut pas donner ça dans une maladie qui au début est bénigne. Donc il n'y avait pas de place pour ça. On peut par contre donner des médicaments anodins par ailleurs, c'est la raison pour laquelle les Chinois, quand ils ont commencé, ont constaté qu'il y avait dans la toute première étude sur la sensibilité du virus deux molécules qui marchaient : la chloroquine et le remdesivir. Les Chinois ont pris la chloroquine, parce que c'est pas toxique, c'est pas cher, et c'est disponible. C'est un choix qui était raisonnable si l'on estimait qu'il fallait traiter les gens au début.

Ensuite, les choses s'aggravent, et quand elles s'aggravent c'est la réponse immunitaire qui est importante et il n'y a plus de virus. Là non plus il n'y pas besoin de remdesivir, il n'y a pas besoin d'antiviraux à ce stade-là. Les antiviraux ne marchent plus, il n'y a plus de virus ! Le problème c'est la réponse immunitaire. Il reste une place probablement pour l'hydroxychloroquine qui est un modulateur de l'immunité, c'est comme ça qu'il a été utilisé.

Pour revenir sur l'utilisation de l'hydroxychloroquine, c'est un médicament extraordinairement utilisé. Je ne sais même pas comment les médias ont pu devenir fous autour de cette histoire, c'est une vraie folie déconnectée de la réalité, ce sont des malades. Il suffisait de s'adresser à n'importe quel médecin pour savoir que le Plaquenil est anodin et qu'on donne ça aux gens. Il s'est vendu, en 2019, avant la crise, 1 200 000 boîtes de Plaquenil, ce qui veut dire 36 millions de comprimés de Plaquenil. Personne ne parlait d'accidents cardiaques. D'un coup, les gens découvrent que ce serait un produit toxique épouvantable. C'est complètement délirant. La bible de médecine, pour les gens modernes, c'est sur internet et c'est UpToDate, pour lequel on a un abonnement, et si vous regardez, la torsade de pointes n'est même pas mentionnée pour les antimalariques. C'est bien possible qu'il y en ait eu quelques-unes, cela étant c'est d'une importance médicale telle que c'était même pas dans les livres, et d'un coup ça devient un truc qui arrive tous les jours. Les gens sont devenus fous. Une étude vient de comparer 900 000 personnes traitées par Plaquenil pour polyarthrite rhumatoïde à un groupe témoin de 350 000 personnes, il n'y a aucun accident cardiaque connu. Tout ça c'est disponible pour les gens qui regardent les données, la littérature, les encyclopédies. Comment cette folie-là a pris le monde, c'est quelque chose qui est mystérieux, très étonnant. Toujours est-il que la chloroquine ou l'hydroxychloroquine, il faut faire attention, si on en prend à des doses extravagantes, on peut se suicider. Mais ce n'est pas parce qu'il y a des gens qui prennent des doses aberrantes de ce médicament que le médicament qui a été prescrit depuis des années à des gens qui avaient des polyarthrites rhumatoïdes ou un lupus est devenu un médicament toxique. Tout ça n'est pas sérieux, ça n'est pas raisonnable.

Il faut revenir à la raison, l'hydroxychloroquine est un médicament qu'on peut utiliser à condition d'en respecter les doses. Quant à l'azithromycine, c'est le médicament qui a été le plus prescrit dans toutes les infections respiratoires, y compris celles qui sont virales car il y a souvent des surinfections bactériennes, et il se trouve que par chance, ce médicament est particulièrement efficace en association avec l'hydroxychloroquine. Nous on a traité plus de

3 000 personnes avec ça, les choses se passent très bien, on n'a pas eu d'accident médicamenteux. Donc cette folie sur l'hydroxychloroquine résulte probablement du fait qu'il y avait un aiguillage au départ entre chloroquine et remdesivir, qui étaient les deux choses proposées par les Chinois, et puis ensuite les Chinois ont fait une communication préliminaire en disant qu'ils avaient traité une centaine de personnes avec la chloroquine et que ça avait un effet positif, et pour moi toutes ces choses étaient assez simples. On a des gens malades, il faut les détecter avec une PCR et leur donner le médicament qui semble marcher chez les gens qui sont les seuls au monde à avoir une expérience. Nous on a rajouté l'azithromycine parce que l'azithromycine marchait sur d'autres virus ARN et qu'elle est le traitement recommandé dans les pneumopathies. Ça a eu un effet tout à fait remarquable donc on continue comme beaucoup de gens, et beaucoup de médecins dans le monde qui ont été confrontés à ce problème ont utilisé ça. Au bout d'un moment il faut revenir à la raison, et qu'on arrête de considérer qu'un médicament découvert il y a 80 ans et qu'on a utilisé depuis est devenu toxique en 2020 à de telles doses. Je ne peux pas imaginer qu'un truc dont 36 millions de comprimés ont été mangés, rien qu'en ville, je ne parle pas de l'hôpital, est devenu brutalement un truc mortel. On ne sait pas comment c'est possible qu'une idée comme ça se répande. Il suffit de demander à votre médecin généraliste : « Avez-vous déjà prescrit du Plaquenil ? », tout le monde en a déjà prescrit. Ceux qui disent le contraire sont des gens qui n'ont pas pratiqué, ou qui n'ont plus fait de médecine depuis trente ans. Ils ont oublié ce que c'était, ce n'est pas possible, c'est juste invraisemblable. Je ne sais pas

comment on arrive à écrire des choses aussi spectaculaires, c'est incroyable. Après les gens oublient une chose, en particulier que certaines maladies donnent des atteintes du cœur que l'on appelle des myocardites. Il y a des myocardites qui sont mortelles, que vous preniez un traitement ou pas. Il y a des gens qui ont des myocardites qu'il faut surveiller parce qu'ils risquent de faire des troubles du rythme et de mourir. D'autre part on vit dans une période dans laquelle il faut avoir un maximum de sécurité, donc il est légitime de regarder les choses qui sont associées, éventuellement, avec des torsades de pointes : le potassium bas, d'autres médicaments, la longueur du QT, tout ça c'est des choses que l'on peut faire, et si on fait ça on n'a aucun ennui. Tout ça est très simple et ne justifie pas que l'on se mette dans des états pareils.

— *Quel est le rôle des médecins, aujourd'hui, dans la crise ?*

Moi j'ai trouvé que les médecins réagissent très bien. Je pense que la plupart des médecins qui voient des malades réagissent en disant : « On a l'habitude, on leur donne de l'azithromycine, on leur donne un macrolide, puisque les pneumopathies on les traite comme ça. » L'idée qu'on peut laisser les gens sans rien leur donner jusqu'à ce qu'ils aient une insuffisance respiratoire, la médecine n'a jamais fait ça tout au long de son histoire. On soigne les gens. Au moins déjà pour pouvoir rassurer, leur dire qu'on s'occupe d'eux. Les gens sont malades, on ne peut pas leur dire qu'on les laisse dans un lit jusqu'à ce qu'ils n'arrivent plus à respirer. C'est contre toute la pratique médicale depuis Hippocrate, on ne peut pas valider ça. C'est pas possible. Et donc, les médecins, en pratique, prescrivent. Je suis très frappé de l'analyse par la CNAM de l'hydroxychloroquine et de l'azithromycine, il ne faut pas croire que c'est une histoire de bataille entre les Parisiens et les Marseillais. Ceux qui en consomment le plus, ce sont les Parisiens. Ce sont peut-être les médias parisiens qui réagissent comme ça, mais les médecins parisiens et les malades parisiens ne sont pas plus fous que les autres. S'il y a un médicament, ils veulent le médicament. C'est une histoire de médias parisiens, mais ce n'est pas du tout une histoire de Parisiens. Les Parisiens sont des gens normaux, ils veulent qu'on les traite, et les médecins sont des médecins normaux, quand ils ont des malades ils veulent les traiter. C'est des humains, c'est pas des extraterrestres les Parisiens, enfin je ne crois pas.

Et enfin il s'est passé une chose tout à fait remarquable, extraordinaire, c'est la qualité des soins en réanimation. Je ne sais pas comment c'est ailleurs, mais je sais qu'à Marseille c'est comme ça et à Paris mes amis me disent que c'est la même chose. Quand il y a ces formes de détresse respiratoire, en général la mortalité est supérieure à 20, 25 %. Dans les séries américaines, il y a des mortalités absolument considérables, de l'ordre de 25 %. Ici, les collègues avec qui on travaille disent qu'ils ont une mortalité beaucoup plus basse, 9-10 %. J'ai téléphoné à un collègue à Paris qui m'a dit qu'ils voyaient la même chose, 9-10 %. Mais c'est parce qu'ils ont un réseau de réanimateurs où ils s'échangent les informations au fur et à mesure, qui ne sont pas encore publiées, en particulier sur la coagulation. Il y a de gros troubles de la coagulation et ils ont changé leur thérapeutique, ils l'ont adaptée à cette maladie en donnant des anticoagulants le plus tôt possible pour éviter les embolies pulmonaires qui sont une cause de mort brutale. Ils ont aussi utilisé, hors protocole, des médicaments qui permettent de contrôler la réponse immunitaire. Il faut sauver les gens, cette réponse immunitaire devenue folle il faut la contrôler, il y a des médicaments pour ça. Donc pour aider au contrôle de cette folie immunitaire il faut utiliser ces médicaments, même s'il n'y a pas d'essais randomisés, parce qu'il est question de sauver la vie des gens dans une situation qu'on appelle compassionnelle. Il faut se servir de ces outils, quand on a des situations aussi graves il faut utiliser tout ce qu'on peut pour sauver les gens. Tout ça, cette approche-là, fait la qualité de la réanimation française qui a eu une réaction incroyable. Les réanimations ont été débordées, des réanimations ont été installées dans des conditions quasiment de guerre, le résultat est tout à fait exceptionnel. On aurait pu avoir 30 % de morts en plus s'il n'y avait pas eu la qualité de cette réanimation et la qualité de la prise en charge. Ça je pense que c'est très bien et que beaucoup de gens ont été sauvés parce que la qualité de la réanimation à ce stade-là a été extraordinaire, ce n'était plus un stade virologique.

Enfin, la dernière phase, après la réanimation, qu'est-ce qu'on va faire de ça ? Il y a de vraies questions à organiser et à réfléchir, comment on va détecter, ce sont nos collègues pneumologues qui vont s'occuper de ça. Comment on détecte les fibroses pulmonaires qui vont arriver, plutôt chez les gens qui ont eu cette rage incroyable dans les réanimations, peut-être chez d'autres, qu'il faudra surveiller et qui posent une vraie question à l'avenir.

5 MAI 2020. OÙ EN EST LE DÉBAT SUR L'HYDROXYCHLOROQUINE ?

— Professeur Didier Raoult, quelles sont les dernières évolutions concernant l'épidémie de coronavirus ?

Comme on avait commencé à le voir, l'épidémie prend une forme de cloche très banale dans les maladies virales. Là vous avez le nombre de cas hebdomadaires que nous voyons ici à Marseille, qui a cette forme de cloche très typique, que nous avons tous les ans avec la grippe et le VRS. On pouvait toujours imaginer que cette maladie allait se comporter différemment, mais en réalité elle se comporte comme toutes les autres. Là vous avez une projection des gens de Singapour sur l'évolution en France, qui prédit avec justesse ou non, les prédictions sont difficiles à déterminer, que dans le mois de mai ça devrait s'arrêter. C'est une courbe, on l'avait vu la dernière fois, qu'on observe aussi en Chine, en Islande où sont les gens qui ont le plus testé au monde et qui ont aussi cette cloche. L'histoire de ce rebond, je ne sais pas d'où ça vient mais ce n'est pas les maladies virales respiratoires que l'on connaît. Il n'y a pas de dos de chameau mais une cloche. C'est une forme banale. L'avenir est imprévisible mais ça ressemble à une forme banale et on voit que l'on se rapproche de la fin d'une situation, les réanimations se vident, la mortalité diminue avec un délai, mais tout ça est en train de disparaître. Personne ne sait si ça réapparaîtra l'année prochaine, s'il y aura un nouvel épisode ou pas, tout ça c'est des prédictions et je suis bien incapable de faire des prédictions de cette nature. Le seul réservoir qu'on connaisse est un réservoir animal sauvage. La chance que le virus reparte avec un réservoir d'animal sauvage est beaucoup plus faible qu'avec des animaux d'élevage comme c'est le cas pour la grippe, où on a les poules et les porcs qui s'échangent des virus et qui finissent par créer des mutants qui nous affectent.

– Quelles sont les dernières évolutions du débat scientifique concernant le médicament ?

J'ai toujours pensé que c'était juste une question de temps. Les Chinois ont beaucoup communiqué sur ce problème-là parce qu'ils étaient très en avance. Ils finissent par sortir petit à petit toutes leurs études. Elles montrent que le médicament de Gilead, sur lequel la France a beaucoup misé, le remdesivir, ne marche pas, il y a une énorme étude qui a été faite contre placebo et qui montre que ça ne marche pas. Immédiatement, celui qui est le leader de ce test aux États-Unis, Fauci, sans aucune publication a dit que ça marchait, mais ça ne permet pas de sauver des vies. Donc on sait maintenant, aussi bien sur l'étude des États-Unis que sur l'étude chinoise, que le remdesivir ne permet pas de sauver des gens. Il n'y a pas de différence sur la mortalité, ce n'est pas un médicament qui sauve les gens. C'était déjà vrai pour le lopinavir, la deuxième branche qui avait été testée ici, ça ne sauve pas les gens. Ce sont deux médicaments qui ne sauvent pas les gens. Pour les autres à base de chloroquine, pour l'instant ce que l'on voit c'est qu'il y a un gros travail qui a été fait en Chine sur plus de 500 personnes, chez les malades très affectés avec une mortalité très lourde, et que dans ces conditions la mortalité était divisée par deux. Donc ce sont les seuls à avoir des résultats significatifs sur la mortalité. Un énorme travail vient aussi d'être publié et confirme ce qui avait été dit par le professeur Zhong depuis le début, c'est que quand on donne de la chloroquine à 500 mg ou à 1 g par jour, on améliore de manière significative les signes cliniques et on fait disparaître le virus beaucoup plus rapidement que quand on ne donne pas de chloroquine. Ce sont des études énormes, basées sur beaucoup de gens, qui montrent ce qu'on avait bien compris, c'est que la chloroquine et l'hydroxychloroquine ont un effet antiviral et un effet anti-inflammatoire, qui fait que c'est probablement le seul groupe de médicaments qui peut jouer un rôle au début de la maladie et à la fin de la maladie, quand il y a des virus et quand il n'y en a plus avec une réaction inflammatoire. Un travail a été fait, je ne sais pas s'il est déjà publié, qui montre que les pays qui ont utilisé la chloroquine ou l'hydroxychloroquine comme traitement ont eu une évolution de la dynamique des morts plus lente que les pays qui n'ont pas voulu les utiliser, ce qui explique peut-être pourquoi les pays d'Extrême-Orient et les pays du Sud ont eu moins de morts que l'Europe et les États-Unis qui ont un nombre de morts extrêmement plus important que les autres pays. C'est le point sur les traitements, tout ça se mettra en place petit à petit, et on verra bien une fois qu'on aura la synthèse de tout ça, mais je n'ai pas plus de doutes sur le résultat que je n'en avais dès le début.

— *Quelles leçons pouvez-vous tirer, avec vos données, concernant la mortalité et sa spécificité ?*

La mortalité, en fonction de la prise en charge et du nombre de patients que l'on teste, varie. Chez nous, chez les gens traités par hydroxychloroquine et azithromycine, on a une mortalité très basse, de l'ordre de 0,5 %. Il y a l'équivalent en Islande, où il y a eu une prise en charge très tôt et une mortalité de cet ordre-là. Si on regarde parmi tous les patients qui ont été hospitalisés, qu'ils soient traités par hydroxychloroquine et azithromycine ou non, il y a eu un seul mort de plus de 65 ans. On voit que le risque dans la population qui n'a pas de facteur de risque (âge, hypertension, cancer), le risque de mourir est extrêmement faible. Donc ce n'est pas une maladie très grave, à part chez les gens qui étaient déjà touchés par les autres infections virales respiratoires. Tout ce bruit autour de la gravité monstrueuse de cette maladie est aussi une autre forme de délire déraisonnable. Ce n'est pas vrai. Les gens les plus touchés étaient des gens déjà âgés, qui avaient d'autres pathologies comme l'hypertension, le diabète, mais globalement ça ne présente pas à la fin une surmortalité particulièrement exceptionnelle. C'est grave chez les sujets déjà à risque, qu'il fallait essayer de détecter le plus tôt possible et traiter le plus tôt possible, avant qu'ils n'aient des insuffisances respiratoires très importantes. Chez les enfants, il y a eu ici 150 enfants qui ont été hospitalisés, un travail vient d'être soumis, aucun n'a présenté de grande difficulté. S'il existe des formes exceptionnelles chez l'enfant, c'est bien possible, mais on ne les a pas vues ici donc ce n'est probablement pas très commun. La contagiosité de cette maladie ne paraît pas non plus aussi extraordinaire que ce qu'on annonçait, on peut estimer sur les données préliminaires que nous avons, les données préliminaires des pays dans lesquels on a réalisé beaucoup d'évaluations, que peut-être 3 % de la population a été touchée. C'est beaucoup moins qu'une grippe, par exemple. La contagiosité n'a probablement pas été extrême. Elle est probablement de plus en plus basse, puisque là on est en fin d'épidémie. La mortalité a été relativement modérée, on fera le point quand tout sera disponible. Bien entendu on peut faire tomber la mortalité davantage si on détecte les gens et qu'on les soigne que si on les laisse mourir sans les traiter.

Je vous rassure, on n'a eu aucune toxicité avec l'hydroxychloroquine, mais là non plus on ne s'attendait pas à une toxicité, c'est un fantasme. Je ne sais pas d'où il est parti, est-ce que c'était un fantasme pour promouvoir le remdesivir ou pour ne pas vouloir reconnaître que l'on n'avait pas pris cette option ? Je n'en sais rien. Mais ce n'est pas raisonnable.

Ce qu'on a redécouvert à cette occasion, c'est aussi l'importance des scanners low-dose pour ne pas irradier trop les gens, il y aura une réflexion du pays à avoir pour avoir un équipement en scanners de ce type suffisant. On est un des pays qui ont le plus bas niveau d'équipement en scanners, il faudra bien rattraper ce bas niveau d'équipement si on veut passer à une approche moderne, qui est de remplacer la radio du thorax par des scans low-dose qui permettent de voir les choses. La phase dans laquelle nous on est rentrés, au-delà de l'analyse et de la publication de toutes les données, c'est qu'on a la plus grosse série mondiale de patients traités avec le coronavirus, on va sortir ça. Notre série, qui est déjà la plus grande sur 1 000 patients, vient d'être acceptée. Nous ce qui nous intéresse maintenant ce sont les séquelles, on sait que dans le SARS il y avait jusqu'à 20 % de gens qui avaient des insuffisances respiratoires après avoir fait une pneumopathie, nous on a trouvé avec le scanner que 65 % des gens qu'on disait asymptomatiques avaient des lésions au scanner, qui n'avaient pas été diagnostiquées. Et donc, chez nous, les gens qui ont été diagnostiqués avec un COVID et qui avaient déjà des images au scanner, on veut les revoir pour voir s'il y a eu une évolution vers une insuffisance respiratoire, vers des images spécifiques qui ont été vues chez des gens qui ont été en réanimation mais qui sont plausibles aussi chez des gens qui avaient des formes qui cliniquement n'étaient pas très parlantes mais qui avaient des lésions qui étaient visibles sur le plan du scanner. Ça, c'est notre prochaine étape, essayer de faire le point sur les séquelles de la maladie, les détecter, voir s'il y a des traitements à leur donner, parce que c'est ça la suite de l'histoire, ce n'est plus l'épidémie d'infections aiguës, ce sont les séquelles des gens qui ont été infectés.

8 MAI 2020

Réponses au questionnaire de la Commission des Affaires sociales du Sénat
Rapport

suivi de la mise en œuvre de la stratégie de lutte contre l'épidémie de COVID-19

Le conseil scientifique

Je ne suis pas en accord avec le fonctionnement du conseil scientifique car je pense que les décisions n'étaient pas prises sur des données objectives, sur un suivi très régulier de la bibliographie, que la proportion de gens qui n'étaient pas des scientifiques de bon niveau était trop importante, et que les personnes en capacité de répondre aux questions pratiques, telles que la gestion des tests, ne faisaient pas partie du conseil et ne connaissaient pas les moyens du terrain. Je vous joins une évaluation chiffrée de ma production scientifique comparée à celle de la totalité des membres du conseil afin d'illustrer ce propos (source Clarivates Analytics).

Ce conseil scientifique est un dérivé du conseil REACTing de l'INSERM, avec quelques représentants de l'Institut Pasteur qui ne représentent pas réellement les experts les plus performants dans le domaine des maladies transmissibles, dont le listing est facile à identifier sur le site ExpertScape Communicable Disease que je vous joins, ni dans le domaine des coronavirus que je vous joins également.

Par ailleurs, il s'agit plus de gens ayant en commun l'habitude de travailler sur le thérapeutique d'infections chroniques, comme le sida et les hépatites, pour lesquelles les méthodologies et les stratégies ne sont pas les mêmes. Ce groupe évolue dans un écosystème commun avec les directions locales de l'industrie pharmaceutique. D'ailleurs, je pensais que la longue habitude de beaucoup de ces experts de travailler avec les industriels proposant eux-mêmes des solutions thérapeutiques posait un problème de fond. Ils étaient formés à une autre guerre d'un autre temps. Dans ces conditions, j'ai préféré adresser mes remarques et mes observations directement aux instances en charge. En outre, ce conseil scientifique ne jouait pas un véritable rôle de conseil scientifique dans le sens où il n'orientait pas et ne débattait pas des appels d'offres scientifiques, ce qui ne commandait pas d'action scientifique permettant d'éclairer la décision, telles que les études systématiques, l'évaluation de l'incidence chez les enfants, l'évaluation des méthodes radiologiques telles que le scanner low-dose des poumons contre le téléthorax, le test systématique dans plusieurs endroits pour avoir une idée de l'évolution de la courbe des prélèvements positifs et des pourcentages de positifs qui sont des éléments essentiels et basiques de la surveillance des données épidémiques. En pratique, le conseil scientifique a donné des conseils virtuels mais pas mis en œuvre de stratégie scientifique, technique, pragmatique ou épidémiologique, sur le diagnostic, le traitement, le pronostic ou le suivi.

Par ailleurs, le biais initial pris de ne tester que le remdesivir et le lopinavir, et pas la chloroquine et l'hydroxychloroquine, dans l'essai Discovery, n'était déjà pas licite au moment de cette décision qui n'a pas été discutée au conseil scientifique. Les seuls médicaments pour lesquels la Chine avait communiqué, pour lesquels il y avait des données in vitro (au laboratoire) étaient la chloroquine et le remdesivir[13,14] rapportant une efficacité clinique de la seule chloroquine publiée depuis.

Recommandations des autorités sanitaires

Concernant les recommandations adressées aux professionnels de santé, elles ne me paraissaient pas adaptées à la situation, de même que la gestion des cas au départ, la tentative de spécifiquement trier les patients, sur le plan clinique et épidémiologique, avant de les tester ne correspond pas à une réalité médicale mais virtuelle. À Paris, le fait est qu'un patient chinois de 80 ans, fébrile, n'a pas été testé, qu'il est revenu quelques jours plus tard à la Pitié, juste avant de mourir du COVID-19, parce qu'il ne toussait pas

---

13. Wang M, Cao R, Zhang L, Yang X, Liu J, Xu M, et al., Remdesivir and chloroquine effectively inhibit the recently emerged novel coronavirus (2019-nCoV) in vitro. Cell Res 2020;(30):269-71, les données préliminaires communiquées par le gouvernement chinois.
14. Zhonghua Jie He He Hu Xi Za Zhi. [Expert consensus on chloroquine phosphate for the treatment of novel coronavirus pneumonia]. 2020 Mar 12;43(3):185-8.
Abstract : "At the end of December 2019, a novel coronavirus (COVID-19) caused an outbreak in Wuhan, and has quickly spread to all provinces in China and 26 other countries around the world, leading to a serious situation for epidemic prevention. So far, there is still no specific medicine. Previous studies have shown that chloroquine phosphate (chloroquine) had a wide range of antiviral effects, including anti-coronavirus. Here we found that treating the patients diagnosed as novel coronavirus pneumonia with chloroquine might improve the success rate of treatment, shorten hospital stay and improve patient outcome. In order to guide and regulate the use of chloroquine in patients with novel coronavirus pneumonia, the multicenter collaboration group of Department of Science and Technology of Guangdong Province and Health Commission of Guangdong Province for chloroquine in the treatment of novel coronavirus pneumonia developed this expert consensus after extensive discussion. It recommended chloroquine phosphate tablet, 500mg twice per day for 10 days for patients diagnosed as mild, moderate and severe cases of novel coronavirus pneumonia and without contraindications to chloroquine."

et ne venait pas de Wuhan ville. Le fait qu'à Garches un patient a pu être hospitalisé en réanimation avec une pneumonie pendant plusieurs jours, a eu de la fièvre sans aucun test, et a provoqué la contamination du personnel hospitalier, montre cette erreur.

Dans une situation épidémique qui débute, il faut tester tout de suite le maximum de personnes. Cela n'a pas été réalisé, en particulier parce que pendant un certain temps, les centres nationaux de référence (tous les deux présents au conseil scientifique) considéraient que les tests diagnostiques étaient d'une difficulté particulière (ce qui ne correspond pas à la réalité) et qu'eux seuls pouvaient les faire. Ce sont pourtant des techniques banales et qui sont adaptables dans tous les cas. Il faudra prendre garde, à l'avenir, au fait que, là aussi, la nécessité de faire recontrôler par les centres nationaux français de référence des techniques de sérologie banales, qui ont été validées par la Food & Drug Administration avec marquage CEE, ne s'impose absolument pas, car ceci ressemble à l'histoire du sang contaminé que j'ai bien connue.

Enfin les recommandations ont été terriblement dangereuses dans le sens où elles s'appuyaient sur des hypothèses basées sur des infections respiratoires déjà connues, et non pas sur des constatations réalisées au fur et à mesure de l'observation des humains. Par exemple, l'idée de proposer, officiellement, aux patients de ne pas chercher de soins avant de sentir des difficultés respiratoires, a été une décision extrêmement dangereuse, dans le sens ou on s'est rendu compte, ultérieurement, chez les patients qui ne présentaient que pas ou peu de symptômes, et pas de difficultés respiratoires (dyspnée), que 65 % d'entre eux avaient des lésions au scanner. C'est une étude que nous avons réalisée en suivant les auteurs chinois, mais qui n'a pas été recommandée en France. D'une manière très particulière, cette maladie respiratoire, par le coronavirus, atteint d'abord le fond du poumon (alvéoles), plutôt que les tuyaux (les bronchioles), ce qui fait qu'on peut avoir une atteinte très sévère avec des concentrations sanguines d'oxygène très basses, sans éprouver de difficultés respiratoires, or le délai entre les difficultés respiratoires et la nécessité d'intubation est beaucoup plus court dans cette maladie que dans toutes les infections respiratoires que nous connaissions jusque-là. Cette décision de laisser les gens sans soins jusqu'à ce qu'ils perçoivent une difficulté respiratoire a probablement été liée à un retard de prise en charge considérable de la maladie, tel que nous l'ont révélé les études actuelles. Cela est basé sur notre ignorance initiale des manifestations cliniques de cette maladie, et sur l'absence de déploiement des moyens nécessaires pour évaluer ses risques réels.

De mon point de vue, il y a tentative de monopolisation de la connaissance dans ce que cette crise a permis de révéler, et qui ne correspond pas à la réalité analysable. Quant aux recommandations, il paraît difficile, de mon point de vue, de dire aux gens qui sont malades de ne pas venir se faire tester, ni soigner, et de dire aux patients que la seule thérapeutique acceptable est le Doliprane jusqu'au moment où ils présenteront une insuffisance respiratoire[15].

---
15. Gautret P, Lagier JC, Parola P, Hoang VT, Meddeb L, Sevestre J, et al., Clinical and microbiological effect of a combination of hydroxychloroquine and azithromycin in 80 COVID-19 patients with at least a six-day follow up: A pilot observational study. Travel Med Infect Dis 2020 Apr 11;101663. Abstract :
"Background We need an effective treatment to cure COVID-19 patients and

Le fait de ne pas avoir de symptômes cliniques ne veut pas dire qu'on n'aura pas de pneumonie d'ores et déjà diagnosticable.

Réglementation des essais cliniques

Pour les essais cliniques, en général, je pense que dans les cas où il n'existe pas de bénéfices attendus pour le malade, ils doivent faire l'objet d'une procédure extrêmement rigoureuse. En particulier, je suis relativement hostile à ce qu'on appelle les essais de non-infériorité[16] qui, sur le plan éthique, sont extrêmement contestables et pourtant validés par les CPP en France. Le comité d'éthique de l'institut hospitalo-universitaire que je dirige s'est saisi de cette question et recommande que, dans l'IHU, nous n'ayons pas d'essais de non-infériorité. Quand le traitement ne propose aucun bénéfice, soit en termes d'amélioration clinique, soit en termes de toxicité, la prise

---

to decrease virus carriage duration. Methods We conducted an uncontrolled, non-comparative, observational study in a cohort of 80 relatively mildly infected inpatients treated with a combination of hydroxychloroquine and azithromycin over a period of at least three days, with three main measurements: clinical outcome, contagiousness as assessed by PCR and culture, and length of stay in infectious disease unit (IDU). Results All patients improved clinically except one 86 year-old patient who died, and one 74 year-old patient still in intensive care. A rapid fall of nasopharyngeal viral load was noted, with 83% negative at Day7, and 93% at Day8. Virus cultures from patient respiratory samples were negative in 97.5% of patients at Day5. Consequently patients were able to be rapidly discharged from IDU with a mean length of stay of five days. Conclusion We believe there is urgency to evaluate the effectiveness of this potentially-life saving therapeutic strategy at a larger scale, both to treat and cure patients at an early stage before irreversible severe respiratory complications take hold and to decrease duration of carriage and avoid the spread of the disease. Furthermore, the cost of treatment is negligible."

16. Un essai de non-infériorité est un essai qui vise à démontrer qu'un médicament nouveau n'est pas meilleur mais aussi efficace qu'un médicament déjà disponible.

de risque qu'on prend doit être compensée, d'une manière ou d'une autre, puisqu'on n'attend aucun bénéfice du traitement, ou qu'on s'est trompé.

Concernant l'accélération des procédures, je trouve que l'État a fait un effort. Toutefois, j'ai été frappé de voir que le Comité de protection des personnes, dans un certain nombre de cas, avait une approche lucide (notre premier essai), et dans d'autres cas avait une approche purement méthodologique, qui ne répond pas à l'objectif fixé par la loi du Comité de protection des personnes, qui doit être de protéger leur santé et non pas de définir la méthodologie. Je pense qu'il existe une évolution, dans ce sens, qui me paraît préjudiciable à l'éthique réelle. En pratique, l'expérimentation doit représenter une proposition d'amélioration par rapport aux soins courants et/ou à la connaissance, et non pas un obstacle aux soins courants. Par ailleurs pour notre essai, j'ai été harcelé par le directeur de l'ANSM sans raison.

D'autre part je suis, je crois, un spécialiste de l'épistémologie, c'est-à-dire de l'histoire des sciences et de l'analyse des méthodes. L'idée qu'il existe des méthodes qui sont valables à tous les stades de la connaissance est juste un effet d'ignorance très marqué, je recommande la lecture de mon livre *De l'ignorance et de l'aveuglement : pour une science postmoderne*, et aussi le « Que sais-je ? » sur les maladies infectieuses. En pratique, tout commence toujours, dans les maladies nouvelles, par de l'observation anecdotique, puis on fait des séries observationnelles, qui permettent de cerner les questions basées sur l'observation initiale. Le fait d'imaginer que l'on puisse, en utilisant des méthodes traditionnelles, se doter des capacités d'observation est juste un fantasme là aussi lié au fait que la plupart des gens qui sont en situation d'avoir une opinion sur cette situation se trompent de guerre. Dans les maladies nouvelles, les initiatives individuelles, les observations sont essentielles ; c'est ce que les Anglais appellent l'abduction, c'est-à-dire la capacité de découvrir des choses qui sont inattendues et qui ont été extrêmement fréquentes dans cette maladie. La plupart des éléments que nous connaissons maintenant de la maladie du COVID étaient non connus et non prévisibles il y a deux mois et demi.

L'atteinte respiratoire est atypique et unique, les risques de séquelles sont absolument considérables, peut-être que 25 % des gens qui ont une pneumopathie auront des séquelles à type de fibrose, certaines seront intraitables. La discordance entre l'insuffisance respiratoire et l'atteinte pulmonaire et la discordance entre les signes cliniques et la radiologie n'avaient jamais été décrites à ce niveau. Les troubles de la coagulation initiaux qui sont à l'origine probablement de lésions pulmonaires dont certaines vont être irréversibles étaient inconnus. Autant dire et peut-être serait-ce une leçon pour l'avenir, que devant une maladie inconnue il ne faut pas aller chercher les anciens combattants du sida mais laisser un espace pour la découverte de nouveaux signes et organiser des conseils scientifiques qui soient capables de les collecter et de les analyser afin de pouvoir en faire une synthèse et d'avoir des recommandations hebdomadaires qui suivent le courant de la connaissance.

Le traitement du COVID-19

Mon point de vue est biaisé, puisque nous avons mis en place un traitement hydroxychloroquine plus azythromycine, basé sur les données expérimentales préliminaires des Chinois, et sur nos données expérimentales de l'azythromycine sur d'autres virus ARN, avant de confirmer dans d'autres laboratoires, en montrant une synergie très particulière à cette association[17].

Par ailleurs, notre premier travail a montré une amélioration rapide du niveau de la charge virale chez les patients recevant l'association hydroxychloroquine/azythromycine[18].

---

17. Andreani J, Le BM, Duflot I, Jardot P, Rolland C, Boxberger M, et al., In vitro testing of combined hydroxychloroquine and azithromycin on SARS-CoV-2 shows synergistic effect. Microb Pathog 2020 Apr 25;145:104228.
Abstract : "Human coronaviruses SARS-CoV-2 appeared at the end of 2019 and led to a pandemic with high morbidity and mortality. As there are currently no effective drugs targeting this virus, drug repurposing represents a short-term strategy to treat millions of infected patients at low costs. hydroxychloroquine showed an antiviral effect in vitro. In vivo it showed efficacy, especially when combined with azithromycin in a preliminary clinical trial. Here we demonstrate that the combination of hydroxychloroquine and azithromycin has a synergistic effect in vitro on SARS-CoV-2 at concentrations compatible with that obtained in human lung."
18. Gautret P, Lagier JC, Parola P, Hoang VT, Meddeb L, Mailhe M, et al. hydroxychloroquine and azithromycin as a treatment of COVID-19: results of an open-label non-randomized clinical trial. Int J Antimicrob Agents 2020 Mar 20;105949.
Abstract : "BACKGROUND : Chloroquine and hydroxychloroquine have been found to be efficient on SARS-CoV-2, and reported to be efficient in Chinese COV-19 patients. We evaluate the role of hydroxychloroquine on respiratory viral loads. PATIENTS AND METHODS: French Confirmed COVID-19 patients were included in a single arm protocol from early March to March 16th, to receive 600mg of hydroxychloroquine daily and their viral load in nasopharyngeal swabs was tested daily in a hospital setting. Depending on their clinical presentation, azithromycin was added to the treatment. Untreated patients from another center and cases refusing the protocol were

Pour tous les autres traitements, il n'y a pas d'évidence, malgré les effets d'annonce, d'une efficacité quelconque. Il y a une grande étude sur 99 cas testant le Lopinavir versus 99 testant un placebo ne montrant aucune différence[19].

Une très grande étude, publiée récemment dans le *Lancet*, sur 237 personnes, comparant le remdesivir avec un placebo, ne montre pas de différences[20], et une étude qui devrait être publiée, d'après le docteur Fauci, malgré des effets d'annonce, déclare qu'il n'y a pas de différences dans la mortalité entre le placebo et le remdesivir. D'une manière intéressante d'ailleurs, dans la déclaration officielle de l'essai, le principal point d'analyse des résultats était « la mort ». Cela a disparu des points d'analyse en cours d'évaluation de ce traitement[21].

---

included as negative controls. Presence and absence of virus at Day6-post inclusion was considered the end point. RESULTS : Six patients were asymptomatic, 22 had upper respiratory tract infection symptoms and eight had lower respiratory tract infection symptoms. Twenty cases were treated in this study and showed a significant reduction of the viral carriage at D6-post inclusion compared to controls, and much lower average carrying duration than reported of untreated patients in the literature. Azithromycin added to hydroxychloroquine was significantly more efficient for virus elimination. CONCLUSION: Despite its small sample size our survey shows that hydroxychloroquine treatment is significantly associated with viral load reduction/disappearance in COVID-19 patients and its effect is reinforced by azithromycin."

19. Cao B, Wang Y, Wen D, Liu W, Wang J, Fan G, et al., A Trial of Lopinavir-Ritonavir in Adults Hospitalized with Severe COVID-19. N Engl J Med 2020 Mar 18;DOI:10.1056/NEJMoa2001282.
20. Wang Y, Zhang D, Guanhua D, Du R, Zhao J, Jin Y, et al., Remdesivir in adults with severe COVID-19 : a randomised, double-blind, placebo-controlled, multricentre trial. Lancet 2020;https://doi.org/10.1016/S0140-6736(20)31022-9.
21. https://clinicaltrials.gov/ct2/history/NCT04280705?A=10&B=15&C=-Side-by-side#OutcomeMeasures

Il est à noter qu'à cette occasion, j'ai pu observer un délire, qui est le plus stupéfiant, sur le plan médicamenteux, de toute ma carrière, pourtant longue, sur le danger extrême de l'utilisation de l'hydroxychloroquine et de la chloroquine. Ces médicaments sont prescrits depuis 80 ans, il est probable qu'au moins un tiers de la population a eu l'occasion d'en manger. En France, la CNAM rapporte que 36 millions de comprimés de Plaquenil 200 mg ont été distribués en 2019[22].

Avant le début de cet épisode, et dans ce qui est la référence encyclopédique online la plus utilisée au monde, qui s'appelle « UpToDate », lorsqu'on regarde le risque de « torsade de pointes » (risque cardiaque théorique), les antipaludiques dont la chloroquine ne sont pas même mentionnés. L'émotion formidable, sur les risques de la chloroquine et de l'hydroxychloroquine, témoigne d'une absence complète de contrôle de l'information raisonnée – basée sur la bibliographie, et non pas sur les émotions des uns et des autres, voire sur la manipulation de l'opinion et je mesure mes termes. Par définition, le directeur de l'ANSM en est responsable. Cela a été reporté dans une formidable analyse[23].

Il existe un rapport français rapportant un cas suspect d'arrêt cardiaque après chloroquine/hydroxychloroquine en France en trois ans[24].

---

22. Weill A, Drouin J, Desplas D, Dray-Spira R, Zureik M, EPIPHARE. Usage des médicaments de ville en France durant l'épidémie de COVID-19. Point de situation à la fin mars 2020.
23. Lane C, Weaver J, Kostka K, Duarte-Salles T, Abrahao M. Safety of hydroxychloroquine, alone and in combination with azithromycin, in light of rapid widespread use for COVID-19: a multinational, network cohort and self-controlled case series study. MedRxiv 2020;doi.org/10.1101/2020.04.08.20054551.
24. Guerin V, Lardenois T, Levy P, Regensberg N, Sarrazin E, Thomas J, et al. Etude rétrospective chez 88 sujets avec 3 approches thérapeutiques différentes (traitement symptomatique/azithromycine/azytromicine + hydroxychloroquine), 2020.

Quoi qu'il en soit, nous avons effectué une méta-analyse (c'est-à-dire une analyse de tous les articles publiés, d'un certain niveau) concernant la chloroquine, et mis en évidence que le résultat en était favorable. Je vous joins cet article en anglais que nous venons de soumettre[25].

---

25. Million M, Gautret P, Colson P, Dubourg G, Fenollar F, Fournier PE, et al. The efficacy of Chloroquine derivatives in COVID-19: a meta-analysis based on the first available reports. New Microbes and New Infection 2020;Submitted.
Abstract : "Background In the context of the current COVID-19 pandemic, we aimed to conduct a meta-analysis on the effects of chloroquine derivatives in COVID-19 patients, based on all available information from preprints and peer-reviewed published reports.Methods We conducted a meta-analysis of studies evaluating the effects of chloroquine derivatives (chloroquine (CQ) or hydroxychloroquine (HCQ)) against SARS-CoV-2 in groups of COVID-19 patients as compared to control groups. The keywords "hydroxychloroquine", "chloroquine", "coronavirus", "COVID-19" and "SARS-Cov-2" were used in the PubMed, Google Scholar and Google search engines without any restrictions as to date or language till May, 6, 2020. A randomized model was used Heterogeneity was considered substantial when I2 > 50%.Results Fourteen comparative studies were identified involving 2,803 patients (1,353 patients treated with a chloroquine derivative) from six countries (Brazil, China, France, Iran, Spain, and USA). Three studies (1 internet only and 2 preprints) were considered as not reliable because of major methodological pitfalls. Two studies used a combined HCQ+AZ therapy. These 5 studies were removed in a sensitivity analysis. When considering all fourteen included studies, chloroquine derivatives were associated with a lower mortality (Odds ratio (OR) 0.43, p = .022) with consistent effect size among studies (I2 = 39%, p = 0.16). Other significant summary effects included a lower need for hospitalization (0.35, p = .024), shorter duration of cough (0.13, p = .001), decreased C-reactive protein level (0.55, p = .045), and decreased Interleukin-6 levels (0.43, p = .002). In sensitivity analysis, the favourable effects on duration of cough, C-reactive protein and interleukin-6 levels were unchanged. In addition, a significant beneficial effect was observed for clinical cure (0.48, p = .022) and for the outcome "death or transfer to the intensive care unit" (0.04, p < .0001). Strikingly, the beneficial effect on death appeared much more significant (two studies, 0.28, p <.0001) without heterogeneity (I2 = 0%, p = 0.88). Conclusion A meta-analysis of available reports demonstrates that chloroquine derivatives are effective to improve clinical and biological but more importantly, it reduces mortality by a factor of 2 to 3 in patients infected with COVID-19."

Par ailleurs, les publications réalisées font l'objet d'un certain nombre de cas de manipulations qui sont assez difficiles à comprendre. L'article sur le remdesivir, dans le *New England Journal of Medecine*, fait part de 8 patients qui ont disparu de l'étude au bout d'un jour alors qu'ils étaient perfusés. J'ai demandé des précisions aux auteurs et leurs données, pour pouvoir les comparer aux nôtres, je n'ai pas eu de réponse pour l'instant. On se demande où ces 8 patients ont disparu, et bien entendu l'étude du remdesivir ne fait l'objet d'aucune comparaison. Enfin, le suivi de 25 patients n'est pas mentionné, et 1 des 3 patients, déjà reporté par Lescure, est inclus sans qu'on sache pourquoi les 2 autres rapportés dans le *Lancet* ne le sont pas[26].

Concernant le remdesivir, une grande étude randomisée chinoise a été publiée dans le *Lancet*, qui montre que le remdesivir n'apporte aucun avantage par rapport au placebo. Au total, il est clair aussi bien pour l'étude américaine que pour l'étude chinoise, et je pense que nous aurons la même chose pour l'essai Discovery, que le remdesivir n'aura pas sauvé une seule vie. La conclusion des auteurs américains est d'ailleurs que le remdesivir pourrait être utilisé non pas comme programmé au départ pour des patients très graves mais au contraire au début de la maladie pour éviter l'évolution vers la mortalité au moment où le virus se multiplie, ce qui est l'inverse de ce que dit l'essai Discovery[27].

---

26. Lescure FX, Bouadma L, Nguyen D, Parisey M, Wicky PH, Behillil S, et al., Clinical and virological data of the first cases of COVID-19 in Europe: a case series. Lancet Infect Dis 2020 Mar 27.
27. Norrie J. remdesivir for COVID-19: challenges of underpowered studies. Lancet 2020; https://doi.org/10.1016/S0140-6736(20)31023-0.

Nous avons réalisé une comparaison virtuelle, avec notre database qui comprend plus de 3 000 personnes.[28]

Nous avons montré que l'issue était plus favorable avec l'hydroxychloroquine et l'azythromycine qu'avec le remdesivir[29].

---

28. Giraud-Gatineau A, Lagier J, Obadia Y, Chaudet H, Raoult D. Adjusting series of patients for trial comparisons for COVID-19 treatments. Lancet Infectious Diseases 2020. Background: SARS-COV-2, the agent responsible for COVID-19 has emerged and dispersed around the world since December 2019. Studies starting by a comparative analysis in our centre are showing very good results on a treatment combining hydroxychloroquine and azithromycin (HCQ+AZ). However, they have been criticized for not being randomized controlled trials. Materials and methods: The purpose of this article is to compare in silico the remdesivir, Lopinavir-Ritonavir or its control group described in publications to our cohort of 3,000 patients treated with HCQ+AZ dual therapy to find an obvious benefit with our treatment. For this purpose, a sampling is performed on disease severity, gender, age and chronic diseases in order to have groups at the beginning as comparable as possible, thus allowing to evaluate the most effective treatment. The process was created using the R software.Results: Dual HCQ+AZ therapy is significantly associated with 3 times fewer deaths compared to groups treated either with Lopinavir-Ritonavir (9% vs 20%, p-value = 0.03) or standard care (8% vs 25.2%, p-value = 0.001). These phenomena cannot be linked to chance or to problems of appariement. In the remdesivir study by Wang et al., we also show an extremely significant difference in the fate of the patients (cured patients) with 77.8% versus 58.2% of the patients in the study.Interpretation: Thanks to this new method based on the use of aggregated data, it is possible to evaluate the effectiveness of one treatment when it is frankly better compared to another carried by others by adapting on the major risks of bias.

29. Million M, Lagier JC, Gautret P, Colson P, Fournier PE, Amrane S, et al. Early treatment of COVID-19 patients with hydroxychloroquine and azithromycin : a retrospective analysis of 1061 cases in Marseille, France. Travel Med Infect Dis 2020;In Press.

Abstract : "BACKGROUND: hydroxychloroquine (HCQ) and azithromycin (AZ) are promising drugs against COVID-19. METHODS: We conducted an uncontrolled non-comparative observational study in a cohort of 1061 unpublished infected patients treated with HCQ+AZ combination for at least three days. Endpoints were death, worsening and viral shedding persistence. RESULTS: Good clinical outcome and virological cure were obtained in 973 patients within 10 days (91.7%). Prolonged viral carriage was observed in 47 patients (4.4%) and was associated to a higher viral load at diagnosis (p <

Nous avons également utilisé cette méthode pour comparer le traitement de l'hydroxychloroquine et de l'azithromycine au lopinavir et au placebo[30].

Nous avons montré qu'il existait une différence très significative dans la mortalité, puisqu'il y avait trois fois moins de morts avec l'hydroxychloroquine

---

10-2) but viral culture was negative at day 10. All but one were PCR-cleared at day 15. A poor clinical outcome was observed for 46 patients (4.3%) and 8 died (0.75%) (74-95 years old). Mortality was lower than in patients treated with other regimens in all Marseille public hospitals (p< 10-2). Five patients are still hospitalized (98.7% of patients cured so far). Poor clinical outcome was associated to older age (OR 1.11), initial higher severity (OR 10.05) and low HCQ serum concentration. Poor clinical and virological outcomes were associated to the use of selective beta-blocking agents and angiotensin II receptor blockers. No cardiac toxicity was observed. CONCLUSION: Early HCQ+AZ combination is a safe and efficient treatment for COVID 19."

30. Giraud-Gatineau A, Colson P, Jimeno M, Zandotti C, Ninove L, Boschi C, et al. Comparison of mortality associated with respiratory viral infections between December 2019 and March 2020 with that of the previous year, Southeastern France. International Journal of Infectious Diseases 2020;In Press.

Respiratory viruses are a major global cause of mortality worldwide and in France where they cause several thousands of deaths yearly. University Hospital Institute-Méditerranée Infection performs real-time surveillance of all diagnoses of infections and associated deaths in public hospitals of Marseille, Southeastern France. Here, mortality associated with diagnoses of respiratory viruses was compared during colder months of 2018-2019 and 2019-2020 (week 47-week 14). In 2018-2019, 73 patients (0.17% of 42,851 hospitalized patients) died after being diagnosed with a respiratory virus; 40 and 13 deaths occurred in patients diagnosed with influenza A virus and respiratory syncytial virus (RSV), respectively. In 2019-2020, 50 patients (0.10% of 49,043 patients hospitalized) died after being diagnosed with a common respiratory virus; 7 and 7 deaths occurred in patients diagnosed with influenza A virus and RSV, respectively. Additionally, 55 patients died after being diagnosed with SARS-CoV-2. The proportion of respiratory virus-associated deaths among hospitalized patients was thus significantly lower for common respiratory viruses in 2019-2020 than in 2018-2019 (102 versus 170 per 100,000 hospitalized patients; p= 0.003), majoritarily as consequence of a decrease in influenza A virus (-83%) and RSV (-46%)-associated deaths. Overall, the proportion of respiratory virus-associated deaths amonghospitalized patients was higher but not significantly in 2019-2020 than in 2018-2019 (214 versus 170 per 100,000 hospitalized patients; p= 0.08, Yates-corrected chisquare test). These findings allow putting into perspective.

et l'azythromycine qu'avec le lopinavir ou avec le placebo. Les études rapportant que la chloroquine ne marchait pas, et même tuait des patients, présentent des biais qui méthodologiquement sont totalement inacceptables. L'un consiste à la saisie de données sans analyses par les médecins, d'un traitement mis en place par l'hôpital des vétérans à Cleveland[31] sans préciser ni la dose, ni la durée du traitement, ni le moment de la prescription[32]. Une analyse un peu approfondie de ce travail permet d'identifier un marqueur majeur de la sévérité, qui est la diminution des lymphocytes qui sont des globules du sang luttant contre les microbes. Dans cette analyse, le groupe traité par chloroquine était celui qui avait le niveau le plus bas, celui par chloroquine/azithromycine un niveau intermédiaire, et celui non traité le niveau le plus élevé. Ce qui ressort de cette étude, par ailleurs, c'est que les patients qui recevaient de la chloroquine étaient déjà très malades et intubés au moment du travail, et lorsqu'on reprenait les chiffres en enlevant les patients qui étaient préintubés au moment où le médicament était prescrit, il n'existait plus de différences dans les différents groupes. Il est à noter que les taux de mortalité observés dans ce travail sont inouïs pour nous, puisque la mortalité, dans ce groupe de gens qui avaient en moyenne 65 ans, était de 27 %. Dans des conditions comparables à Marseille, il est de 9 à 10 %.

---

31. Magagnoli J, Narendran S, Pereira F, Cummings T, Hardin J, Sutton S, et al. Outcomes of hydroxychloroquine usage in United States veterans hospitalized with COVID-19. MedRxiv 2020;https://doi.org/10.1101/2020.04.16.20065920.
32. Million M, Roussel Y, Raoult D. Response to Magagnoli, MedRxiv, 2020. MedRxiv 2020

Le travail français proposé est encore plus douteux[33]. En effet, il est écrit dans le manuscrit que 8 patients qui avaient reçu de l'hydroxychloroquine, mais plus de 48 heures après leur entrée à l'hôpital, avaient été déplacés pour être mis dans le groupe qui n'avait pas reçu d'hydroxychloroquine. Cela est injustifiable scientifiquement. Cela signifie simplement que les patients ont été traités deux jours plus tôt ou deux jours plus tard, sauf à vouloir manipuler les chiffres pour leur faire dire ce qu'ils ne peuvent pas dire. Cela peut être considéré comme *scientific misconduct*. Je l'ai d'ailleurs signalé au directeur de l'ANSM qui nous poursuit pour la qualité de nos études, et qui ferait mieux de se préoccuper des publications qui relèvent de la manipulation pure et simple et ne signalent jamais leur conflit d'intérêts avec Gilead[34].

Enfin, deux études récentes chinoises et une étude espagnole devraient théoriquement conclure le débat qui n'avait probablement pas lieu d'être. L'une rapportant l'efficacité de la chloroquine dans une étude observationnelle de patients extrêmement sévères où la mortalité était divisée par deux, c'est la seule étude avec notre étude soumise dans laquelle un traitement montre une baisse de la mortalité. Par ailleurs, une étude récente du docteur Zhong

---

33. Mahevas M, Tran V, Roumier M, Chabrol A, Paule R, Guillaud C, et al. No evidence of clinical efficacy of hydroxychloroquine in patients hospitalized for COVID-19 infection with oxygen requirement: results of a study using routinely collected data to emulate a target trial. MedRxiv 2020;https://doi.org/10.1101/2020.04.10.20060699.
34. Brouqui P, Million M, Raoult D. Responses to Mahevas. Scientific fraud and misconduct to demonstrate absence of efficacy of hydroxychloroquine versus placebo in a retrospective non randomized cohort of patient wiht COVID. MedRxiv 2020.

montre, comme nous l'avions trouvé dans notre première publication, et comme il l'avait annoncé en conférence de presse, que la chloroquine diminuait d'une manière très significative les signes cliniques et la charge virale par rapport aux patients qui n'en avaient pas reçu. En pratique, toutes les études fiables qui ont été publiées montrent que le lopinavir n'a pas d'efficacité, que le remdesivir n'a pas d'efficacité et que l'hydroxychloroquine et la chloroquine sont efficaces à la fois sur la charge virale (qui n'a jamais été testée dans le cadre du remdesivir) et sur l'évolution clinique ainsi que sur la mortalité. Les études, qui sont pour l'instant preprint, et qui trouvent une gravité plus importante de la chloroquine sont des études qui n'ont pas encore été publiées et qui ne devraient pas passer l'étape de l'évaluation dans une revue par des experts indépendants qui sont devenus plus des objets médiatiques que des objets scientifiques[35, 36].

Ce qui est inquiétant, dans ce qui nous concerne, est que l'équipe conseillère du conseil scientifique rapporte des données sur le remdesivir ou sur l'hydroxychloroquine, qui au mieux sont maladroites ou au pire sont manipulées. Le temps fera son affaire, mais je pense qu'il existe un problème très fondamental de conflits d'intérêts concernant la médecine dans ce pays : le financement par les laboratoires pharmaceutiques représente un finan-

---

35. Membrillo de Novales F, Ramirez-Olivencia G, Estabanez M, De Dios B, Herrero M. Early hydroxychloroquine Is Associated with an Increase of Survival in COVID-19 Patients: An Observational Study. Prepint org 2020;doi: 10.20944/preprints202005.0057.v1.
36. Yu B, Li C, Chen P, Zhou N, Wang L, Li J, et al. hydroxychloroquine application is associated with a decreased mortality in critically ill patients with COVID-1+. MedRxiv 2020 ; doi.org/10.1101/2020.04.27.20073379.

cement comparable au budget de l'INSERM, et il paraît difficile d'être à la fois le bénéficiaire d'un financement massif et de se prononcer raisonnablement sur des choix thérapeutiques qui concernent les médicaments d'un industriel qui les produit. Un tableau vient d'être fait par un de mes collaborateurs concernant les universitaires de maladies infectieuses et leur prise de position pour ou contre la chloroquine et en quantifiant le rapport avec Gilead sur les six dernières années : Gilead essayait de vendre du remdesivir dans cette occasion et présentait une hostilité très particulière à l'hydroxychloroquine ou la chloroquine. Les éléments suivants nous montrent que la position officielle des collègues était parallèle à leur lien d'intérêt avec Gilead. Il est à noter qu'un lien d'intérêt n'est pas un problème. En revanche, lorsqu'on s'exprime pour une molécule avec laquelle on a des liens d'intérêt contre une molécule qui est le produit rival de celle avec qui on a un lien d'intérêt, cela devient un conflit d'intérêts. Il est à noter que les Français ont d'ailleurs la mauvaise habitude, dans les articles qu'ils ont publiés, de ne pas notifier leur conflit d'intérêts alors que cela est exigé par les journaux. Les Américains ont l'habitude de qualifier cette attitude de « *scientific misconduct* ».

Par ailleurs, les réactions violentes dont j'ai été l'objet trouvent peut-être aussi leur expression financière bien que je ne veuille pas devenir paranoïaque dans cette affaire. Je vous joins une courbe faite par un de mes collaborateurs sur l'évolution du cours du Gilead en fonction des différentes interventions. On peut voir que dans une période où la Bourse était en mauvaise posture, Gilead a eu une augmentation considérable de son capital et que les fluctuations du cours de la Bourse étaient dépendantes d'annonces que je faisais sur l'hydroxychloroquine et qui ont été relayées dans le monde entier, et d'annonces qui étaient pro-remdesivir qui ont pu être faites par l'OMS, par le docteur Fauci, par cette publication du *New Engl J Medecine*, en réalité ininterprétable. On voit que la volatilité du cours de Gilead est très influencée par le fait que l'hydroxychloroquine est considérée comme étant un médicament substituable au remdesivir. Il est à noter qu'un calcul a été fait par mon collaborateur, qui estime que 9 milliards de dollars d'actions ont été échangées pendant la période du COVID-19 pour l'action Gilead. Par ailleurs, ces hauts et ces bas ont pu s'accompagner de délits d'initiés et personnellement je pense qu'une enquête parlementaire sera justifiée sur ce sujet qui me paraît être d'une dimension tout autre que celle du Mediator.

Concernant les recommandations du Haut Conseil de la santé publique et celles du directeur de l'ANSM, je pense qu'il est intéressant de constater que leurs prédécesseurs, les docteurs Harousseau et Maraninchi, ont pris des positions qui sont diamétralement opposées à celles du président actuel du Haut Comité de santé publique comme à celles du directeur de l'ANSM. Je pense que là encore, il n'est pas inintéressant d'analyser le processus de décision du Haut Comité de santé publique, qui n'a pas consulté ses membres avant de donner un avis, ainsi que me l'a confirmé un de mes collaborateurs, Christian Devaux, qui n'a pas été consulté pour cette recommandation qui aurait été faite, d'après le président, par le professeur Chidiac. Je conseille aussi que, dans le Haut Comité de santé publique, il y ait systématiquement une évaluation des conflits d'intérêts.

Il existe un site encore plus facile à consulter que celui de transparence.santé.gouv qui s'appelle « eurosfordocs », où la somme de toutes les données reçues par les différents intervenants est précisée. Je pense que cela devrait faire l'objet d'une attention plus grande.

J'avais, dès mon rapport en 2003, insisté sur l'importance de repérer les conflits d'intérêts, et sur le devoir de ne se pas se prononcer sur des domaines où des liens d'intérêts ont été reconnus. Par ailleurs, à l'occasion de l'histoire de la chloroquine et de l'hydroxychloroquine, j'ai reçu des menaces et des harcèlements qui sont étonnants. J'ai reçu des menaces téléphoniques, dont on a fini par identifier la source, qui est justement celui de nos collègues qui reçoit le plus gros financement de Gilead depuis six ans, et qui en même temps participe à l'essai Discovery. Des dénonceurs professionnels m'ont fait harceler, pour me faire rétracter des publications, y compris celles qui n'avaient rien à voir avec le sujet, en prétendant que j'avais des conflits d'intérêts avec SANOFI, ce qui est entièrement faux. Je vous joins les liens d'intérêt, dans la Fondation que je dirige, avec les différents industriels (Annexe 1).

Les seuls liens d'intérêt que j'ai se trouvent avec l'industriel Hitachi, dont le siège est au Japon, et qui concernent l'usage futur d'un microscope électronique en recherche et diagnostic sur la microbiologie. J'ai d'ailleurs eu l'occasion de l'utiliser pour cette épidémie, et j'ai mentionné dans ce cadre mes liens d'intérêts. Par ailleurs, lorsque j'ai communiqué auprès de mes étudiants sur les résultats obtenus en Chine, en précisant « la Chine fin de partie », le site du *Monde* a fait inscrire sur Facebook qu'il s'agissait de fake news, ce qui a été repris par le ministère pendant 36 heures. Je vous joins la courbe de l'évolution de la prise en charge, en Chine, avec une flèche pour vous indiquer le moment où j'ai fait cette déclaration qui correspond effectivement à la fin complète de l'épidémie en Chine.

Il ne s'agissait donc pas d'une fake news mais d'une ignorance de ceux qui en parlaient. La France est actuellement au même stade sur nos données.

Concernant l'efficacité médicale, j'ai eu l'occasion, par plusieurs voies, d'observer que plus de la moitié du monde considérait que l'hydroxychloroquine et l'azithromycine étaient le meilleur traitement. Ainsi de très nombreux pays représentant plus de la moitié de l'humanité l'utilisent, soit en prophylaxie (Thaïlande en particulier auprès du personnel de soin), soit en thérapeutique en Chine, Corée, Russie, pays du Maghreb, pays d'Afrique francophone, pays d'Amérique du Sud, une partie des USA.

Par ailleurs, une enquête réalisée auprès des médecins dans tous les pays du monde montre que 57 % des médecins utilisent l'azithromycine et/ou l'hydroxychloroquine pour traiter les patients atteints de COVID[37]. Une autre étude, sur l'usage des médicaments, dans le cadre du COVID dans les hôpitaux, basée sur des données informatiques,

---

37. https://app.sermo.com/COVID19-barometer/global

montre que l'hydroxychloroquine et l'azithromycine sont les traitements les plus utilisés dans le traitement du COVID. Par ailleurs encore, les données de la CNAM, en France, montrent que l'azithromycine et l'hydroxychloroquine ont été extrêmement prescrites en ville, avec des localisations majeures, une à Paris et l'autre dans les Bouches-du-Rhône. Cela signifie que les recommandations n'ont pas été suivies par la plupart des médecins qui ont été confrontés au problème du COVID. J'ai même appris, par la télévision, que l'ancien ministre de la Santé, Mme Buzyn, avait prescrit de l'hydroxychloroquine à un producteur de télévision, ce qui prouve que les médecins peuvent difficilement rester totalement inactifs devant une infection documentée, d'autant que la peur diffusée autour de cette maladie a été si importante qu'il y a un danger à ne pas prendre en charge les malades sur le plan psychologique et social. L'hydroxychloroquine et l'aziythromycine étant parmi les médicaments les plus prescrits et les plus sûrs, il est logique qu'ils aient été prescrits. En revanche, les plus pauvres et les plus démunis n'y ont pas eu accès. Dans ces conditions, la position du ministère qui a consisté, sur les conseils du Haut Comité de santé publique actuel, conseillé par le professeur Chidiac, à interdire la prescription d'hydroxychloroquine aux médecins généralistes, alors que ce médicament est le plus prescrit dans le monde pour le COVID, constitue pour le moins une anomalie. Par ailleurs, le fait que cet arrêté ait été annulé en Conseil d'État n'a pas été suivi d'une franche amélioration, les pharmacies refusant pour l'instant de fournir les ordonnances de Plaquenil. Il existe donc des raisons qui sont mystérieuses et dont je pense que cette commission devrait se préoccuper sérieusement, d'empêcher l'usage du médicament le plus utilisé au monde pour traiter le COVID, le plus utilisé au monde par les médecins qui prennent en charge les COVID, les mettant dans une situation de quasi-inégalité ; un médicament dont le communiqué du conseil de l'ordre a renforcé le sentiment de l'interdiction d'usage bien que le fond du message soit sur la diffusion des informations et non pas sur l'usage lui-même. Ce mystère français reste à élucider. Quand, dans une situation de crise, les praticiens sont massivement en désaccord avec les autorités, cela déstabilise durablement les décisions de l'État et représente un danger pour l'avenir.

Il est à noter qu'à l'hôpital Gustave-Roussy, dont le niveau scientifique est extrêmement élevé, c'est même le seul centre médical et scientifique où il y ait plus de scientifiques très cités que dans l'IHU et dans son périmètre en France, une stratégie parallèle à la nôtre a été prise avec le dépistage du COVID chez les patients ayant un cancer avec un pourcentage de positifs de l'ordre de 10 % et le traitement des positifs avec de l'azitrhomycine et de la clarithromicine, ce qui indique que le problème n'est pas un problème entre Parisiens et Marseillais mais un problème d'une autre nature. Il est à noter que la stratégie de dépistage massif dont je reparlerai plus loin a aussi été développée dans différents pays dont l'Islande, qui du coup rapporte une mortalité extrêmement faible du COVID qui est de l'ordre de 0,6 %.

Immunomodulateurs et plasma

Il apparaît, maintenant, que la maladie se déroule en plusieurs étapes, une étape présymptomatique où le virus se multiplie, une étape symptomatique, cliniquement ou radiologiquement, où le virus commence à créer des lésions avec peu de signes médicaux, et une dernière étape (dans certains cas mais pas dans tous) où la maladie s'aggrave avec une insuffisance respiratoire brutale. Au départ, seuls les médicaments à activité antivirale n'ayant pas de toxicité propre importante peuvent être efficaces. Ils peuvent permettre d'arrêter l'évolution vers des formes plus graves. On sait que, par exemple dans la grippe, le Tamiflu (de Gilead), n'a d'activité qu'à ce stade très précoce. Ultérieurement, quand la forme s'aggrave, il existe un mélange dans la gravité entre la multiplication virale d'une part, et la réaction immunitaire d'autre part. À ce stade, le rôle des immunomodulateurs peut être envisagé en même temps que celui des antiviraux. Il est à noter que l'hydroxychloroquine joue un double rôle, antiviral et immunomodulateur. Dans la grande étude chinoise sur l'efficacité de l'hydroxychloriquine sur les formes très graves, il a été noté que le meilleur prédicteur de la gravité dans cette période aussi appelée tempête des cytokines (les cytokines sont « des hormones immunitaires »), l'interleukine 6 était celle qui jouait le rôle le plus significatif. C'est la raison pour laquelle beaucoup de protocoles qui comportent des anti-IL6 sont actuellement utilisés ou en expérimentation. Il est noté que l'hydroxychloroquine a aussi un rôle en empêchant la sécrétion d'IL6. Cet aspect de l'hydroxychloroquine a été ignoré pour l'instant dans notre pays et c'est regrettable. On sait que sa prescription a été particulièrement importante dans les maladies auto-immunes et inflammatoires, comme le lupus et la polyarthrite rhumatoïde. Au stade suivant, qui est celui de la réanimation et des situations gravissimes, très fréquemment, il n'existe plus de virus du tout. On ne les détecte plus par PCR, mais il existe une réaction inflammatoire majeure. Cette phase est associée à ce qui a été appelé une tempête cytokinique. Les lymphocytes, dont j'ai parlé, sont très bas. Quand ils sont inférieurs à 500, cela a une valeur pronostique très mauvaise. Il existe aussi, à ce stade, des marqueurs des réactions inflammatoires, et – ce qui est très particulier à cette maladie – des troubles de la coagulation entraînant des thromboses et des embolies pulmonaires souvent mortelles. À ce stade, il est possible que les immunomodulateurs ou les anticorps monoclonaux, contre un certain nombre d'interleukines, aient une certaine efficacité. Il faut noter que ces produits ont été prescrits chez les réanimateurs, hors AMM et hors projet de recherche, pour tenter de sauver les malades. Il faut noter les enseignements importants de cette maladie. Ainsi, les stratégies mises en place par les réanimateurs ont permis d'obtenir des taux de mortalité parmi les plus bas du monde. À Marseille, la mortalité est de l'ordre de 9 à 10 %, ce qui, pour des syndromes de détresse respiratoire, équivaut à moins de la moitié de ce que l'on a l'habitude de voir. Très rapidement, ils ont anticoagulé les malades pour empêcher les embolies pulmonaires, et la gestion de ces malades a été tout à fait exceptionnelle. Je pense que l'État devrait avoir l'expression d'une reconnaissance très particulière pour les réanimateurs, qui ont fait des exploits, et sans qui la mortalité dans ce pays aurait probablement été le double de ce qu'elle a été.

Le remdesivir

Concernant le remdesivir, pour l'instant aucune publication ne m'a convaincu de son efficacité, et je doute profondément qu'il y ait une place pour le remdesivir, malgré les informations préliminaires données, même sans le moindre substrat. En effet, le remdesivir est un médicament antiviral, et comme je le disais, les antiviraux sont utiles au début. Mais le remdesivir est aussi un médicament très toxique, qui entraîne des insuffisances rénales, qui est particulièrement difficile à utiliser, et qui ne peut pas être vraiment utilisé dans les phases précoces, ce qui est la raison pour laquelle les essais qui ont été mis en place autour de l'idée d'utiliser le remdesivir ne comportaient que des formes graves.

Dans les formes graves, le problème est moins celui d'un antiviral (il reste peu de virus) que celui de la réaction inflammatoire, et dans ces conditions, la chance que le remdesivir entraîne une augmentation de l'espérance de vie est faible et n'a jamais été démontrée à ce jour. Il y a au moins deux très grandes études qui sont sorties. Il est à noter que, d'ailleurs, le décès a été retiré du premier marqueur à analyser dans l'immense étude internationale qu'a rapportée le docteur Fauci sur le remdesivir. Je vous ai joint les éléments qui montrent que, à partir du 14 avril, les gens qui dirigeaient cet essai savaient qu'il n'y aurait pas d'amélioration sur la mortalité, et que ça a cessé d'être le premier marqueur de l'efficacité. En pratique, le remdesivir est un médicament un peu orphelin, qui n'a pas fait la preuve de son efficacité dans Ebola, et qui ne sera probablement pas utilisé dans le cadre du COVID-19.

L'HYDROXYCHLOROQUINE

Concernant l'hydroxychloroquine, il y a de très nombreuses hypothèses concernant la raison de son efficacité. Certaines sont basées sur ce que nous connaissons déjà depuis 25 ans, dans mon laboratoire, et qui est la raison pour laquelle j'utilise l'hydrochloroquine pour certaines infections bactériennes chroniques.[38, 39]

Il est à noter que j'ai traité plus de 3 000 patients avec ce traitement, qui est le traitement de référence dans le monde entier, concernant deux maladies : la Fièvre Q d'une part, et la maladie de Whipple d'autre part. Il est à noter que l'hydroxychloroquine joue un rôle contre les auto-anticorps, en particulier les anticorps antiphospholipides qui donnent des endocardites, des thromboses et des embolies, et qui semblent, dans un certain nombre de cas, associés à cette maladie du COVID.[40]

La maladie à COVID-19, à la fin, comporte un nombre d'anticorps extrêmement élevé, y compris contre le virus, et ceci ne laisse pas penser que les médicaments antiviraux puissent avoir une activité dans les formes graves tardives.[41]

---

38. Fenollar F, Puechal X, Raoult D. Whipple's disease. N Engl J Med 2007 Jan 4;356(1):55-66.
39. Eldin C, Melenotte C, Mediannikov O, Ghigo E, Million M, Edouard S, et al. From Q Fever to Coxiella burnetii Infection: a Paradigm Change. Clin Microbiol Rev 2017 Jan;30(1):115-90.
40. Melenotte C, Epelboin L, Million M, Hubert S, Monsec T, Djossou F, et al. Acute Q Fever Endocarditis: A Paradigm Shift Following the Systematic Use of Transthoracic Echocardiography During Acute Q Fever. Clin infect dis 2019 Nov 13;69(11):1987-95.
41. Edouard S, Colson P, Melenotte C, De Pinto F, Thomas L, La Scola B, et al. Evaluating the serological status of COVID-19 patients using an indirect immunofluorescent assay, France. J Clin Microbiol 2020;Submitted.
Abstract : "An indirect immunofluorescent assay was developed in order to

Par ailleurs, le rôle de la chloroquine est extrêmement complexe sur les récepteurs, sur le trafic intracellulaire, mais surtout sur l'acidification des vacuoles, dans lesquelles les microbes rentrent et se préparent à devenir infectieux. Ce qui est un rôle général. Il est possible que la synergie avec l'azithromycine, qui est vraiment spectaculaire, soit due au fait que l'entrée de l'azithromycine soit facilitée par l'hydroxychloroquine, ou que son activité soit facilitée par la baisse de l'acidité des vacuoles liée à l'hydroxychloroquine.

Essais cliniques

Réponse aux critiques sur la méthodologie des travaux de l'IHU.

Sur le plan méthodologique, tous les travaux peuvent faire l'objet de critiques. Le choix d'avoir un groupe comparatif externe, plutôt que de randomiser, est un choix personnel que j'ai toujours utilisé, et qui, méthodologiquement, n'est ni plus ni moins

---

assess the serological status of 888 RT-PCR-confirmed COVID-19 patients (1,302 serum samples) and controls in Marseille, France. Incorporating an inactivated clinical SARS CoV-2 isolate as the antigen, the specificity of the assay was measured as 100% for IgA titre ≥ 1:200; 98.6% for IgM titre ≥ 1:200; and 96.3% for IgG titre ≥ 1:100 after testing a series of negative controls as well as 150 serums collected from patients with non-SARS-CoV-2 Coronavirus infection, non-Coronavirus pneumonia and infections known to elicit false-positive serology. Seroprevalence was then measured at 3% before a five-day evolution up to 47% after more than 15 days of evolution. We observed that the seroprevalence as well as the titre of specific antibodies were both significantly higher in patients with a poor clinical outcome than in patients with a favourable evolution. These data, which have to be integrated into the ongoing understanding of the immunological phase of the infection, suggest that serotherapy may not be a therapeutic option in patients with severe COVID-19 infection. The IFA assay reported here is useful for monitoring SARS-CoV-2 exposure at the individual and population levels."

robuste que les études randomisées, qui ont surtout été développées par l'industrie pharmaceutique pour démontrer les effets mineurs pour lesquels il existait de nombreux biais, en particulier liés aux conflits d'intérêts. Dans cette affaire, nous n'avions bien sûr aucun conflit d'intérêts. Les collègues niçois, n'ayant pas la possibilité d'utiliser notre protocole, constituaient pour nous un groupe témoin parfait. L'ajout de l'azithromycine étant banal pour les pneumonies, son efficacité a été une surprise pour nous du fait de la rapidité de son action sur le portage viral, c'est ce qui nous a amenés à penser que, compte tenu du fait que les tests réalisés montraient une différence significative malgré le faible échantillon, pour des raisons d'éthique, nous ne pouvions pas continuer à faire une étude ne tenant pas compte des résultats préliminaires, comme cela se fait dans absolument tous les essais thérapeutiques bien menés.

À cet égard, l'absence de critique méthodologique sur des papiers qui sont absolument impossibles à soutenir laisse rêveur. À ce sujet, je voudrais dire que j'ai eu probablement une expérience éditoriale supérieure à celle de tous mes collègues français. J'ai été rédacteur en chef du *Journal européen de maladies infectieuses* (CMI), je suis rédacteur en chef associé du journal *Emerging Infectious Disease*, je suis dans l'« *Editorial Board* » du *Lancet Infectious Disease* et *Clinical Infectious Disease*, qui sont les deux journaux les plus cités avec *Emerging Infectious Disease* et *Clinical Microbiology and Infection*. Dans le domaine des maladies infectieuses, je suis le seul Français présent comme « *Editorial Consultant* » du *Lancet*, donc j'ai une habitude particulière de l'évaluation des papiers et j'ai publié plus de 3 500 articles. Je reconnais que je n'aurais jamais accepté le papier publié dans le *New England Journal of Medecine*, ni d'ailleurs celui publié par nos collègues français dans le *Lancet Infectious Disease*, ni les deux papiers dont vous vous faites l'écho, non pas pour des raisons personnelles car je pense que la science doit rester neutre et que l'issue des travaux me contredisant ne me gêne pas, mais parce que simplement sur le plan de la méthode, ils représentent soit des étourderies difficiles à accepter, soit de la manipulation de données. Comme il existait, dans chacune de ces études, des conflits d'intérêts chez les auteurs, je suis tenté de penser qu'il y avait une manipulation.

Pour prouver un conflit d'intérêts à l'usage de l'hydroxychloroquine et de l'azithromycine, il faut vraiment proférer des mensonges d'un autre monde.

L'ensemble des études de l'IHU, au départ, ont été validées lorsqu'il s'agissait de tester l'hydroxychloroquine sur un bras unique par l'ANSM. Je suis, depuis, harcelé par le directeur de l'ANSM et je lui réponds à chaque fois. Bien sûr, il y avait eu un CCP, et je vous signale que l'on m'a même obligé à demander un CPP pour faire un écouvillon aux gens revenant de Chine pour tester leur contagiosité, ce qui est surréaliste.

Validation des travaux par l'ANSM et les CPP

Je reconnais que j'ai été très surpris qu'on nous demande de faire un CPP pour faire un écouvillonnage pharyngé afin de proposer aux patients de les tester pour savoir s'ils étaient contaminés ou pas. Mes collaborateurs m'ont dit à quel point les patients ont été surpris qu'on leur fasse signer des papiers avec une quantité d'informations, pour les prélever, pour savoir s'ils étaient contagieux ou pas. Il semble donc qu'il y ait une espèce d'envahissement cérébral de la méthodologie pour des questions qui ne le méritent pas. J'ai communiqué, sur le point thérapeutique, avec le directeur général de la Santé. Nous avons considéré que, du fait de notre responsabilité de médecins soignants, compte tenu de la donnée de la littérature, et compte tenu de notre étude rapportée dans le domaine des soins, la meilleure option, comme contrat entre le médecin et son patient, était la possibilité d'utilisation de l'hydroxychloroquine et de l'azithromycine. Il est à noter, comme cela a été rappelé par le conseil de l'ordre et par le directeur général de la Santé, que cela fait l'objet d'un rapport de confiance entre le médecin et son malade, et que la nature de ce rapport date du début de la médecine. Le Conseil d'État a tranché sur la possibilité d'usage en général, pas les médecins.

Les travaux publiés en France défavorables à l'hydroxychloroquine

J'ai déjà répondu à ces questions, et je souhaiterais qu'il y ait une enquête sur l'étude de Mathieu Mahévas pour expliquer pourquoi il a transféré les patients traités par hydroxychloroquine dans le groupe témoin, afin de voir si le fait de les éliminer pour des raisons que je comprendrais mal, ou de les remettre dans le bon groupe, change les données présentées, et de savoir pourquoi les déclarations de conflits d'intérêts avec les produits concurrents Gilead ne sont pas mentionnés. Je vous envoie une copie de l'abstract du prochain travail que nous sommes en train de soumettre qui en fait la plus grande série mondiale de patients traités.[42]

L'essai Discovery

L'essai Discovery représente les conséquences d'un choix initial, qui était d'utiliser le remdesivir, celui-ci ne pouvant pourtant être utilisé que dans les formes graves du fait de sa toxicité. Il ne restait plus de prise en charge des formes au début, ce que je pense être une erreur grave et une ignorance scientifique coupable sur la virologie. Toutefois, je ne sais pas ce que sera le résultat, car l'hydroxychloroquine a aussi un rôle modulateur de l'immunité et de l'inflammation (sur l'IL6), et il est bien possible qu'y compris à ce rôle, elle puisse jouer

---

42. Abstract Background:In Marseille, France, we proposed early and massive screening for COVID-19.
Hospitalization and treatment with hydroxychloroquine and azithromycine (HCQ-AZ) was proposed for the positive cases. Methods We retrospectively report the clinical management of 3,737 patients including 3,054 (81.7%) treated with HCQ-AZ for at least three days and 683 (18.3%) patients with other treatments ("others"). Outcomes were death, transfer to Intensive care Unit (ICU), > 10 days hospitalization and viral shedding.
Results   Testing 101,522 samples by PCR from 65,993 individuals, we diagnosed 6,836 patients (10.4%) including 3,737 included in our cohort. Mean age was 45 (sd 17) and 45% were male. We performed 1,835 low-dose CT-scan highlighting lung lesions in 581 of the 953 (61%) patients with little clinical symptoms (NEWS score = 0). Mortality rate and risk of transfer in ICU was significantly lower in HCQ-AZ than in others (0.5% vs 2.8% and 0.8% versus 6.1%, p<0.05). Treatment by HCQ-AZ (OR, 0.21, 95% CI, 0.13;0.36, p< 0.001) was associated with a decreased risk of death and transfer in ICU. Viral shedding was shorter at day 10 in patients with HCQ-AZ (p<0.001). Conclusion Early diagnosis, early isolation and early treatment with at least 3 days of HCQ-AZ allow a significantly better clinical outcome and contagiosity in patients with COVID-19 compared to these treated by other treatments. Long-term follow-up for screening fibrosis will be the next challenge of the management of COVID-19.

un rôle important comme vient de le montrer une vaste étude récente.[43]

Remontées par l'Assurance maladie des données des patients traités pour des maladies chroniques par l'hydroxychloroquine et l'azithromycine

Concernant la remontée d'informations sur l'Assurance maladie, je m'en étais ouvert au ministre, en lui suggérant de faire rapidement une étude sur les porteurs de lupus ou de polyarthrite rhumatoïde, pour savoir quel était leur degré de contamination. Je ne sais pas si cette étude a été menée. Il y a des communications, en Italie, rapportant que le taux d'infections chez les patients qui prennent de l'hydroxychloroquine pour des maladies inflammatoires est beaucoup plus bas que celui de la population générale. Mais, je n'ai pas encore vu de publication officielle.

Position du HCSP sur l'absence de traitement efficace

Concernant la position du Haut Comité de santé publique (HCSP), je pense que, là encore, il est temps de regarder les études publiées sur le danger de l'hydroxychloroquine avant de prendre une position. À cet égard, il existe un papier que je vous joins, mettant en évidence que chez 900 000 personnes traitées par hydroxychloroquine, il n'y a eu aucune surmortalité et aucun problème

---

43. Yu B, Li C, Chen P, Zhou N, Wang L, Li J, et al. hydroxychloroquine application is associated with a decreased mortality in critically ill patients with COVID-1+. MedRxiv 2020; doi.org/10.1101/2020.04.27.20073379.

cardiaque, observé par rapport à un groupe contrôle de 350 000 personnes. Il n'y aura jamais, ou extrêmement difficilement, d'études portant sur plus d'un million de personnes, ce qui fait que si même des études de cette nature-là n'arrivent pas à montrer un risque supplémentaire, je pense que le HCSP devrait reconsidérer sa position en fonction de la réalité des risques liés à ce médicament.[44]

Je pense que les choix doivent toujours être réactualisés. Un des problèmes majeurs, que j'ai eu l'occasion de souligner à plusieurs reprises, y compris dans mon dernier livre, *Épidémies, vrais dangers et fausses alertes*, aux Éditions Michel Lafon (pardon pour ce conflit d'intérêts), est que l'État doit réactualiser ses positions en permanence, « tout dépend des circonstances ». Il faut éviter d'être orgueilleux, et de se figer dans une position initiale quand celle-ci ne fait pas la preuve de son efficacité.

Vaccins

Concernant les vaccins, je ne suis pas sûr qu'un vaccin, pour une maladie dont on ne sait pas si elle existera l'année suivante, soit réellement autre chose qu'un pari. Il n'empêche qu'il faut bien que certains prennent des paris, mais la route est longue, en particulier en termes de sécurité pour une maladie dont la mortalité devrait être située entre 1 et 2,5 %. Les exigences de sécurité, pour un vaccin de cette nature, prennent plusieurs années, en général. Il me

---

44. Lane C, Weaver J, Kostka K, Duarte-Salles T, Abrahao M. Safety of hydroxychloroquine, alone and in combination with azithromycin, in light of rapid wide-spread use for COVID-19: a multinational, network cohort and self-controlled case series study. MedRxiv 2020;doi.org/10.1101/2020.04.08.20054551.

paraît difficile, en dehors de l'état de panique, que cela puisse jouer un rôle rapidement.

J'ai la plus grande incompréhension sur les recommandations vaccinales, concernant des vaccins pourtant très anciens (*La Vérité sur les vaccins*, Éditions Michel Lafon, deuxième conflit d'intérêts !). Il n'y a aucune homogénéité sur les recommandations vaccinales en Europe, où il existe 23 programmes de vaccination différents, aucun rapport entre nos recommandations vaccinales et celles des États-Unis. Et des vaccins extrêmement importants et efficaces ne sont pas recommandés, comme celui de la varicelle (plusieurs centaines de milliers de cas en France, par an), le rotavirus (plusieurs centaines de milliers de cas). Et le papillomavirus (qui jusqu'à un passé récent n'avait pas été recommandé par le HCSP chez les hommes, à la différence de l'Angleterre et des États-Unis). Plus l'absence de mise en place d'une vaccination pour la grippe des enfants (la grippe aura tué probablement plus d'enfants cette année que le COVID, à la différence des sujets âgés). Tout cela amène à penser que la création d'un vaccin, en dehors de son aspect symbolique, ne débouche pas nécessairement sur un usage, compte tenu du retard pris à l'usage de vaccins dont l'intérêt a été démontré dans de très nombreux pays. Je pense qu'il est plus urgent d'avoir une réflexion sur les vaccins existant actuellement que sur les vaccins sur une maladie dont on ne sait pas si elle sera encore présente l'année prochaine.

Dépistage du COVID

Concernant le dépistage, personnellement, je reste convaincu que, pour les maladies infectieuses, il faut les diagnostiquer, les isoler quand elles sont contagieuses, et les traiter. Je n'ai pas changé mon attitude concernant ce domaine sur lequel j'ai commencé à travailler comme interne il y a 42 ans (hélas). J'avais identifié l'absence de structures de taille suffisante hospitalo-universitaires, pour prendre en charge ce type de problème. La recherche est une chose, la prise en charge des malades en est une autre. Il faut essayer de les regrouper sur des sites uniques. C'était l'objet de mon rapport, en 2002/2003, qui proposait la création de cet infectiopôle pour faire face à des crises sanitaires de cette nature (Rapport public – Rapport sur le bioterrorisme – Didier Raoult, juillet 2003). J'avais fait ce rapport à la suite de la crise du « bioterrorisme » où, au bout de 48 heures, il n'y avait plus que notre laboratoire qui était capable d'analyser les poudres, ne contenant d'ailleurs pas de bactérie du charbon. Cette incapacité à répondre à des situations de crise m'avait inspiré cette opinion, et je n'en ai pas changé depuis sur ce point.

Les difficultés rencontrées pour faire monter en charge les tests PCR ont été de deux natures. L'opinion que ce diagnostic faisait l'objet du monopole de deux centres nationaux de référence, qui sont un archaïsme (de mon point de vue). La compétence ne se décrète pas par la création de centres nationaux de référence, mais par la réalité. Les centres nationaux de référence, au moins celui de l'Institut Pasteur, n'ont pas les moyens de monter en charge pour faire des milliers de tests. Dans un laboratoire que je dirige à Marseille, nous faisons déjà 300 000 PCR par an, ce qui veut dire que la montée en charge pour résoudre ce type de problème ne pose pas de problème de saut quantitatif, ce qui amène à réfléchir. Peut-être aurait-il fallu, dès le départ, s'adresser au contraire, puisque les hôpitaux publics ne sont pas capables de s'organiser, aux laboratoires privés ou aux vétérinaires qui sont, eux, à même de gérer des milliers de tests diagnostiques (tels Eurofins ou Cerballiance), ou demander à des industriels de rapidement intégrer les tests concernant le coronavirus dans leur panel. (Pour ce domaine, j'ai un conflit d'intérêts, je fais partie du conseil d'administration de la Fondation Mérieux, qui elle-même est une des fondatrices de mon IHU.)

Ce que nous avons fait à l'IHU correspondait à quelque chose de banal : il s'agissait de répondre à la demande des personnes qui avaient été exposées, ou des personnes qui étaient malades, au fur et à mesure que l'épidémie s'est développée. Nous avons eu jusqu'à 25 % de personnes détectées positives, et de ce fait nous avons été les seuls à avoir des données qui ont pu être transférées au gouvernement.

Notre travail a été essentiel sur l'incidence sur les enfants (très peu de porteurs asymptomatiques, charge virale basse et non pas élevée comme dans la grippe, montrant qu'ils n'étaient pas les vecteurs de la maladie).[45]

---

45. Colson P, Tissot-Dupont H, Moran A, Boschi C, Ninove L, Esteves-Vieira V, et al. Children account for a small proportion of diagnoses of SARS-CoV-2 infection and do not exhibit greater viral loads than adults. Eur J Clin Microbiol Infect Dis 2020;In Press.
Objectives SARS-CoV-2 has emerged among humans in China since December 2019 and has now spread outside this country. Chinese reports have suggested that children are less affected than adults, but scarce data have been reported so far and no data are available for France. Methods We analyzed the number of SARS-CoV-2 RNA tests of respiratory samples sent to our laboratory between end of February and mid-March 2020. Clinical symptoms and mortality rate were analyzed among SARS-CoV-2-positive patients sampled in Marseille university hospitals. Results Between February, 27th and March 14th, 2020 we performed SARS-CoV-2 RNA testing on respiratory samples

Nous avons pu montrer la courbe en cloche avant que celle-ci soit révélée par l'analyse des taux de présence en réanimation, qui étaient les seuls disponibles pendant un temps en France, et qui montrent l'évolution de cette courbe, qui semble s'étirer vers la fin. Cela a été vu, pour l'instant, dans tous les pays dans lesquels cette maladie a sévi. Il est intéressant de voir que, là aussi, des fantasmes sur les rebonds ou sur les deuxièmes vagues ont circulé sans aucune base publiée. Je vous joins, à cet égard, un très joli travail réalisé par Singapour, montrant l'évolution en cloche de la maladie dans tous les pays où cela a été étudié[46], et nous avons la même. Ces travaux montrent que pour l'instant la théorie du rebond ne bénéficie d'aucun antécédent réel.

Immunité et sérologies

Nous ne savons pas combien de temps les personnes sont immunisées. La population ne semble pas très immunisée. Nos études préliminaires montrent 3 % de patients présentant des anticorps. L'idée, encore une fois, que cette maladie aiguë ne soit pas immu-

---

from 4,050 individuals and diagnosed 228 cases. Among 99 documented cases, 2 (both >85 year-old and admitted with acute respiratory distress) died (2.0%), while children in our series were majoritarily asymptomatic. We observed an increasing incidence (7.4-fold rise) of positive tests between 1-5 year and 45-65 years, then a decrease >65 years. The proportion of positive subjects was significantly lower among children whose age was 0-1 year (0%), 1-5 years (1.1%) and 5-10 years (3.6%) than among subjects >18 years (6.5%). In addition, SARS-CoV-2-positive children exhibited viral loads that do not differ significantly compared to those of adults, proportion of high viral loads (Ct<19) being 0%, 0% and 9% for subjects <10 years, between 10-18 years and >18 years, respectively. Conclusion Thus, children and adolescents accounted for a low proportion of SARS-CoV-2 infections and did not exhibit higher viral loads than adults, and they may not contribute significantly to the virus circulation.

46. https://ddi.sutd.edu.sg/when-will-COVID-19-end/

nisante paraît un paradoxe. C'est une maladie qui, au contraire, est trop immunisante dans les formes graves. De ce point de vue, la question sur la perfusion de plasma hyper immunisée est une question complexe. Il est possible que cela joue un rôle au début de la maladie, mais certainement pas à la fin, au moment où, au contraire, il y a plutôt trop d'anticorps que pas assez. Nous sommes les seuls à avoir ces données.[47]

Concernant les tests sérologiques et de dépistage, ils auront plus un intérêt épidémiologique, un intérêt d'évaluation sur les mesures de protection des personnels (par exemple, nous avons testé nos personnels à l'IHU et montré que le taux de positivité n'était que de 3 % en fin d'épidémie, ce qui montre que les mesures de protection des personnels, à l'IHU, ont été suffisamment efficaces pour éviter qu'ils prennent des risques particuliers, la prévalence des anticorps dans cette population n'étant pas différente de celle de la population non exposée).

Recommandations concernant le déconfinement

Concernant les masques, la question se pose de multiples façons. Sur le plan virologique, le port d'un masque dans la rue n'a probablement pas d'effet protecteur. Il a des effets protecteurs à moins de 30 ou 40 centimètres d'une personne infectée, et qui tousse. Sur le plan des sciences sociales, les choses sont plus complexes et je ne sais pas vraiment

---

47. Edouard S, Colson P, Melenotte C, De Pinto F, Thomas L, La Scola B, et al. Evaluating the serological status of COVID-19 patients using an indirect immunofluorescent assay, France. J Clin Microbio, 2020. Submitted.

les juger. Il est clair que de porter un masque change l'aspect de la circulation, et attire l'attention sur le risque de contagiosité, empêche probablement les rapports sociaux trop proches, et joue peut-être un rôle. Dans ce sens, la recommandation gouvernementale actuelle, qui apparaît un peu comme du laisser-faire, me paraît elle relativement raisonnable, compte tenu du fait que, si même une seule partie de la population porte des masques, ce rappel du risque épidémique sera peut-être suffisant pour empêcher de reprendre des rapports sociaux trop proximaux.

En conclusion, les pays qui ont eu une politique rationnelle, ont été conseillés par des scientifiques ayant l'expérience des épisodes épidémiques et n'ayant aucun conflit d'intérêts, n'ont pas été sélectionnés parmi ceux investis dans la dernière guerre contre les microbes qui étaient le sida. Tous ces pays ont réalisé la même politique : de très nombreux dépistages, isolement des patients par hospitalisation ou dans des hôtels libérés (comme en Israël). Éventuellement, confinement de quartiers ou de zones présentant de nombreux cas et dans la plupart des pays, traitement à base soit de chloroquine, soit de tous les produits existants comme cela a été souvent le cas en Chine où les recommandations ont été d'utiliser tous les antiviraux disponibles en essayant de ne pas dépasser trois à la fois. Cette attitude de base qui est l'attitude médicale a amené tous les pays qui avaient mis en place cette stratégie à avoir une mortalité très faible. Le paradoxe apparemment dans notre situation, comme celle des pays européens et des États-Unis, est que les pays les plus riches ont eu la mortalité la plus forte car ils sont restés désarmés devant cette épidémie. La multiplication des tests est arrivée très tardivement. Nous sommes actuellement à la fin de l'épidémie. Les isolements ont été faits sur un mode de quarantaine et non pas sur un mode de Lazaret, que nous connaissons bien à Marseille. Nous savons à Marseille, depuis plusieurs siècles, que le Lazaret (on isole les malades) a un intérêt (comme en avaient les sanatoriums) mais que la quarantaine (on confine tout le monde) ne fonctionne pas (elle consiste à enfermer des gens contagieux avec des non contagieux) et il se passe ce qui s'est passé sur les bateaux comme le *Diamond Princess* ou le *Charles-de-Gaulle* qui sont des exemples typiques de ce qu'est le confinement sans test préalable. Le bilan de cette maladie, qui n'est pas extrêmement contagieuse comme cela a été dit (peut-être 3 à 4 % de la population a été touchée, ici comme dans toutes les zones dans lesquelles cela a sévi), est que la mortalité est, ou devrait être relativement faible quand il y a une prise en charge raisonnable. Elle est aux alentours de 1-2 % dans la plupart des pays qui ont accepté de prendre des mesures efficaces contre les maladies infectieuses, et au total, on se retrouve avec les grands pays européens dans une situation où la mortalité a atteint des degrés de cette nature sans que ceci soit directement lié à l'âge ni à l'obésité de la population générale (qui sont des facteurs indépendants de la mortalité dans l'étude que nous sommes en train de faire, basée sur Health at Glance OCDE 2019). Au total, je pense que cette crise devra, à l'avenir, interroger le pays sur le choix de ses experts, en se basant moins sur des réseaux ou des habitudes que sur des données vérifiables, ce que j'avais déjà écrit en 2003 dans mon rapport. Deuxièmement, se préoccuper très sérieusement des conflits d'intérêts, en particulier maintenant que c'est devenu si facile, comme je le soulignais aussi dans mon rapport de 2003, et réaliser des infectiopôles pour mailler le pays, de 6 ou 7 instituts et pas seulement 1 à Marseille comme je le recommandais déjà dans mon rapport de 2003.

12 MAI 2020. COVID19 : QUELLES LEÇONS DOIT-ON TIRER DE L'ÉPIDÉMIE ?

– *Professeur Didier Raoult, comme toutes les semaines, ma première question sera : où en est-on de l'épidémie ?*

Nous, ici, à Marseille on voit qu'elle est en train de disparaître, avec un seul cas détecté malgré le fait qu'on ait testé plus de 1 200 personnes, donc on voit bien que les choses sont en train de s'arrêter. La forme c'est une courbe en cloche. Cette cloche à Marseille, peut-être du fait que nous ayons systématiquement diagnostiqué, traité les gens (on sait que le traitement diminue la durée du portage viral), cette cloche a duré en moyenne moitié moins que ce que l'on voit dans la plupart des pays. La France et l'Italie ont une durée moyenne qui est plus longue que celle de la moitié des pays. Mais les courbes ont la même tendance, et on voit qu'un peu partout les choses sont en train de s'arrêter, qu'il s'agisse des cas détectés (à condition de les avoir), des cas hospitalisés, des réanimations, des morts. Ce sera un peu plus long parce que malheureusement il restera quelques morts qui sont actuellement en réanimation qui vont apparaître, et on voit que cet épisode est en train de se résoudre et qu'il n'y a nulle part de dos de chameau. C'est la courbe banale. Il y aura quelques cas sporadiques qui apparaîtront ici ou là, éventuellement s'il y a quelqu'un qui est supercontagieux il y aura quelques cas autour de lui, mais tout ça ne traduit plus une dynamique épidémique. L'épidémie est en train de se terminer.

— Concernant les choix thérapeutiques qui peuvent être faits, qu'est-ce qui peut aujourd'hui les éclairer, quels essais conduits pourraient aujourd'hui éclairer davantage les actions à mener ?

Ce qu'on voit, c'est que dans une épidémie comme celle-là, il y a des choses qu'il ne faut pas oublier. En particulier, c'est une épidémie avec un virus qu'on ne connaît pas, qu'on ne connaissait pas. La plupart des spéculations qu'on avait faites sur ce virus étaient fausses. C'est une maladie différente des autres maladies respiratoires. Elle atteint le poumon profondément plutôt qu'en superficie, ce qui veut dire que les signes respiratoires sont très tardifs, juste avant la réanimation. Deuxièmement il ne faut pas que cette peur de cette épidémie, qui a tout envahi, finisse par remplacer ce qui est la médecine habituelle. Il faut soigner les gens, pas les laisser à la maison. D'ailleurs c'est une leçon qui vient d'être donnée à la fois en Islande et en Suède, où ils ont des taux de mortalité très bas. Ils ont mis en priorité le fait de faire du soin, ce qui veut dire que si vous soignez les gens, même si vous n'avez pas le médicament précis qui permet de tuer le virus, ils vont mieux à la fin, il y a moins de morts. Nos taux de mortalité, dans les gens qui étaient hospitalisés à l'IHU, sont de 0,8 %. Si en plus vous utilisez le traitement qui marche le mieux, vous diminuez encore cette mortalité, en particulier chez les sujets les plus vulnérables. Mais déjà, le fait de s'occuper des gens, de les traiter, de leur donner de l'oxygène quand ils en ont besoin, de les surveiller, améliore la situation. Là, en l'occurrence, il fallait donner des anticoagulants parce que cette maladie donne des troubles de la coagulation. Il faut soigner les gens. On ne peut pas, dans une épidémie, dire : « On ne soigne pas les gens. » Il s'est mis en place quelque chose de très étonnant, on ne soigne pas les gens, ensuite on interdit aux médecins de prescrire des médicaments qui pourraient marcher. Cela n'empêche pas les gens les plus riches et les plus fortunés de trouver comment se soigner, ce sont les gens les plus pauvres, ceux qui n'ont pas de réseau, qui n'ont pas réussi à avoir les médicaments, qui trinquent. Et donc, ces épidémies ne doivent pas faire perdre les nerfs au point qu'on en oublie la médecine elle-même. La médecine, c'est s'occuper des malades, les soigner, les hospitaliser quand ils ne vont pas bien, leur donner de l'oxygène et au fur et à mesure de la connaissance, améliorer la qualité des soins.

Pour les stratégies thérapeutiques, tout ça a été rendu confus parce qu'était en cours un grand projet d'évaluation scientifique, et qui est d'ailleurs peut-être la raison pour laquelle on n'a pas soigné les gens en attendant qu'il y ait un essai thérapeutique qui arrive, dont on connaîtra les résultats quand il n'y aura plus personne qui sera malade. Cet essai comportait des molécules dont l'une avait très peu de chances de marcher, le lopinavir, très rapidement on a vu qu'elle ne marchait pas, et une autre n'aurait très probablement jamais pu être utilisée, car elle n'est pas sur le marché et ne pouvait probablement pas être produite en France, c'est le remdesivir de Gilead. De toute manière, elle a une toxicité telle que dans 10 % des cas, on est obligé de l'arrêter. Il n'y a toujours aucune évidence publiée que le remdesivir ait sauvé une seule vie. Il faut faire attention avant de se jeter dans des choses comme ça. En revanche, de l'autre côté, il y a maintenant des travaux qui s'accumulent qui viennent de Chine, qui sont les seuls à avoir publié de très très larges séries, avec nous maintenant, qui montrent que l'hydroxychloroquine permet de diminuer la charge virale, d'éviter le passage en réanimation, et d'augmenter l'espérance de vie avec, dans une étude, 50 % des gens qui sont sauvés. Le seul médicament pour lequel il y ait des évidences publiées dans des journaux avec des études randomisées, c'est l'hydroxychloroquine, les deux autres n'ont jamais fait la preuve de leur efficacité, jamais. Je dis ça pour remettre un peu les choses en perspective, je sais que maintenant ce sont les journalistes qui font les analyses scientifiques mais c'est pas comme ça que cela doit se passer.

Ce que cette crise a montré aussi, c'est que l'organisation des soins, et c'est peut-être une des raisons pour lesquelles cette décision de dépister massivement a été prise, a été incapable de développer les stratégies de test systématique qui ont été mises en place dans la plupart des pays. Pourtant c'est banal, il y a plein de gens volontaires pour les faire, il y a eu une tentative de monopoliser la capacité à diagnostiquer les gens qui est très profondément anti-médicale. Il y a une réflexion à avoir et à laquelle il faudra réfléchir à l'avenir, car on ne peut pas dire qu'on ne soigne pas les gens, on ne peut pas interdire aux médecins de soigner, on ne peut pas empêcher les gens de faire du diagnostic quand ils ont les moyens de le faire, il y a vraiment un travail à faire là-dessus.

Et enfin, la vraie leçon, c'est que pour les nouvelles maladies il faut être prêt, il faut être rapide, il faut être organisé et il faut avoir l'esprit ouvert. Cette maladie nous a appris une quantité de choses sur l'atteinte respiratoire, sur la coagulation. Maintenant ce qu'on est en train de voir et ce qu'il va falloir organiser, c'est l'existence de séquelles, en particulier de fibroses qui sont dans un nombre qui n'est pas négligeable. Ce que nous sommes en train de faire maintenant, c'est un plan pour détecter le plus tôt possible les gens qui vont faire des fibroses, parce qu'à un stade précoce il y a des thérapeutiques qui peuvent être mises en place. Compte tenu de la population considérable de gens qui ont été infectés, et non diagnostiqués, ce ne sera pas simple. Je ne sais pas comment on pourra avoir accès à ces gens qui n'ont pas été diagnostiqués et qui ont fait cette maladie, et qui vont peut-être évoluer vers la fibrose. C'est un autre point sur lequel il faudra certainement qu'il y ait une réflexion pour savoir quelle est la meilleure stratégie, dont j'espère qu'elle sera plus proche de ce que je crois être la meilleure manière de faire que de ce que cela était jusqu'à présent, puisque mes conseils n'ont pas toujours été suivis.

19 mai 2020. Comparaison des courbes épidémiques selon les villes et pays

— Professeur Didier Raoult, où en est-on de l'épidémie, et pouvez-vous tirer de premières conclusions, notamment au vu des données de mortalité qui sont à votre disposition ?

Sur le plan de l'épidémie, on voit bien qu'on est au bout, petit à petit il ne subsiste que quelques cas sporadiques. Les choses sont en train de se résoudre, ici comme ailleurs du reste, on voit que le nombre de patients hospitalisés en réanimation, le nombre de morts, le nombre de cas nouveaux diminuent à peu près partout. Donc c'est en train de disparaître au milieu du printemps, il y avait une possibilité non négligeable que ça arrive.

Le fait d'arriver au bout permet d'avoir une idée de la mortalité et de ce qu'il s'est passé dans les différents lieux, car il y a eu beaucoup de commentaires sur la différence entre notre stratégie et celle d'autres régions. En France, le nombre de décès rapporté au million d'habitants est de 419 morts par million d'habitants, avec des pics considérables vu qu'il y a eu jusqu'à 600 morts par million d'habitants dans le Grand Est. En Île-de-France, 500 par million d'habitants, et à Paris 759 morts par million d'habitants, c'est considérable. Pour vous donner une idée, il y a eu plus de morts en Île-de-France pour 12 millions d'habitants qu'il n'y en a eu à Wuhan, où ça a commencé, pour 12 millions d'habitants également. Donc la gestion de l'épidémie en Île-de-France a été moins performante en termes de résultats que celle de Wuhan, qui a vécu la toute première vague au cours de laquelle on ne savait pas comment traiter les choses. Je ne veux pas comparer au reste de la Chine où la mortalité est beaucoup plus basse, parce qu'au début, il y avait une mortalité importante. Si on regarde du côté de ces 500 morts de la région Île-de-France ou 600 du Grand Est, dans la région Sud il y avait 168 morts par million d'habitants, à Marseille aux alentours de 140, et je vais vous montrer les données plus spécifiques d'ici qui font partie d'une très grande série que l'on a fini d'écrire, qui est la plus grande série mondiale d'étude du COVID pour lequel on a une mortalité extrêmement basse. Avec notre protocole thérapeutique, on a une mortalité de 0,5 % des patients infectés, ce qui est extrêmement bas.

Ce qui est intéressant, c'est qu'on aura tout entendu sur notre protocole, qu'on donnait du poison avec l'hydroxychloroquine, qu'on ne traitait que des gens qui auraient guéri spontanément, c'est intéressant de regarder notamment en termes de classes d'âge. Ce que l'on voit en Chine, c'est que toutes les classes d'âge ont été touchées et que le facteur le plus important c'est d'avoir plus de 70 ans. Mais toutes les classes d'âge ont été touchées, la moitié des gens touchés avaient moins de 70 ans et il y avait dans cette moitié des gens qui avaient 20 ans. On a retrouvé la même chose en Italie au début, les choses ont été corrigées en Chine et en Italie à partir du moment où on a pris une stratégie de test et de traitement systématique, mais on voit que le protocole était le même sur les 1 000 premiers décès. Et on voit que dans le Grand Est, et dans la région parisienne, ça s'est passé comme en Chine et en Italie au début, c'est-à-dire que quand on ne fait rien, quand on ne détecte pas et qu'on ne traite pas systématiquement, on a exactement les mêmes éléments, les mêmes profils de mortalité. On a de la mortalité chez les gens jeunes, et une proportion très importante de gens de moins de 70 ans qui meurent. Nous, dans notre travail qui vient d'être fini, dans l'IHU, avec ou sans notre traitement on voit qu'il n'y a pas de morts en dessous de 60 ans, il y en a deux en dessous de 70 ans, et si on ne regarde que les patients traités par hydroxychloroquine et azithromycine, il y a 1 mort de moins de 70 ans en tout, il avait 61 ans. Ça, c'est vraiment une preuve matérielle du fait qu'alors qu'on nous disait qu'on traitait trop de jeunes, on a bien fait de les traiter car les jeunes ne sont pas morts ici. Ça fait une grosse différence. Plus de la moitié des personnes qui sont décédées ici avaient plus de 80 ans. Ce qui est différent des autres situations. Il y a une question qui s'est posée, celle de la prise en charge le plus tôt possible de tout le monde, y compris des jeunes, qui entraîne une différence dans la mortalité générale et une différence dans la mortalité par tranche d'âge.

— Prenons deux grandes villes françaises, par exemple Paris et Marseille : pouvez-vous comparer les données de mortalité de ces deux villes ?

Oui, bien sûr, car les données sont publiées avec l'adresse du département, pour Paris c'est facile, et pour Marseille on a des données qu'on a croisées entre l'ARS et ce que nous avons des hôpitaux. La mortalité à Paris est plus de 5 fois supérieure à celle de Marseille. Quand il mourait une personne à Marseille, il en mourait un peu plus de 5 à Paris. Ça fait une grosse différence. Et on voit que ce n'était pas parce que les gens étaient plus âgés, parce qu'il y a des jeunes qui sont morts en Île-de-France, et que donc il y a une grande différence dans la prise en charge. Cela doit amener à se poser des questions très sérieuses sur la gestion de l'épidémie dans cette partie de la France.

— Pensez-vous que les tests sérologiques[48] vont avoir un rôle dans la lutte contre l'épidémie, et sinon à quoi vont-ils servir ?

Je peux toujours changer d'avis, parce que je ne veux rien prédire, mais pour l'instant je ne vois pas d'utilité pour lutter contre l'épidémie parce que les taux sérologiques sont très bas, de l'ordre de 3 ou 4 %, à Marseille. Nous, ils nous ont été utiles pour évaluer le risque qu'a pris notre personnel à accueillir tous ces malades, avec plus de 6 000 patients infectés qui ont fini par passer dans nos murs. On voulait donc voir le risque pris en traitant ces malades. Le taux de séropositivité de notre personnel, y compris ceux en contact avec les malades ou avec les virus au laboratoire, est très bas, de l'ordre de 3,5 %, le même que la population extérieure. Donc il n'y a pas eu de risque pris par les gens qui étaient au contact des malades. C'est un travail qui confirme ce qui a été trouvé en Espagne, où une très grande étude sur plusieurs dizaines de milliers de gens testés sérologiquement montrait que les gens qui étaient allés au travail comme d'habitude étaient plutôt moins infectés que les gens restés confinés. Cela montre que le confinement sans tester les gens représentait un danger. Il fallait confiner des gens qui étaient tous libres d'infection, mais pas les confiner avec des gens infectés, ce qu'on voit dans les EHPAD par exemple. Dans les EHPAD où il n'y a personne d'infecté, on ne peut pas laisser une personne infectée au milieu sans qu'elle infecte les autres. Enfin, pour le reste, je ne vois pas trop à quoi servirait, en dehors de situations d'études

---

48. Les tests sérologiques permettent de détecter la présence d'anticorps chez un patient, signe qu'il a déjà été en contact avec le virus.

épidémiologiques, ou d'évaluation des méthodes, le fait de tester sérologiquement les gens. Je pense que ça n'a pas d'importance, on ne peut pas prendre de mesures basées là-dessus.

– 3 –

LE LANCET GATE ET LA FIN DE LA PREMIÈRE ÉPIDÉMIE

25 MAI 2020. 4 000 PATIENTS VS BIG DATA : QUI CROIRE ?

— *Professeur Didier Raoult, où en est le travail de l'IHU face à l'épidémie de coronavirus ?*

L'épidémie de coronavirus est en train de se terminer, comme j'imaginais que ça se passerait. On a de moins en moins de patients, donc on a clos notre première très grande étude, avec plus de 3 600 patients, ce qui nous permet d'avoir une vision assez claire de ce qu'il se passe. Parmi les gens traités, la plupart l'ont été par l'association hydroxychloroquine et azithromycine, et dans ce groupe la mortalité est de 0,5 %, la plus basse au monde. Je ne sais pas si ailleurs l'hydroxychloroquine tue, mais ici elle sauve beaucoup de gens. C'est un point, et quand on compare avec des méthodes très sophistiquées les groupes thérapeutiques, parce que certains n'ont pas pu recevoir les deux traitements, certains n'ont pas voulu prendre le traitement, certains sont arrivés trop tard pour pouvoir recevoir le traitement, on voit que, quand on ajuste sur l'âge, les facteurs de risque, l'hydroxychloroquine et l'azithromycine donnent de meilleurs résultats que les autres traitements, et ces différences sont significatives.

D'ailleurs il y avait un autre traitement, une autre publication un peu bidouillée publiée dans le BMJ, qui donnait les mêmes résultats que nous, mais ils ont refusé d'analyser leur traitement par hydroxychloroquine et azithromycine qui était significativement différent des autres puisque parmi les 16 traités, aucun n'est parti en réanimation et aucun n'est mort. Ni les auteurs, ni le méthodologiste qui était là-dedans n'ont accepté de donner des résultats et n'ont même pas réalisé de test statistique pour savoir si c'était mieux ou non, alors qu'il était évident que c'était mieux avec une différence significative.

Nous, globalement, on a fait ce qu'on considérait comme étant notre devoir, c'est-à-dire soigner les gens. Il faut dire que d'ailleurs, le gouvernement ne nous a absolument pas empêchés de travailler. On a fait 130 000 tests par PCR chez 50 000 patients, on a fait le diagnostic de 5 000 cas dont beaucoup ont été traités ici. On estime qu'on a fait notre travail. On a été les premiers à dire que les enfants n'étaient pas infectés, j'ai eu l'occasion de le dire aux plus hautes autorités de notre pays. Maintenant je sais pourquoi ils n'ont pas été infectés, je vous le dirai la semaine prochaine. On a toutes les données pour le comprendre parce qu'on a accumulé un nombre de données considérables, probablement unique au monde. On sait que certaines choses qui avaient été sous-estimées, comme le zinc, jouent un rôle dans la sévérité de la maladie. Les gens qui ont une pathologie sévère ont des taux de zinc qui sont beaucoup plus bas que les autres, à côté d'autres données décrites dans la littérature. On sait que les gens peuvent être très malades avec des lésions qui sont très visibles au scanner, alors qu'ils ne sont pas essoufflés. Ça pose une question sur la stratégie : sur une maladie nouvelle on ne peut pas deviner à partir des données anciennes ce qu'il va se passer. Chaque maladie a sa propre histoire et sa propre évolution.

On estime qu'on a fait notre travail, c'est la fin de l'épidémie, il faudra en tirer des leçons avec un peu de patience. La presse ne vit pas sur le même rythme que nous, mais on est très sereins sur les querelles politiques, scientifiques, publicitaires, ça a un temps et le temps fait le tri de tout ça.

— Est-ce que les dernières études, notamment celle publiée dans le Lancet *vendredi, vont vous faire changer d'avis ou d'opinion vis-à-vis de l'hydroxychloroquine ?*

C'est un peu fou. Je comprends bien que les gens aient des difficultés à ce que je dise ça et que d'autres disent autre chose. Mais moi ce n'est pas mon problème, vu les 4 000 malades qui sont passés entre nos mains. Ne croyez pas que je vais changer parce qu'il y a des gens qui font du big data, qui est une espèce de fantaisie complètement délirante, qui prend des données dont on ne connaît pas la qualité, qui mélange tout, qui mélange des traitements dont on ne connaît pas la dose. C'est sûr que l'hydroxychloroquine, on peut se suicider avec si on en prend trop, comme avec le Doliprane qui est probablement plus dangereux que l'hydroxychloroquine. Le Doliprane est la première cause d'intoxication dans les pays développés. C'est dangereux, ça tue beaucoup en cas d'abus. Comment voulez-vous qu'une étude foireuse faite avec des big data change ce que nous avons vu ? Les électrocardiogrammes, ici on en a fait 10 000 chez des malades qui ont eu cette maladie, qui ont tous été vus par l'équipe d'un professeur de rythmologie, cardiologue spécialisé dans l'analyse électrique du cœur. Je ne vais pas changer d'avis pour une publication, quel que soit le journal dans lequel elle passe.

Il faut se poser réellement la question de savoir s'il existe une dérive de la recherche et des journaux de recherche médicale, comparable à ce qu'on a vu dans la dérive des médias généralistes, dans lesquels la réalité, le vrai monde, la réalité tangible, est tordue d'une telle manière qu'à la fin ce qui est rapporté n'a plus rien à voir avec la réalité observable. Quand nous parlons, nous, c'est de malades, c'est de gens qui ont été vus par l'équipe ici. Il suffisait de filmer pour voir combien de malades sont passés ici. Il n'y a rien, à part peut-être le gâtisme, qui va effacer ce que j'ai vu de mes yeux, ce que j'ai observé. Ce qui se publie dans la littérature est complètement déraisonnable. Donc il y a une vraie question, qui se pose là comme ailleurs, qui est la différence entre le travail réel, avec la vision quotidienne de ce qu'on voit tous les jours. Tous les jours on fait deux réunions d'une heure, pour examiner tous les résultats, tout ce qu'il se passe, tous les malades, qui peut sortir, qui ne peut pas sortir, qui est contagieux, qui ne l'est pas. Et tout ça depuis deux mois et demi. S'il suffisait qu'il y ait quelqu'un qui publie une bêtise dans la littérature pour que j'oublie tout ce qu'on a fait pendant deux mois et demi, c'est que je serais devenu fou. Je ne vais pas changer d'avis parce qu'il y a des gens qui disent : « Nous qui n'avons pas vu de malades, on vous dit ce qu'il s'est passé parce que vous, qui avez vu des malades, ne savez pas ce qu'il s'est passé. » Je ne peux pas le croire ! La seule chose qui m'ennuie c'est qu'on est en balance pour ceux qui n'ont les informations que de manière secondaire, entre nous, ce que nous avons et je vous assure que c'est vrai, il suffit de voir les dossiers ici et la mortalité que nous avons chez nous. Il y a eu 36 personnes qui sont passées à l'intérieur de l'IHU et qui sont mortes. On a regardé très précisément leur cause de mortalité à chacun, on sait de quoi ils sont morts. Aucun n'est mort à cause de tachycardie ventriculaire, ce n'est pas vrai. Donc comment est-ce possible que nous sur 4 000, il y en ait eu 0, et qu'eux en rapportent 10 % dans un papier. C'est impossible. Qui se trompe ? Celui qui n'a pas vu les malades ou ceux qui ont examiné les malades ? Ce n'est pas sérieux.

Donc il y a une vraie réflexion à avoir, pas pour moi : je ne vais pas changer de position parce que la réalité, je l'ai vue. En plus je connais bien l'hydroxychloroquine parce que je l'ai donnée à plusieurs milliers de malades avant, pour d'autres maladies. Et puis les rhumatologues donnent ça à plusieurs milliers de gens, d'ailleurs vous allez voir, dans les décisions politiques, il va être extrêmement étrange de dire que les rhumatologues ont le droit d'utiliser un médicament très toxique, mais que les gens qui soignent le COVID n'ont pas le droit de l'utiliser ! Mais peut-être les rhumatologues n'auront-ils plus le droit de l'utiliser non plus ? Peut-être n'auront-ils plus le droit, parce qu'il y a un produit concurrent qui va peut-être nous faire le même coup que le remdesivir, c'est le tocilizumab, qui est un anticorps monoclonal, qui coûte à peu près 200 euros par semaine alors que l'hydroxychloroquine ne coûte presque rien, et vous allez voir comme c'est la même cible, l'interleukine, on va vous dire que l'hydroxychloroquine c'est pas bon en rhumatologie, qu'il faut la remplacer par un produit qui coûte 20 à 50 fois plus cher. Donc c'est une vraie question, est-ce qu'il faut détruire tous les vieux médicaments qui marchent depuis des décennies sans problème majeur, pour les remplacer par de nouveaux médicaments qui coûtent un prix fou ? Ça ne va pas concerner que le COVID, ça va concerner tout le monde.

Quant à cette étude du *Lancet*, on va mettre cette étude sur notre site, vous verrez que quand l'analyse n'est pas faite à partir de big data, mais par des gens qui ont pris en charge les malades, les conclusions sont complètement différentes de celles des gens qui n'ont vu que des données. Neuf fois sur dix, les gens qui ont vu les malades trouvent que l'hydroxychloroquine marche. Quand les gens n'ont pas vu les malades, à chaque fois ils considèrent que ça ne marche pas. Alors qui croyez-vous ? Celui qui a vu les malades et qui les a traités, ou celui qui a analysé des données informatiques issues des hôpitaux et remplies on ne sait pas comment ?

2 JUIN 2020. LES PIEDS NICKELÉS FONT DE LA SCIENCE

— *Professeur Didier Raoult, quelle est votre opinion à propos du scandale des derniers jours : le Lancet Gate[49] ?*

Ça dépasse bien le Lancet Gate, le Lancet Gate est un symptôme tellement comique que finalement, on dirait « les Pieds Nickelés font de la science ». Ça n'est pas raisonnable. Quatre personnes qui n'ont rien à voir avec le champ ont embarqué ce

---

49. Le Lancet Gate est le nom que nous donnons au scandale qui a fait suite à la publication d'une étude dans le *Lancet* qui semblait démontrer la toxicité de l'hydroxychloroquine mais qui a été ensuite retirée par la revue scientifique, suite à l'impossibilité pour ses auteurs de démontrer la véracité de leurs données.

malheureux Suisse dont on ne sait pas ce qu'il fait dans cette affaire, il y a une fille qui apparaît comme étant une star érotique, un type qui n'est pas compétent dans ce domaine-là, qui envoie un papier sans aucune donnée d'éthique, sans aucune donnée sur ses sources, sans aucune donnée pratique. On voit tout de suite que c'est faux. On m'a contacté au plus haut niveau le jour de la sortie de cet article pour me demander ce que j'en pensais, parce que le ministère était en train de prendre une réaction absolument rapide, dans l'urgence. Je leur ai demandé deux jours pour que j'analyse le résultat, parce que je ne me prononce pas sur un titre. Je sais lire les articles. J'ai probablement lu et reviewé le plus d'articles, j'ai été dans le plus grand nombre de comités éditoriaux dans ce pays, en maladies infectieuses, voire dans le monde. Donc je sais lire les articles, et quand on lit cet article on voit tout de suite que c'est un faux, que ce n'est pas vrai. Il y a plus de morts dans cet article que les pays en ont déclaré. Vous voyez qu'il n'y a aucune donnée pratique. Et puis surtout il y a une chose que les gens oublient, qui est une chose très étrange et très intéressante, qui explique le résultat et la suite : les gens ne font plus la différence entre les données réelles et les données digitales de big data.

Nous, quand on nous demande si on a été émus par tout ça, on répond que non. Parce que tous les matins on regardait combien il y avait de gens dont on avait fait le diagnostic qui étaient hospitalisés. On a envoyé pour publication une série de 3 800 personnes, on les a toutes vues nous. On a fait des électrocardiogrammes nous. 7 500 ont été vues par une équipe de cardiologues. On leur a fait faire des radios, nous, par une équipe de radiologues, on a fait 2 000 scanners low-dose. Tout ça c'est de vraies choses. Donc quand vous me dites que parmi tous les malades qui sont passés ici, il devrait y avoir 10 % de morts à cause de l'hydroxychloroquine, je ne sais pas de quoi on parle. Il y a une telle différence entre la réalité et un article fait avec un ordinateur sans voir le moindre malade, sur lequel la presse se jette car les journalistes ne savent pas lire d'article scientifique. On voit bien que l'infrastructure d'analyse des articles s'est dégradée, aussi bien dans le *Lancet* que dans le *New England* qui a publié une autre étude aussi fantasque de la même équipe de Pieds nickelés. Le *British Medical Journal* a fait enlever tous les tests significatifs en faveur de la chloroquine dans un article, et dans un autre, fait par un méthodologiste célèbre qui était celui du Mediator, refuse d'analyser le fait que l'association hydroxychloroquine et azithromycine est plus efficace que tous les autres traitements. Donc il y a une espèce d'emballement dans lequel l'opinion devient plus importante que la réalité scientifique. Les méthodes servent à démontrer qu'on a raison, quelle que soit la situation. Et à la fin on oublie qu'il y a de vrais docteurs qui voient de vrais malades, et qui les analysent.

Pour faire ce travail sur 3 800 personnes, il y a eu entre 250 et 300 médecins, pharmaciens, internes, étudiants en médecine. Il y a eu 100 médecins bénévoles qui sont venus nous aider pour téléphoner aux gens qui étaient positifs, parce qu'on a fait 150 000 tests pour 54 000 personnes. On a eu 100 étudiants qui étaient là pour rentrer tout dans les bases de données. Alors, me faire croire que 5 personnes dans un bureau arrivent à faire 20 fois plus que ce qu'on arrive à faire avec 250 personnes, ça n'est pas possible, car je ne crois plus aux contes de fées depuis très longtemps. C'est juste pas vrai, il suffit de réfléchir deux minutes pour voir que c'est pas vrai.

Donc il y a un réel problème : c'est qu'une communication dont je comprends bien qui la pousse sur le remdesivir n'est pas raisonnable, elle m'apparaît appartenir davantage aux jeux boursiers qu'à la réalité médicale. Il y a une communication sur la chloroquine qui est devenue passionnelle à un point extraordinaire, motivée à la fois par la haine de Trump et Bolsonaro qui ont dit, hélas à mes dépens, que la chloroquine était une chose très bien. Et puis il ne faut pas inverser les choses : il y a une haine des vraies élites. Les vraies élites, en réalité, c'est nous. On me demande pourquoi les « élites » ne nous aiment pas. Mais on parle de fausses élites, et ce sont elles qui n'aiment pas les vraies élites ! Moi je suis une star des maladies infectieuses. J'ai tout vu, j'ai un cursus qui fait rêver n'importe qui, aussi bien dans les fonctions officielles, j'étais le plus jeune président d'université de France, le plus jeune de tous les professeurs de classe exceptionnelle, le professeur le plus ancien dans le grade le plus élevé de ce pays en médecine. J'ai tout eu, dans ma vie. Donc c'est moi, l'élite.

Mais ce pays, de temps en temps, a des crises dans lesquelles il veut décapiter son élite. Pendant la Révolution, on a décapité Lavoisier, l'INSERM en 1981 a décapité les 5 médecins les plus célèbres de France : Hamburger qui avait inventé la greffe rénale, Daucet qui était le seul prix Nobel en activité, Minkowski, Mathé qui avait inventé l'immunothérapie et le traitement du cancer de la vessie, parce qu'ils avaient dirigé leur unité pendant plus de douze ans et que c'était pas supportable. C'est ce pays qui est comme ça, de temps en temps il a une crise dans laquelle il coupe les têtes de son élite la plus connue et la plus représentative. Donc il ne faut pas inverser les choses, l'élite n'est pas contre moi, c'est les deuxièmes couteaux qui sont contre moi. C'est tout. Les deuxièmes couteaux haïssent les premiers couteaux, c'est la vie. C'est banal. Ça arrive dans beaucoup de comités éditoriaux, c'est pas les stars qui dirigent ça, c'est pas les gens qui ont réussi dans le métier qui font ça. De temps en temps, ils ont des poussées de haine contre les stars scientifiques. Moi j'ai entendu quelqu'un, du groupe *Nature*, nous dire : « Vous savez, que ce soit un prix Nobel ou un inconnu, on traite le papier de la même manière. » C'est une folie. La crédibilité de celui qui écrit est essentielle, sinon à force de dire ça on finit par éditer les Pieds nickelés.

Et après, comme effectivement dans notre pays, les choses se sont passées trop vite, il y a trop de réactivité ou il n'y a pas, autour du ministère de la Santé, de gens qui savent lire les articles réellement. Et donc on s'est précipité là-dessus pour prendre des décisions. À l'OMS on s'est précipité aussi pour prendre des décisions. Ça veut dire que personne ne sait lire les articles, les gens qui savent lire les articles n'ont pas cru celui-ci une seconde. L'autre star des maladies infectieuses et tropicales, il est à Oxford et s'appelle Nick White. C'est pas très loin de Londres Oxford, on peut lui demander son avis. C'est le premier signataire sur le papier écrit au *Lancet* qui dit qu'on ne peut pas accepter ça, il faut que vous répondiez à ces questions, parce que ce que vous dites on ne peut pas le croire. Donc il suffisait de demander aux gens qui savent. Donc il y a un vrai problème, actuellement, sur la crédibilité. Et le problème de la crédibilité il est lié au fait que les gens ne veulent pas accepter le fait qu'il existe une hiérarchie scientifique.

– Vous nous aviez promis la semaine dernière de nous expliquer pourquoi les enfants sont moins touchés par le SARS-COV-2. Avez-vous des éléments de réponse aujourd'hui ?

Oui, parce que, encore une fois, on travaille beaucoup. On fait énormément de choses, énormément de tests, ce qui nous permet d'avoir des données. Ces données, je les ai transmises au fur et à mesure que je les avais, au plus haut niveau. Par exemple, j'avais expliqué que si la courbe suivait cette pente, en mai les choses s'arrêteraient ou seraient près de s'arrêter. C'est ce qu'il s'est passé. J'avais expliqué, et d'ailleurs mon collègue Delfraissy disait qu'on ne savait pas, mais comme j'étais le seul à avoir des données je savais bien, avant que l'Islande ne rapporte la même chose, que chez les enfants il y avait peu ou pas de cas. Ce qui était un mystère, mais qui était vrai.

À la fin, on a regardé et on a trouvé une chose très intéressante en observant la fréquence des coronavirus avant cette crise. Il n'y avait que les Chinois et une équipe américaine qui s'intéressaient à ce niveau de données. Si on regarde cette fiche, on voit le nombre de cas du COVID, de ce coronavirus chinois.

Si vous regardez les autres coronavirus qui circulent, vous voyez qu'ils ont une répartition exactement inverse. Ce sont les enfants qui font les coronavirus épidémiques, tous les ans. Ça représente un nombre incroyable. Il est vraisemblable que tous les enfants qui vivent en collectivité font au moins une fois par an une infection à coronavirus. Cette infection à coronavirus, jusqu'à présent, on a considéré qu'elle n'avait pas grand-chose à voir avec le coronavirus chinois, mais ce n'est pas vrai. Là vous voyez un deuxième travail qui est en cours, qui montre que les gens qui arrivent avec un coronavirus chinois n'ont pas d'anticorps, et là vous voyez les anticorps qu'ils développent après 15 jours. On utilise une technique très très sensible, le Western Blot. Si vous regardez les gens qui ont eu une infection par HKU, et la même chose avec les gens qui ont eu le NL63, vous voyez qu'un nombre significatif d'entre eux ont déjà des anticorps contre le coronavirus. Donc ils ne peuvent pas être infectés par le coronavirus, ils ont une immunité avant toute cette épidémie. Parmi ces sérums, certains ont été prélevés avant le tout début de l'épidémie. Ça a été trouvé par deux autres équipes, ça n'est pas nous qui avons trouvé ça en premier. Elles ont publié, pour l'une une technique ultrasensible de détection des anticorps, et les gens qui ont regardé les cellules dites mémoire, si les gens qui n'avaient jamais rencontré ce coronavirus avaient déjà une réponse contre ça. Entre 40 et 70 % de la population était immunisée avant que l'épidémie commence.

Ça c'est une leçon : on ne peut pas spéculer sur les maladies quand on ne les connaît pas. Il faut d'abord apprendre à les connaître avant de prendre de grandes décisions, et donc laisser une part d'observation. C'est pour ça que les sites comme le nôtre jouent un rôle important, de mon point de vue. Il faut surveiller les choses et tirer des conclusions au fur et à mesure qu'on les observe. Cela inclut le vaccin : comment peut-on réfléchir au vaccin si on ne connaît pas l'immunité naturelle d'une population à ce virus ? Si on développe une vaccination, et s'il se confirme que 70 % de la population, en particulier les plus jeunes, jusqu'à l'âge de 20 ans, 30 ans, 35 ans ont une immunité naturelle, est-ce qu'il faudra cibler les gens qui ont plus que cet âge-là ? Parce que les enfants sont déjà immunisés par la circulation de ces virus. Ce sont des questions scientifiques qui se posent sur le traitement qu'on développe, au-delà de toutes ces passions, sur le fait qu'on aime ou pas Trump, sur le fait qu'on aime ou pas Macron. Tout cela est ridicule, revenons aux choses sérieuses. La politique c'est la politique, la science c'est autre chose. Il faut arrêter et dépassionner ce débat. Il faut revenir à la connaissance, il faut accumuler de la connaissance. Nous on est très fiers, avec entre 250 et 300 personnels médecins et pharmaciens, d'avoir accumulé des données colossales. Il faut que le pays se serve de ça, que le monde se serve de nos données, parce que personne au monde n'a de données de cette nature. Il faut arrêter de transformer ça en un débat violent, stupide, avec des décisions à l'emporte-pièce. Il faut redevenir raisonnable.

— Est-ce que vous comprenez mieux aujourd'hui pourquoi vos travaux ont été critiqués avec autant de passion ?

D'abord, il n'y a pas de science sans controverse. L'idée qu'il y a un consensus science est une fantaisie, ça n'est pas vrai. La science est faite de controverse, mais la haine qu'on a pu voir se développer n'est pas tolérable. J'aurais d'ailleurs souhaité que le conseil de l'ordre fasse un rappel à l'ordre aux confrères, il ne faut pas insulter comme ça les confrères en public, c'est interdit par le conseil de l'ordre. Le conseil de l'ordre devrait faire un rappel général, on n'insulte pas, on ne menace pas les gens de mort. Il ne faut pas faire ça, ce n'est pas bien, c'est interdit. Le code de déontologie l'interdit. Le conseil de l'ordre m'a convoqué pour savoir si j'avais bien le droit de m'exprimer en public, ce qui est un droit permis aux universitaires, on ne va pas revenir sur des choses qui sont constitutionnelles, il faut regarder un peu le droit. En revanche, insulter les collègues, les confrères, en public, ça on n'a pas le droit de le faire et il faut que le conseil de l'ordre y mette fin. Ce n'est pas admissible.

Je connais bien tout ça car j'ai suscité des jalousies toute ma vie. Quand j'ai été élu président de l'université, les gens se demandaient quels étaient les mécanismes absolument incroyables qui avaient fait que j'avais pu être élu président de l'université si jeune. Quand je suis passé à la classe exceptionnelle, tout le monde hurlait en disant que c'était profondément anormal que je sois nommé à la classe exceptionnelle. Vous savez, j'ai passé ma vie à être envié, jalousé, faut pas croire que c'est l'élite qui me critique, c'est des gens qui ne sont pas à mon niveau qui me critiquent. Dans les gens qui me critiquent, vous n'avez qu'à regarder ce qu'ils ont publié, le nombre de fois où ils sont cités, qui ils sont. Et vous verrez que ce n'est pas l'élite qui me critique, c'est la non-élite qui critique l'élite. C'est un problème dans ce pays, et je pense que le Président devrait s'en préoccuper, car les stars s'en vont de ce pays. Les stars sont si mal vues dans ce pays, en particulier à Paris, que les trois meilleurs de mon champ à Paris qui faisaient partie des highly-cited sont partis à l'étranger. Ça c'est un problème. Le problème n'est pas l'élite, mais qu'on s'est mis à détester l'élite. Il ne faut pas détester l'élite, car elle fait beaucoup avancer les choses. On a fini par croire que ce n'était pas l'élite qui faisait avancer les choses et c'est une erreur.

L'INSERM devrait se poser des questions, quand la seule unité de l'INSERM en bactériologie, qui était dans l'hôpital dans lequel était Delfraissy, est partie en Suisse parce qu'ils en avaient marre de travailler à Paris. On devrait se poser des questions. Quand le type qui est le meilleur, d'ailleurs il est rentré dans le conseil scientifique, qui est un très bon, Jean-Laurent Casanova, je m'excuse mais il travaille à New York actuellement. Il y a des questions qu'il faut se poser dans ce pays : Pourquoi n'arrive-t-on pas à traiter correctement les gens qui sont les meilleurs ? La presse ne sait pas qui est qui, on finit par croire que les gens qu'ils ont réussi à inviter sur les plateaux sont du même niveau que ceux dont ils disent du mal. Il y a un manque de professionnalisme qu'il faudra bien corriger pour restaurer la crédibilité. Deuxièmement il faut se poser la question de savoir pourquoi on déteste tellement les gens qui sont la gloire de ce pays. Il faut arrêter.

9 juin 2020. Les Marx Brothers font de la science : l'exemple de Recovery

— *Professeur Didier Raoult, que pensez-vous du communiqué de presse annonçant les résultats préliminaires de l'étude Recovery ?*

Comme d'habitude, je pense qu'il faut être prudent avant de voir les données. Les données, telles qu'elles ont été communiquées, et l'interview qu'a donnée le responsable à *France-Soir* sont un peu surréalistes. On a l'impression que l'idée de points communs entre les gens qui font de la science et de la médecine a complètement disparu. On peut regarder les choses pour comprendre pourquoi il existe de telles différences entre les études.

D'abord, il y a les critères de définition de la maladie. Dans Recovery, comme dans d'autres études d'ailleurs, dont une très grande étude qui vient de sortir dans le *New England Journal of Medicine* pour la prophylaxie, il y a des malades qui ne sont pas diagnostiqués comme ayant le COVID mais comme ressemblant à des malades qui pourraient avoir le COVID, sans test. C'est un truc extrêmement étonnant, d'autant que beaucoup de ces études ont été faites avant qu'on ne commence à connaître la maladie. Le vrai critère le plus important pour faire le diagnostic, a posteriori, des gens qui ont eu le COVID, est le fait de ne plus sentir les odeurs, l'anosmie. Celui-là n'était pas connu au départ, il n'était pas identifié. Donc on ne peut pas dire si quelqu'un a le COVID ou pas, basé sur la définition qui a été prise dans Recovery. On ne sait pas ce qu'avaient les patients, ils étaient malades. On ne sait pas quelle est la proportion de ceux qui n'ont eu aucune confirmation parmi ceux qui ont été testés, ce qui est quand même étonnant. Dans un pays comme l'Angleterre, c'est étonnant qu'on ne puisse pas faire un test pour inclure ou non un malade, montrant qu'il a bien la maladie pour laquelle on va le traiter. C'est spectaculaire.

La deuxième chose, c'est que ce que l'on sait maintenant et qu'on ne savait pas avant de connaître la maladie, bien que ça ressemble à la plupart des maladies infectieuses virales qui se déroulent de la même manière, c'est qu'il y a un stade où c'est le virus qui parle, c'est le virus qui entraîne des manifestations que l'on ressent. Et puis dans un deuxième temps, la réaction que nous avons contre le virus commence à devenir importante. Dans cette maladie, elle finit par devenir extrêmement importante en déséquilibrant tout notre système immunitaire. Et enfin la troisième partie, quand les gens sont en réanimation, on est dans une partie où il y a des lésions tissulaires, et là c'est le rôle du réanimateur. Donc au premier stade, viral, il faut donner des médicaments contre le virus. Au deuxième stade, tardif, il faut donner des médicaments contre la réaction immunitaire, c'est pour ça qu'on vous parle des corticoïdes, qu'on parle des anticorps monoclonaux. Et enfin, au dernier stade, c'est le rôle de la réanimation de sauver ces gens et de les maintenir en vie le temps que les tissus se réparent. Donc on ne peut pas prévoir le même médicament pour les trois stades de la maladie. Or tout ça ce sont des essais qui ont été faits avant même de comprendre ce qu'est la maladie. Et on ne peut pas faire des essais avant de commencer à comprendre la maladie.

La troisième chose, ce sont les doses qu'on donne. Par exemple, nous, nous donnons la dose que moi j'ai l'habitude de donner dans les infections bactériennes que j'ai l'habitude de traiter avec de l'hydroxychloroquine, qui est de 600 mg par jour. C'est une dose que je connais, une dose qu'utilisent beaucoup les rhumatologues. En France, l'essai Discovery utilise une dose plus basse, 400 mg par jour. Mais Recovery utilise une dose que jamais personne n'a utilisée, de 2,4 g le premier jour, quatre fois la dose habituelle. La bonne nouvelle, c'est que manifestement l'hydroxychloroquine n'est pas toxique, car avec quatre fois la dose qu'on utilise, il ne s'est rien passé sur le plan cardiaque alors qu'il y a 15 jours, on disait qu'ils mouraient tous de troubles du rythme cardiaque. Au moins, c'est un bon essai pour évaluer la toxicité, et on voit que la toxicité, même à ces doses-là, est très faible puisqu'ils n'ont pas annoncé de toxicité liée à ça.

Ensuite, il y a le suivi. La plupart de ces études ne rapportent pas de suivi virologique, or encore une fois, les malades qui sont très tardifs n'ont même plus de virus, on n'en retrouve même plus quand on les teste, dans la plupart des cas. Mais ceux qui ont encore le virus, la manière de savoir si on arrive à les guérir, à enlever le virus, c'est de faire des tests. La plupart des études n'ont même pas les moyens de faire ces tests, en dépit du fait que ceci se passe dans les pays très riches. Nous, quand on a inclus des malades, bien entendu qu'on les a suivis régulièrement pour savoir s'ils étaient toujours positifs, en mesurant leur charge virale, car c'est un élément majeur pour évaluer l'efficacité.

Enfin, la mortalité, c'est incroyable que d'une étude à l'autre, les taux de mortalité qui sont rapportés soient aussi élevés. Dans les deux groupes, il y a à peu près 25 % de mortalité. Il faut savoir qu'en France, dans la mortalité des gens qui sont hospitalisés, c'est moins de la moitié de ça. Donc on se demande où ils sont allés chercher leurs malades. Nous, à Marseille, en réanimation, la mortalité à 28 jours est de 15,6 %. Comment peut-on avoir des mortalités à 25 % ? Si vous passez d'une étude à l'autre, au début les Chinois qui ont été pris par surprise ont rapporté des mortalités de l'ordre de 46 %, et puis ensuite il y a des études qui ont rapporté des mortalités de 20-25 % ; les Américains qui ont fait leur étude sur le remdesivir ont rapporté une mortalité, aussi bien chez les placebos que chez les gens traités, aux alentours de 10 %. Donc c'est incompréhensible, on n'arrive pas, compte tenu de la manière dont ils incluent les patients, à savoir s'ils ont inclus tous les gens qui étaient malades, quelle était la proportion de gens qui avaient le virus. On ne comprend pas comment ils ont soigné. Quand vous rentrez dans une réanimation ici, vous avez deux fois plus de chances de vous en sortir que dans cette étude.

Ça pose des questions de fond sur « de quoi parle-t-on, qu'est-ce qu'on compare, qui fait ces études ? Comment on a pu valider des doses de cet ordre-là ? » D'ailleurs les Indiens, c'est le monde qui vit à l'envers, disent à Oxford : « Vous ne savez pas utiliser l'hydroxychloroquine parce que vous utilisez des doses qui sont quatre fois celles que nous on utilise. » Les Indiens ont l'habitude d'utiliser l'hydroxychloroquine. Donc on a un paradoxe, on ne comprend plus du tout ce qui se fait de manière institutionnelle et officielle, parce qu'il semble que les éléments de base de la connaissance, en particulier sur ces maladies et sur ces médicaments, aient complètement disparu. Il y a une vraie question. On peut voir apparaître à peu près n'importe quoi, sauf que, après, avec le temps on verra bien la mortalité. Il faudra faire des acrobaties pour cacher le nombre de morts qu'il y aura eu dans cet épisode et on verra bien les différences de mortalité qui seront le faiseur de paix. L'arbitre, ça sera « où est-ce qu'on est le plus mort » et pour l'instant, c'est dans les pays les plus riches, dans lesquels on a été obsédé par l'idée de faire des essais thérapeutiques avant même de connaître la maladie, que l'on est le plus mort.

16 juin 2020. Analyse et résultats pour 3 737 patients suivis à l'IHU

— Professeur Didier Raoult, où en êtes-vous concernant votre étude sur les patients traités à l'IHU, pour un COVID-19 ?

Nous, comme vous le savez, on a commencé une étude massive. Tous les gens qui voulaient être testés étaient testés, ce qui nous a amenés à faire le diagnostic d'à peu près 5 000 personnes, dont 3 700 ont été traitées ici, à l'intérieur même de l'IHU, dont 3 119 ont été traitées avec hydroxychloroquine et azithromycine, avec une évolution qui a été très favorable. On a l'une des mortalités les plus basses du monde. On a pu du coup, à l'occasion, comparer avec les autres régimes, les autres groupes : ceux qui n'avaient eu que l'hydroxychloroquine, ceux qui n'avaient eu que l'azithromycine, ceux qui n'avaient eu ni l'un ni l'autre, pour des tas de raisons. Soit parce que le médecin ne voulait pas, soit parce que le malade ne voulait pas, soit parce qu'il y avait des contre-indications. Cela montrait que le traitement le plus efficace, significativement, est l'association entre hydroxychloroquine et azithromycine. Parmi tous ces patients, nous n'avons eu aucun trouble du rythme cardiaque avec des milliers d'électrocardiogrammes faits par les cardiologues. Dans un certain nombre de cas on a vu l'allongement du QT, ce qui nous a amenés à arrêter le traitement par précaution. Mais à chaque fois qu'on avait des QT qui étaient bas au départ, les patients traités en ambulatoire n'ont eu aucune conséquence. On peut rassurer les gens, l'hydroxychloroquine n'a pas plus d'accidents cardiaques maintenant qu'avant. J'avais déjà traité 3 000 personnes avec des posologies comparables pour d'autres maladies. Les rhumatologues ont fait une publication, je ne sais pas où elle est envoyée actuellement, avec plus de 900 000 personnes traitées par hydroxychloroquine sans aucune complication cardiaque visible. Donc il faut que cette histoire de la toxicité qui avait pris un tour délirant, burlesque, revienne à des niveaux raisonnables.

Ensuite, nous on pense que l'association hydroxychloroquine et azithromycine est efficace. Mais dans cette maladie, comme dans toute maladie nouvelle, il ne faut pas avoir l'arrogance de penser qu'on connaît la maladie avant de l'avoir étudiée, car ce n'est pas vrai. Donc ce tableau représente toutes nos données, de toute notre banque de données, qui représente un travail phénoménal. Ce n'est pas cinq personnes dans une officine qui ont fait ça, il y a 300 médecins, ou pharmaciens, ou étudiants en médecine ou pharmacie, qui nous ont aidés à voir les gens, à les tester, à recueillir les données, les analyser, les corriger quand il y a des problèmes. Donc on peut voir là-dedans qu'il y a un groupe des gens qui vont bien au milieu duquel il y a le traitement hydroxychloroquine et azithromycine. On voit qu'il y a deux groupes de présentation des malades, des malades qui n'ont pas de fièvre mais qui ne sentent pas les odeurs, souvent des gens qui ont moins de 50 ans. C'est le meilleur signe prédictif de la maladie. Chez les gens qui n'ont pas été testés, ceux qui se souviennent d'avoir eu une disparition de l'odorat pendant quelques jours ont probablement eu le COVID dans deux tiers des cas. C'est un bon moyen de le savoir a posteriori. Et puis il y a un autre groupe, chez les sujets plus âgés, qui sont des personnes qui ont de la fièvre, de la toux, qui ont des difficultés à respirer, et qui ont une tendance à évoluer de manière beaucoup plus grave.

Une des choses importantes que l'on a trouvées, c'est que bien que les gens n'aient pas d'essoufflement, dans un certain nombre de cas ils ont des pneumonies, ils ont des taux d'oxygène très bas, ce que l'on appelle l'hypoxie heureuse. Ils peuvent commencer à être essoufflés quelques heures avant d'avoir besoin de réanimation et qu'il soit trop tard. L'essoufflement est un mauvais critère d'orientation, c'est ce que je pense a posteriori. On est d'accord avec nous-mêmes, on pense qu'il fallait tester tous les gens suspects, y compris ceux qui n'avaient pas d'essoufflement, parce que le fait de les traiter et de les prendre en charge changeait profondément l'évolution et le risque d'arriver en réanimation. Ce que l'on voit là, c'est que quand on a un certain nombre d'éléments, qu'on a déjà des troubles pour respirer, on voit que chez les gens qui ont plus de

65 ans, qui ont des marqueurs anormaux dans le sang, le risque d'évolution vers la réanimation et vers la mort devient de plus en plus important.

Mais globalement, si la prise en charge est correcte, ce sont surtout les sujets âgés qui meurent. Par exemple, en Europe, sur un peu moins de 200 000 morts, la moitié avait plus de 85 ans et 90 % avaient plus de 65 ans. Donc ça reste une maladie des sujets très âgés. Après, la mort des sujets de moins de 65 ans dépend beaucoup de l'environnement scientifique, médical, et du délai de mise en place de la thérapeutique. Ce sera probablement un marqueur de l'efficacité des soins, la proportion de gens de moins de 65 ans qui sont morts. Sinon, globalement, c'est resté comme c'était imaginé depuis le départ, comme c'est souvent le cas pour les infections respiratoires, une maladie qui tue les sujets les plus âgés.

– Sur le plan du traitement, où en est-on ?

Là aussi, c'est intéressant de voir des choses qu'on ne voyait pas. Ce tableau est à ma connaissance le premier qui soit publié dans la littérature, qui raconte ce qu'est l'histoire de la maladie depuis avant la rencontre avec le virus, la rencontre avec le virus, la période pendant laquelle le virus se multiplie, et puis ensuite la première partie de la maladie dans laquelle ce sont surtout les conséquences du virus, et la deuxième partie de la maladie qui est la réponse de l'hôte contre le virus, et comme dans pratiquement toutes les maladies virales aiguës les signes cliniques sont surtout dus à notre réponse contre le virus. Et puis, chez un certain nombre de malades, cette réponse devient trop forte. Certains appelaient ça la tempête des cytokines, y a pratiquement plus de virus. Et si ça continue, on rentre dans la détresse respiratoire où on est dans une phase de lésion. Les poumons sont détruits et il faut se substituer aux poumons pour pouvoir prolonger la vie des malades. Donc en fonction du stade auquel on est, on n'a pas besoin des mêmes molécules. Quand on est dans la prévention, la première phase, il faut des médicaments qui aient une activité antivirale, parce que empêcher la multiplication virale va permettre d'empêcher d'aller au stade suivant. On savait ça sur la grippe, sur beaucoup d'infections virales qui ne sont pas chroniques comme le VIH ou les hépatites, c'est au tout début qu'on doit donner des antiviraux, car c'est à ce moment-là que c'est efficace.

Ensuite, au moment où il y a à la fois les virus et la réaction inflammatoire, c'est bien d'avoir des médicaments anti-inflammatoires et des antiviraux. Il se trouve que l'hydroxychloroquine et l'azithromycine ont toutes les deux une activité antivirale et un effet anti-inflammatoire qui est bien connu. Pour l'épisode purement antiviral, on l'a vu pour le remdesivir, les études publiées prétendent que ça marche tôt, à l'époque purement virale, parce que c'est un antiviral qui n'a pas d'effet anti-inflammatoire. Si ça marche, c'est à ce stade ou en prophylaxie, ce qui n'est pas le cas pour l'hydroxychloroquine ou l'azithromycine qui peuvent marcher plus tard. Après, au moment de la phase très inflammatoire, peut-être que les médicaments spécifiquement anti-inflammatoires vont avoir une activité, en tout cas les anticoagulants ont une activité.

Enfin, en phase IV, après la détresse respiratoire, ce qui marche c'est la réanimation. Donc le fait de faire des protocoles thérapeutiques à ce stade n'avait pas de sens, c'est la réanimation qui marche, c'est la qualité de la réanimation, en fonction des endroits la réanimation est plus ou moins de qualité, à Marseille on a eu la chance d'avoir des gens très spécialisés dans la réanimation respiratoire avec des taux de mortalité très faibles. On est frappé de voir que nos taux de mortalité en réanimation sont plus faibles que les taux de mortalité présentés dans les essais thérapeutiques. On se demande qui ils ont inclus, ou comment ils soignent les gens, parce que nous à 28 jours on en est à 16 % de mortalité en réanimation. Quand les gens présentent des essais thérapeutiques avec des mortalités de 27 %, ou 30 %, on se demande ce qu'ils font aux malades ou comment ils les soignent. Ce n'est pas l'expérience qu'on a là. Encore une fois, ça dépend beaucoup de la qualité du soin et pas seulement des médicaments qu'on donne. Quand vous en êtes au stade de la réanimation, il n'y a plus que la qualité des soins qui marche. Ça n'est plus les antiviraux, ni je crois les anti-inflammatoires. C'est la qualité du soin, est-ce qu'on peut oxygéner les gens suffisamment longtemps sans qu'ils meurent des complications de réanimation. Dans une des réanimations que je connais bien ici, l'âge moyen de la mortalité dans leur réanimation est de 75 ans, c'est dire les exploits que les gens sont capables de faire, y compris chez des sujets âgés qui dans certaines zones n'ont pas du tout été réanimés, car on disait que c'était trop tard pour les réanimer.

La qualité du soin est une chose essentielle, comme d'habitude. Notre métier c'est de faire ça, diagnostiquer, traiter le plus tôt possible et ensuite apporter la qualité des soins la meilleure possible.

— *Où en est-on de l'épidémie, à Marseille et en France ?*

Les statistiques sont moins faites, ailleurs, sur l'épidémie que sur les morts, car il y a toujours un délai entre le moment où vous êtes infecté et le moment où vous mourez. Je crois qu'on est les seuls à surveiller les choses au temps du diagnostic. On a ici comparé la distribution des cas de ce nouveau coronavirus, et on a pu le comparer à la distribution des quatre autres coronavirus qui circulent tout le temps et qui ont circulé à Marseille. Ça, ce sont des études faites sur plusieurs milliers de prélèvements à Marseille, pour regarder la distribution. Vous voyez qu'on a toujours cette même distribution en cloche, avec quelques cas sporadiques. On ne sait pas ce que deviendra la distribution du coronavirus actuel, est-ce qu'il prendra la même forme que les autres coronavirus, on verra. Les cas sporadiques existent aussi dans les autres coronavirus, vous voyez que les cas sporadiques ne déclenchent pas une courbe épidémique. Moi j'ai tendance à penser que raisonnablement, ça devrait plutôt se passer comme les autres coronavirus, avec un pic épidémique, quelques cas sporadiques, et on verra ce qu'il se passera après, personne n'est capable de prédire l'avenir. Il se peut que ce soit comme les autres coronavirus, qu'il y ait un nouveau pic épidémique au moment de la saison hiverno-printanière, il se peut qu'il disparaisse, ça dépendra de la distribution dans la zone intertropicale et du fait qu'il existera ou non des porteurs chroniques. Une chose à surveiller de très près c'est la Nouvelle-Zélande, qui est dans l'hémisphère Sud mais a des conditions climatiques proches de celles de la France. S'il y a une épidémie en Nouvelle-Zélande cet été, on peut redouter qu'il y ait une épidémie l'hiver prochain en France car c'est comme ça que ça se passe pour la plupart des infections respiratoires.

23 JUIN 2020. FINALEMENT, LA CHLOROQUINE…

– *Professeur Didier Raoult, où en est-on sur le plan de l'épidémie de coronavirus, peut-on parler de deuxième vague, peut-on parler de saisonnalité ?*

Il est prématuré de parler de ça. Pour l'instant ce qu'on voit ici, c'est qu'il n'y a plus de cas autochtones. Il y a quelques cas importés qui arrivent ici, je viens de le signaler, mais des cas autochtones il n'y en a plus et on a un cas tous les deux ou trois jours parmi les centaines de tests que l'on fait. Je veux réinsister sur un point important, c'est que la proportion des gens qui viennent se présenter pour se faire tester reflète de manière très indirecte mais très nette l'épidémie. Les courbes de gens qui se font tester et les courbes de l'épidémie sont les mêmes, donc il y a une perception des gens qui permet de savoir où on en est de l'épidémie en fonction du nombre de gens qui viennent se faire tester, c'est ce qu'on appelle la surveillance syndromique. Qu'ils soient positifs ou négatifs, c'est quelque chose de mystérieux et intéressant. Ça avait déjà été découvert pour la grippe ou pour les gastro-entérites. La demande des gens est un meilleur indicateur, plus sensible, que les résultats eux-mêmes.

Globalement, cet épisode-là est une épidémie traditionnelle en cloche. Après, l'avenir n'appartient à personne. Parmi les coronavirus, certains disparaissent purement et simplement, on a l'exemple du SARS, d'autres prennent un rythme saisonnier et reviennent tous les hivers, c'est le cas des quatre coronavirus endémiques. Personne ne peut prédire ça plus qu'on ne pouvait prédire le reste, ce sont des formes générales. Nous, on voit une forme générale de courbe en cloche, qui s'est arrêtée à la fin du printemps comme les autres coronavirus, qui s'arrêtent un peu plus tôt dans le printemps. Le SARS s'était arrêté au tout début de l'été. Après, ce que ça deviendra… Le SARS, il n'y en a plus depuis 2003, les coronavirus endémiques finissent par s'installer. Donc il y a des paramètres qu'on ne connaît pas, qui permettront de voir si la maladie revient ou pas. Ce que j'ai dit, et je crois que les gens l'ont mal compris, c'est que si ça devenait une maladie saisonnière il y avait une chance qu'on le voie dans l'hémisphère austral avant qu'on ne le voie aussi, car l'hiver commence maintenant dans l'hémisphère austral. C'est maintenant que commence l'hiver, donc c'est maintenant que commence la saison froide, et c'est maintenant qu'apparaissent les épidémies d'infections respiratoires virales saisonnières. Donc c'est une réflexion, mais comme c'était intelligent des fois les gens le comprennent de travers. Comme il y a deux hémisphères, les saisons sont inversées. Donc si on est intelligent, on regarde ce qu'il se passe dans l'autre hémisphère, c'est comme ça que l'on fait les vaccins contre la grippe. On prend les virus qui circulent dans l'hémisphère austral pendant l'hiver austral, pour les intégrer au vaccin.

— Sur le plan du traitement, quels sont les derniers résultats ?

Depuis le début, je pense la même chose. Les journalistes me demandent si je peux changer d'avis sur la série qu'on fait, c'est une question qui n'a pas de sens. Je ne compare pas des études, nous on a soigné 4 000 patients ici, on voit bien ce qu'ils sont devenus. Ils ne sont pas morts d'hydroxychloroquine, ils n'ont pas fait de troubles de rythme, ils n'ont pas fait de torsades de pointes. Les 30 morts et quelques qui sont passés ici, on sait de quoi ils sont morts. Ça représente une proportion très faible. On a une mortalité chez les gens traités qui est de 0,5 %. On n'a pas caché les morts sous le tapis. Ça a nécessité 300 médecins ou étudiants en médecine pour faire ça. Si on mentait, monter un groupe de mensonge à 300 personnes je sais que c'est vite su. Donc je ne vais pas changer d'avis sur des choses que j'ai vues, c'est une question idiote.

Après, cette espèce de délire sur la toxicité de l'hydroxychloroquine est fini, plus personne ne dit ça parce qu'à part les Pieds nickelés des États-Unis qui disaient que ça tuait des gens, à part les Marx Brothers d'Angleterre qui utilisaient quatre fois la dose et qui n'ont pas réussi à rendre le médicament toxique, il n'y a plus de toxicité. Même Fauci dit que ce n'est pas toxique. Et il y a une étude très intéressante qui vient de sortir sur les malades de l'Assistance publique de Paris, sur 4 600 patients, qui montre qu'il n'y a pas de toxicité de l'hydroxychloroquine. Donc cette histoire est, de mon point de vue, une histoire d'excitation sur un truc qui n'avait pas de sens. C'est un médicament utilisé depuis 80 ans, découvrir qu'il est toxique maintenant c'est une fantaisie. J'ai des arrière-pensées désagréables sur la raison qui a conduit à ça, mais je ne comprends pas comment l'Europe et les États-Unis ont pu se laisser embarquer dans cette histoire de la toxicité de l'hydroxychloroquine, sauf à dire qu'il n'existait pas de médicament et qu'il fallait du remdesivir ou un vaccin. Je ne sais pas, je ne veux pas être trop complotiste donc je ne sais pas.

Sur l'efficacité, là aussi, avec un peu de patience les chiffres finissent par sortir. Il y a eu une bataille très importante, y compris au niveau des publications scientifiques. il y a eu l'émergence d'un vrai problème scientifique devenu conflit passionnel sur la constatation des choses, où des gens, y compris le *Lancet* ou le BMJ, étaient prêts à prendre n'importe quel article pourvu qu'il dise du mal de l'hydroxychloroquine, et à ne prendre aucun article s'il en disait du bien. J'ai des dizaines d'exemples de ça. Donc il y a eu un véritable problème, j'espère qu'il va se calmer. De toute manière, pour ça comme pour les médias traditionnels, il existe maintenant des voies de contournement avec les preprints. On a ouvert notre site de preprint car on en a assez d'avoir une censure sur nos données qui sont des données vérifiables, des chiffres, et donc le monde va changer de ce point de vue là aussi. En tout cas, les données vont sortir et je suis intéressé de voir qu'à Paris, quand ils comparent par groupes, ils constatent que quand on donne de l'hydroxychloroquine, la mortalité est 20 % moins importante que quand on n'en donne pas. C'est un calcul simple, de l'arithmétique, ça fait

154 morts qui auraient pu être évités à Paris. Rien que sur cette étude, de 4 600 personnes. Ce n'est pas moi qui le dis, ce sont les chiffres.

Donc maintenant il s'agit de réfléchir, pas de chercher des responsabilités, ça n'est pas mon métier, c'est celui des juges et des politiques. Moi, ce qui m'intéresse, c'est qu'on analyse les choses et j'espère que le pays sera transparent. De manière à ce qu'on analyse les choses et qu'on tire une leçon qui ne soit pas : « Regardez, tout va très bien, madame la marquise », mais constater les défaillances, les vrais problèmes, en particulier la frontière entre le rôle du médecin et le rôle du politique, qui me paraît avoir été renversée. On a demandé à des médecins ou à des chercheurs de dire ce qu'il fallait faire pour des décisions politiques. Le confinement n'est pas une décision scientifique, le port du masque non plus. Ce sont des décisions politiques. En revanche, la prise en charge des malades, le test, le diagnostic, le traitement, c'est le rôle des médecins. Ça, cette confusion entre le rôle du politique et celui du médecin, c'est une vraie question qui ne date pas de cette crise et qu'il va falloir trancher. On aurait bien aimé, nous, médecins, que le conseil de l'ordre soit de notre côté. Qu'il soit du côté de la liberté de prescription des médecins, quitte à utiliser des mécanismes qui avaient été mis au point avec des autorisations temporaires d'usage, qui auraient pu parfaitement être utilisés dans ces conditions, de façon à laisser les médecins soigner les malades.

Ce que l'on voit maintenant, j'espère que les chiffres sortiront, c'est que dans cette situation, il y a eu moins de morts à l'hôpital cette année que les autres années, alors qu'il y a eu beaucoup plus de morts en général. Ça veut dire que les gens sont morts ailleurs qu'à l'hôpital. Ça veut dire que l'organisation des soins ne s'est pas basée sur les médecins, mais avec une vision de politique médicale dirigée qui n'est pas possible. Chaque médecin, individuellement, doit prendre ses décisions. Il ne faut pas, en plus, faire sortir les médecins du jeu, parce que c'est eux qui in fine soignent les malades. C'est une véritable question.

– *Que vous inspire cette crise ?*

Comme toutes les crises, c'est une crise qui est révélatrice. Les crises ne tournent pas de la même manière en fonction des choses. Je suis d'accord que la mortalité de cette maladie n'est pas extrême si on la gère d'une manière qui est naturelle. Donc je continue à trouver qu'on a une surréaction dans cette crise, sur le plan social, qui va peut-être porter des fruits positifs ou négatifs, je n'en sais rien. En tout cas, de mon point de vue, j'ai l'habitude de ne pas écouter les gens qui disent du mal de moi, je pense que c'est inutile, mais j'ai été extraordinairement soutenu par plein de gens qui m'étaient inconnus mais aussi par des peintres, j'ai reçu une quantité de tableaux, par les pompiers et les policiers, les soldats. Les pompiers m'ont fait cadeau d'une statue. Les écrivains aussi, bien sûr Perronne avec toute son âme et sa volonté de soigner, qui a la révolte de celui qui veut soigner, je l'estime beaucoup pour ça. Bernard Henri-Lévy a eu une réflexion intelligente sur ce que signifie cette crise dans le monde, quelle est cette disproportion dans la réaction que nous avons par rapport à cette crise.

Il faut rappeler que dans cette crise, quand on gère les choses de manière standard, il y a 90 % des morts qui ont plus de 65 ans, 50 % qui ont plus de 85 ans. Ça ressemble à une infection virale respiratoire, peut-être un peu plus grave, un peu plus contagieuse, mais on n'est pas dans des choses comme la peste, le choléra, je ne sais quoi. Si des épidémies de cette nature là, ce n'est pas la dernière, suscitent des émotions aussi violentes que ça dans le monde… L'alerte a été donnée par la Chine, dans toute la Chine il est mort moins de gens qu'en Île-de-France, tout de même. C'est la Chine qui a commencé à mettre le feu avec cette histoire de 5 000 morts. Je pense que dans les statistiques en Chine, on ne verra pas la différence à la fin. Il y a eu une surréactivité, une émotion, qui m'inspire des réflexions inquiètes. J'avais commencé à les décrire avec mon livre, en disant que si à chaque fois que quelque chose se passe, on change les lois, on va vers des problèmes.

J'avais commencé mon livre en parlant du bioterrorisme, le bioterrorisme américain c'est juste un ancien employé de l'armée américaine qui avait pris ce que l'armée américaine était en train de développer pour en faire une arme, le charbon. Le programme avait été abandonné en 1969, l'employé avait gardé ça chez lui parce qu'il avait des antécédents psychiatriques très lourds. Il a envoyé ça à quelques personnes et ça a changé la régulation de tous les laboratoires du monde, pour quelque chose qu'ils savaient quelques mois après être juste leur propre charbon à eux qui avait été militarisé, une fois qu'ils avaient séquencé le génome de la souche. Et là, j'étais vraiment au cœur du système car on m'avait demandé de faire un rapport là-dessus. Bien sûr on s'est fait rouler dans la farine, ce qui est le cas de le dire vu qu'on analysait toutes les farines qu'on nous envoyait pour savoir s'il y avait du charbon dedans. Et ça a changé tous les modes de manipulation, il y a des diagnostics que l'on n'arrive plus à faire à cause de quelque chose qui n'était même pas vrai, et qui a fait une crise de nerfs généralisée, une crise d'épilepsie du monde entier sur quelque chose qui n'était même pas vrai, qui était juste un fou qui avait travaillé dans un laboratoire militaire américain et qui a envoyé ça à des Américains. On n'était pas concernés.

Donc je suis très dubitatif sur notre hyperactivité et sur la peur qui saisit les gens, qui est disproportionnée par rapport au risque réel. Je pense que nous avons une hyperréactivité, et donc il faut y réfléchir. Bernard Henri-Lévy intègre cette donnée, en essayant de montrer ça par comparaison par rapport à d'autres situations qui sont vraiment dramatiques, avec des dizaines de milliers de morts, des enfants... On n'est pas dans la même situation, et notre réactivité témoigne d'une fébrilité, d'une fragilité sociale à laquelle j'aimerais bien réfléchir.

24 juin 2020

Audition devant la Commission d'enquête parlementaire

Assemblée nationale

En termes de conflits d'intérêts, je veux signaler que j'ai un lien avec Hitachi pour le développement de microscopie en microbiologie clinique, et que je suis membre fondateur de cinq start-up qui pour l'instant n'ont pas rapporté d'argent. J'en ai déjà fondé deux qui ont coulé, on verra bien, il paraît qu'il y en a une sur dix qui rend riche, on verra.

1. Les quelques points dont je voulais vous parler.

Premièrement, pour essayer de situer les choses, la mortalité. C'est très compliqué de parler de la mortalité parce que, vous voyez, sur le *Charles-de-Gaulle* il y a 0 mort. Ils sont jeunes, on les prend en charge relativement tôt. Sur le *Diamond Princess*, il y a eu 2 % de morts, chez des sujets plus âgés. On voit qu'il y a une variation dans la gravité, dans la sévérité, qui dépend de la population qui est touchée, bien sûr. C'est difficile de faire des généralités. Il faut savoir quelles sont les populations concernées et la manière dont on les a prises en charge.

Globalement, si on regarde ce qu'il s'est passé en Europe, il y a eu un peu moins de 200 000 morts. La mortalité par tranche d'âge est un élément important, qui doit amener à réfléchir sur les stratégies de prise en charge thérapeutique. Il y a 10 % des gens, en Europe, qui sont morts qui avaient moins de 65 ans. 90 % avaient plus. 50 % d'entre ceux-ci avaient plus de 85 ans. Donc c'est les données qui sont des données moyennes, que l'on a et qui permettent de voir et éventuellement d'évaluer si on fait mieux ou si on fait moins bien que la moyenne.

Je crois beaucoup aux données chiffrées brutes. Je me méfie de tout ce dont Husserl parlait en disant : « Les méthodes mathématiques sont les habits des idées. » Je me méfie beaucoup de la manière dont on enrobe et on manipule les chiffres, à la fin on n'y comprend plus rien. J'aime bien les données brutes, même si bien sûr on doit les tempérer. La perte d'espérance de vie de quelqu'un qui a 85 ans n'est pas la même que celle de quelqu'un qui a 20 ans, donc bien entendu il faut pondérer. Je crois aux données brutes, car ce sont les moins manipulables.

Effectivement, il y a un effort, qu'il faudra demander aux uns et aux autres, de transparence totale sur la mortalité. Il y a des différences, vous voyez bien, entre les régions françaises. Certaines sont **liées** à des phénomènes qu'on comprend mal, des phénomènes écologiques. Ce sont des maladies d'écosystème. La raison pour laquelle dans le Grand Est, c'était plus sévère qu'ailleurs ? Il y a sûrement un certain nombre de raisons. Peut-être les rassemblements religieux, peut-être d'autres conditions. On comprend très mal l'épidémiologie des maladies infectieuses depuis très longtemps. Tous les gens qui vous diront que c'est simple sont inconscients ou ignorants de leur ignorance. Tous les gens qui vous feront des modèles projectifs sur des maladies qu'on ne connaît pas encore sont des fous. En tout cas ils n'ont jamais raison. On n'a pas d'expérience de gens qui prédisent l'évolution d'une maladie qu'on ne connaît pas. Il faudrait être fou pour penser qu'on peut. C'est un peu délirant. C'est une croyance aux mathématiques qui finit par être de la religion.

Donc on aura un besoin, et vous aurez besoin puisqu'on est proches de la fin, de données très précises pour voir ce qu'il se passe, et pour répondre aux questions de pourquoi il y a moins de morts ici qu'ailleurs, ou plus.

La deuxième chose, c'est qu'en termes de santé publique il y a une véritable question qui s'est posée pour moi. La santé publique, c'est 70 à 80 % de politique, et 20 à 30 % de médecine. On a eu l'impression dans un certain nombre de cas que certaines décisions ont été politiques – je les pense politiques –, comme le confinement, le masque dans la rue. Il n'y a pas de données scientifiques qui permettront de prouver ça parce que c'est des notions d'écosystème. Ces décisions ont été déchargées sur des scientifiques, et des décisions médicales ont été préemptées par le politique. Là, je suis vraiment en désaccord. Donc il y a une vraie réflexion à avoir sur la part du politique, sur la part du médecin, sur la part du scientifique.

Le scientifique doit amener de la connaissance supplémentaire sur une maladie nouvelle, donc ça ne peut être une connaissance que progressive, il faut organiser la mise en place et la progression de la connaissance. Les médecins doivent faire le métier de médecin, qui est de soigner. Les politiques doivent organiser la société et la santé publique, et c'est toujours difficile parce que la limite entre les uns et les autres est toujours un peu complexe.

2. Sur le plan de l'épidémiologie, il y a des choses très particulières à cette maladie qui étaient aussi imprévisibles, c'est par exemple que les enfants sont très peu touchés. Nous qui avons testé beaucoup, ce qui nous permet d'avoir en France des études épidémiologiques, on a trouvé que chez les enfants de moins de 1 an, il n'y avait pratiquement pas de cas, chez les moins de 5 ans très rarement, un peu plus entre 10 et 15 ans. Réellement, ce n'est pas une question de comportement seulement, puisqu'on a eu l'occasion de faire une étude qui n'est pas encore publiée dans la communauté israélite qui a été très touchée parce qu'il y avait une fête qui s'appelle Pourim qui est la fête des enfants, pendant laquelle il y a beaucoup de regroupements. On a eu beaucoup de cas hospitalisés à ce moment-là. Quand on a regardé, la communauté a été très touchée, on a été très en contact avec eux. On a fait des études dans la communauté et le taux d'attaque chez les enfants est de l'ordre de 20 %, alors que chez les adultes il est de l'ordre de 95 %. Or la fête de Pourim, c'est la fête des enfants, on les embrasse, on les touche, peut-être même plus que les adultes. Donc il y a une non-réceptivité des enfants, ce qui est quelque chose d'unique dans toutes les infections respiratoires virales. En général, les enfants sont les plus touchés et dans celle-là, ce sont les moins touchés. Vous voyez que ce n'était pas prévisible. C'est ce que j'avais dit au Président, je pense que ça a acté sa décision de faire reprendre les écoles. Les enfants sont peu touchés, et encore moins souvent malades.

Il est possible que ce soit lié à une immunité antérieure due aux autres coronavirus qui circulent, qui eux sont beaucoup plus fréquents chez les enfants, et qui ont sévi quelques mois avant. Il y avait des travaux, y compris un peu anciens, qu'on a déterrés, en 2013, qui montraient ces réactions croisées entre coronavirus.

Pour l'avenir de cette maladie, bien entendu, comme disait Victor Hugo, l'avenir est à Dieu, il n'est pas à nous. Et donc l'avenir est imprévisible. C'est dans *Napoléon* que Victor Hugo disait ça, je crois qu'il a raison. Il faut laisser à chacun sa part de responsabilité, moi je ne prédis pas l'avenir, je ne fais pas ça.

3. Le troisième point dont je veux vous parler rapidement, vous avez bien vu que ça a été un énorme conflit dont je vous parlerai plus longuement, qui est celui de la mise en place du traitement. Les premières données que nous ayons eues sur le traitement, concernant cette maladie, étaient tirées des études qui avaient été faites sur le SARS. Elles montraient, et c'était de manière amusante, que Fauci, le président du NIH, avait dit que le médicament du SARS était la chloroquine. Puis les Chinois ont testé et ont rapporté la sensibilité du virus à la chloroquine et au remdesivir, ça a été publié dans *Cell*. Ensuite, ils ont dit que puisque la chloroquine ne coûte rien, on allait l'utiliser. Ils ont rapporté des résultats préliminaires, et nous on a confirmé comme d'autres ces résultats au laboratoire, en particulier associés avec l'azithromycine.

Ça a pris une proportion, cette guerre, qui est devenue une espèce de guerre pour/contre, avec des mobiles qui sont d'une grande complexité. C'est rentré dans le contexte de la vraie guerre civile qui existe actuellement aux États-Unis entre les démocrates et les républicains. Moi, je ne connais pas, je vous le dis publiquement, sous peine d'aller en prison et d'avoir 75 000 euros d'amende, je ne connais pas Trump et je ne connais pas Bolsonaro. Ce n'est pas moi qui leur ai dit d'utiliser la chloroquine. Mais il s'est trouvé une espèce de frontière. La chloroquine est recommandée pour une population d'à peu près 4,5 milliards de personnes dans le monde. Une autre partie a considéré qu'il ne fallait pas l'utiliser, et c'est sur quoi, personnellement, j'ai été confronté à une tension comme jamais de ma vie. Des journaux m'ont demandé si c'était vrai que j'avais oublié de déclarer des conflits d'intérêts avec Sanofi, sinon on retirait mon papier. Ils m'ont demandé si c'était vrai que je n'avais pas eu l'accord de l'ANSM sur le premier travail que nous avions fait, heureusement on a pu leur envoyer le papier. Ça ne m'était jamais arrivé de ma vie qu'il y ait une tension de cette nature-là.

Vous avez vu qu'elle est allée croissant, pour aller jusqu'à aller publier un papier que n'importe qui de mon niveau considère comme un faux, dans le *Lancet*, qui est devenu le Lancet Gate. Il est clair, pour quelqu'un de mon niveau, que ce n'est pas vrai. La même équipe avait publié un papier dans le *New England*. Vous voyez que les journaux de meilleur niveau sont les cibles les plus choisies, bien sûr. Cette notoriété en fait des cibles incroyablement fragiles. Dans le *New England*, cette équipe avait publié quelque chose que comme députés, vous ne pouvez ignorer. Ils avaient analysé des patients qui, d'après eux, provenaient d'hôpitaux français, et pour toutes les personnes ils avaient précisé l'ethnicité. Ça, l'ethnicité, ça n'est pas autorisé par la loi dans ce pays. Donc ça n'est pas possible. Si c'était vrai, ils auraient mis un alinéa pour préciser que les données étaient manquantes dans tel et tel pays, car nous n'avons pas le droit de marquer dans un dossier médical quelle est l'ethnie – si l'ethnie existe, car c'est un nom un peu complexe – des gens dans un dossier médical. Donc ça n'est pas possible. On savait que les auteurs de ce papier étaient des menteurs.

Le point d'interrogation, c'est à quel point ils sont menteurs. Moi je pense que c'est entièrement faux. Une des raisons pour lesquelles je pense que c'est faux, dans le papier du *Lancet*, c'est que quand ils rapportaient le sexe, l'âge, les facteurs de risque, ils disaient qu'en Afrique ils fumaient autant qu'en Asie, je vous assure que ce n'est pas vrai. Ils disaient qu'ils étaient aussi obèses en Afrique qu'aux États-Unis, à 0,4 ou 0,5 point près, je vous assure que ce n'est pas vrai. Ce n'est juste pas vrai. Il suffisait de lire, et pas que le titre, pour se rendre compte que ce n'était pas vrai.

Ça a pris une ampleur extraordinaire, et je reconnais que l'ampleur s'est associée à des mouvements économiques que je n'avais jamais vus non plus, qui sont pour appeler les choses par leur nom ceux de Gilead, pour lequel il s'est échangé, pendant cette période, plusieurs dizaines de milliards d'actions. Ces échanges étaient rythmés par les déclarations « ça marche », ou les déclarations selon lesquelles la chloroquine marchait ou ne marchait pas. Il y a des enjeux qui sont d'un niveau que je n'ai jamais connu dans ma carrière, et je ne suis pas un pigeon de l'année. Je n'ai jamais vu ça. À mon sens, je sais que la FED a commencé une enquête là-dessus, je pense qu'on ne pourra pas éviter d'aller au fond de cette question qui est une question extrêmement compliquée.

4. Sur le plan des tests et de la maladie, j'exprime une chose : je ne suis pas d'accord avec la décision qui a été prise de ne pas généraliser les tests. Dès le début de mars, l'OMS a recommandé de tester tous les gens qui étaient suspects ou contacts pour le COVID-19. Il y avait les moyens, dans ce pays, de le faire. Je ne sais pas si vous voulez que je vous explique ce qu'est la PCR ? C'est d'une simplicité de bébé. Tout le monde sait faire ça. Si vous voulez que je vous l'explique, je le ferai, sinon, si vous la connaissez, il suffit de changer les amorces[50]. Et donc tout le monde est capable de faire ça, tout le monde est capable de le faire. Nous on faisait 300 000 PCR par an. Donc si on nous dit d'en rajouter quelques milliers, honnêtement… Quand on a commencé à faire tourner la machine, l'ingénieure en charge de ça chez moi a fait 450 000 préparations de PCR, on a pu fournir tout le monde à Nice, à Toulon, etc. Le vrai problème c'était l'extraction[51], et donc on a acheté plusieurs machines pour avoir différents modes d'extraction, les réactifs étant rapidement épuisés.

Pourquoi il fallait faire absolument la PCR ? Parce que sinon on était obligés, l'une des raisons… Vous m'excuserez car la causalité est toujours compliquée, il y a beaucoup de choses dans les problèmes que je soulève qui sont des problèmes anciens, structurels. L'un de vos collègues me rappelait que je disais la même chose en 2012. L'une des raisons, un des problèmes de fond, ici, c'est ce que les gens appellent les centres nationaux de référence, CNR. Il ne pouvait pas y avoir de CNR pour ce coronavirus puisqu'il n'existait pas. Je ne vois pas comment on aurait pu désigner un CNR pour ça. Il y a des gens qui ont dit qu'ils étaient la référence, et qu'ils étaient les seuls à pouvoir faire le diagnostic. On

---

50. Les amorces sont les « détecteurs » qui permettent à la détection de se faire. Chaque amorce permet de reconnaître une séquence spécifique de l'ARN viral.
51. Une étape importante de la PCR, qui vise à extraire l'ARN du virus d'un prélèvement, pour qu'il soit ensuite détectable.

m'a même dit au début que je ne pouvais pas faire de diagnostic de coronavirus. C'est les mêmes PCR, c'est les mêmes méthodes, on choisit les amorces et voilà. Donc ce n'est pas vrai.

Il y a donc une part d'intoxication, et c'est moi qui ai expliqué, je m'excuse, au Président, pour la première fois, que la PCR c'est très simple et que tout le monde peut la faire. Et donc, pendant tout ce temps, on n'a pas dit la vérité. C'est un examen extrêmement simple, banal, tout le monde est capable de le faire. Ça peut être fait dans les laboratoires privés. Nous on a reçu tous les réactifs de vétérinaires qui nous ont proposé de nous les mettre à disposition. Ils nous les ont donnés. Les tests on les a faits nous-mêmes, mais ils nous ont donné de quoi les faire.

Donc il y avait de quoi faire les tests, ce ne sont pas des choses très compliquées. C'était indispensable de le faire parce qu'on ne connaissait pas la maladie. À partir du moment où les tests n'étaient pas faits, on ne pouvait pas étudier la maladie. Tout ce que l'on a déduit sur la maladie, on l'a déduit à partir de la grippe et ce n'était pas vrai. Par exemple, une des grandes erreurs, considérable, que l'on connaît maintenant, c'est que l'essoufflement, la dyspnée, est un signe de gravité de cette maladie. En réalité, quand vous commencez à aller mal dans la grippe, vous commencez à devenir insuffisant respiratoire, vous êtes essoufflé parce que vous n'avez pas beaucoup d'oxygène et parce que vous avez beaucoup de dioxyde de carbone, de gaz carbonique. Et c'est pour ça que vous commencez à être essoufflé. Dans le COVID avait été décrit par les Chinois ce qu'on a retrouvé de manière très commune, ce que l'on appelle l'hypoxie heureuse. Ces gens qui ont une hypoxie avec un pourcentage d'oxygène qui au lieu d'être de 98 à 100 %, peut être à 95, à 92, nous on a eu des gens qui n'étaient pas essoufflés qui avaient 90. Donc si vous dites : « Ne venez que quand vous serez essoufflé », et que les gens sont à 90 quand ils viennent, ils vont en réa directement et ils meurent.

Donc ça n'était pas un signe, et pour pouvoir le savoir il fallait étudier les malades. L'observation, c'est toujours la première étape, mais pour observer il faut faire du diagnostic. La raison pour laquelle ils n'étaient pas essoufflés, qu'on connaît nous depuis peu et qui n'a pas été décrite dans la littérature, c'est que dans cette maladie, l'hypoxie n'est pas accompagnée de ce qu'on voit d'habitude, c'est-à-dire une augmentation du gaz carbonique, mais une diminution du gaz carbonique. Or, ce qui rend essoufflé, c'est l'augmentation du gaz carbonique. Cette diminution du gaz carbonique, associée à une diminution de l'oxygène, ça n'était connu que dans une seule maladie, pas dans la grippe : dans l'embolie pulmonaire. Dans le COVID, on a découvert au fur et à mesure qu'il y avait plein d'embolies pulmonaires. C'est peut-être la raison pour laquelle cette hypoxie est très atypique.

La deuxième chose, c'est qu'en dépit du fait qu'il n'y avait pas de signes respiratoires, mais ça les Chinois l'ont décrit, ils font systématiquement des scanners low-dose pour remplacer le téléthorax. Il faudra le faire en France, mais on a un retard très important qu'il faudra bien corriger. Il y a 65 % des gens qui n'ont pas de signes respiratoires qui ont des lésions au scanner. Parmi ces gens, 11 % ont des lésions sévères. Ce sont maintenant des gens chez qui on trouve des séquelles, en particulier des fibroses pulmonaires. Cette phase d'observation dont on s'est privés, en se privant du diagnostic, a été un point clef. L'observation de tout, c'est ça. Tout était bizarre dans cette maladie, mais il fallait l'étudier y compris pour comprendre le traitement.

La maladie, au départ, c'est le virus. Puis ça devient une association virus/réponse immunitaire. Ensuite, c'est essentiellement la réponse immunitaire, il n'y a presque plus de virus. Ensuite, ce n'est même plus une réponse immunitaire, c'est lésionnel. Les tissus sont détruits, et là c'est la qualité du soin qui compte, et c'est la qualité du soin qu'on mesure. Il y a donc quatre étapes, et dans ces quatre étapes l'idée qu'on va donner le médicament à chaque étape est une fantaisie. Ça, on le sait depuis la grippe parce que pour la grippe, le Tamiflu de Gilead ne marche que pendant les deux premiers jours. Ça ne marche pas dans un deuxième temps parce que la réponse immunitaire devient le problème. Presque toutes les maladies infectieuses aiguës sont comme ça. Donc la question était mal posée. Le remdesivir ne pouvait pas marcher sur les formes graves, ce n'était pas possible. Le seul moment où il pouvait marcher, c'est au début, ce qui a été démontré, mais il ne pouvait pas être prescrit au début, lors de la forme banale, car il y a 8 à 10 % d'insuffisances rénales quand on donne du remdesivir. La fenêtre lors de laquelle ça peut fonctionner me paraît extrêmement faible.

Encore une fois, il y a eu une grande folie sur l'hydroxychloroquine, le reflux est en train de venir et beaucoup de travaux dont les nôtres permettent de faire des analyses. Il n'y a que quatre études randomisées, dont trois disent que l'hydroxychloroquine marche mieux que le placebo. Peu importe, le temps fera son tri, on a l'habitude en science que les gens se disputent, et à la fin le temps fait son tri. Mais, globalement, il y a eu là-dessus une émotion et je le dis là encore, car c'est ce que je pense : je pense que le ministre a été mal entouré à ce stade-là, car il faut avoir des remparts, quand on est politique, il faut des gens qui soient capables d'analyser les articles, qui soient capables de dire que ça c'est raisonnable, et ça ça ne l'est pas, de manière à ce qu'on ne se retrouve pas dans des situations, au milieu du week-end, où l'on fait des déclarations sans que personne n'ait vraiment lu les papiers. Encore une fois, dans les auditions que vous aurez ou peut-être que vous n'aurez pas, moi j'ai été très frappé que Dominique Maraninchi, qui était le prédécesseur du directeur de l'ANSM, ait fait avec le prédécesseur du président de la HAS une tribune disant qu'ils étaient en désaccord avec ces gens-là. Donc je pense que c'est intéressant d'avoir leur vision contradictoire, pour montrer que ce n'était pas de science qu'on parlait mais de choix personnels. Il faut réfléchir, je ne vous dis pas quelle est la raison de tout cela, vous vous ferez votre idée, mais je pense que vous l'imaginez.

30 juin 2020. Qu'est-ce qu'un conflit d'intérêts ?

— *Professeur Didier Raoult, alors que l'on arrive à la fin du premier semestre de l'année 2020, quels sont les chiffres de mortalité que vous avez à votre disposition ?*

Je me trompe de temps en temps comme tout le monde, mais je préfère quand les choses se passent plutôt comme je pensais qu'elles devaient se passer que quand elles se passent autrement. Moi j'ai pensé que cette épidémie d'infections respiratoires qui se passait pendant le premier semestre n'allait pas bouleverser l'espérance de vie des endroits dans lesquels les choses seraient prises en charge de manière raisonnable, c'est-à-dire comme on a toujours pris en charge les infections respiratoires. Pour Marseille, maintenant j'ai les données grâce à l'INSEE. Elles montrent que pendant ces six premiers mois, jusqu'au 15 juin il y a eu 1 436 morts en 2020, 1 366 en 2019, c'est-à-dire 70 de plus en 2020, et 1 440 en 2018 c'est-à-dire 4 de moins en 2020 qu'en 2018. C'est intéressant de voir que quand on prend les choses calmement, qu'on essaie de les gérer sans affolement et qu'on prend toutes les mesures nécessaires, sur le plan de la mortalité générale, compte tenu du fait que ces épidémies sont variables, eh bien il y a eu moins de grippes et plus de COVID-19, en 2017 il y a eu une grippe terrible et il y a eu plus de morts. Ces infections saisonnières, il faut les prendre comme des infections saisonnières et les traiter.

Ça c'est l'analyse : vous voyez ici les résultats bruts par semaine de Marseille et là, c'est à l'Assistance publique où l'on voit qu'au contraire, on a moins traité à l'Assistance publique du fait d'un certain nombre de messages qui ont été transférés aux gens en leur disant de rester à la maison. Il n'y a pas eu de saturation des hôpitaux, il n'y a pas eu de morts supplémentaires. Bien sûr des gens sont morts du COVID-19, mais comme il y a eu moins de gens qui sont morts de la grippe cela n'a rien changé aux statistiques.

Ce n'est pas le cas à Paris, où il y a eu au contraire une augmentation de 30 %, 31 % de morts par rapport à 2018 et 34,5 % par rapport à 2019. Il y a vraiment une différence très importante qui est sûrement multifactorielle en fonction de la situation. Il s'est passé des choses différentes et donc il faudra bien avoir une analyse des chiffres très précise pour montrer pourquoi à Marseille il n'y a pas eu de surmortalité sur les trois dernières années, tandis qu'à Paris il y a une surmortalité importante en 2020 par rapport à 2019 et 2018.

— Est-ce que vous pouvez détailler ce qu'est pour vous un conflit d'intérêts, et comment on peut les reconnaître ?

Les conflits d'intérêts sont un problème très complexe. Dans la création même de l'IHU, nous avions prévu de mettre en place une commission d'étude des conflits d'intérêts dans laquelle il y avait un représentant du conseil de l'ordre, un de la Cour des comptes, et un philosophe, pour réfléchir autour du conflit d'intérêts et de la manière dont on les évite, et même de la manière dont on les quantifie. C'est très complexe car les liens d'intérêt sont multiples, par exemple les conflits d'intérêts familiaux sont très connus. On n'a pas le droit de faire partie d'un jury d'examen ou de concours s'il y a parmi les candidats un cousin, votre enfant, votre conjoint, mais aussi un de vos neveux ou nièces. C'est prévu par la loi, c'est interdit par la loi. J'ai eu une fois l'occasion d'empêcher un collègue de participer à un jury qui évaluait son propre fils. Mais les gens, de bonne foi souvent, disent qu'ils sont capables de rester objectifs. Le principe même, la notion même de conflit d'intérêts, c'est que quand il y a un conflit d'intérêts on ne peut pas être objectif, ou tout du moins, on n'est pas capable de juger si on est objectif ou non. Après, parfois les gens vont trop loin, maintenant on dit que si on fait partie du même institut on a un conflit d'intérêts, or dans les instituts, mon expérience c'est qu'il n'y a pas de raison qu'on se déteste ou qu'on s'aime plus qu'ailleurs, c'est plutôt qu'on se déteste plus. On se déteste plus entre nous dans les instituts que l'on s'aime. Je ne suis pas sûr que ça fasse un vrai conflit d'intérêts.

Les conflits d'intérêts sur lesquels on a le plus insisté, ce sont les conflits d'intérêts idéologiques. Quand vous considérez que quelque chose est indicible ou ne peut pas être rapporté, vous le bloquez. C'est ce qu'il s'est passé en partie avec la chloroquine, c'était devenu diabolique d'oser parler de la chloroquine. Le nombre de gens, de papiers que j'ai vus être refusés dans les journaux qui étaient anti-chloroquine pour des raisons multiples, certains pour des raisons politiques, certains pour des raisons de perception personnelle, d'autres par peur que ça devienne brutalement un produit mortel. Ils avaient des positions qui étaient de vrais conflits d'intérêts idéologiques. Donc les conflits d'intérêts idéologiques existent aussi. Il y en a eu, par exemple, en génétique, à l'époque de la Russie communiste contre le monde de l'Ouest. C'étaient de vrais conflits d'intérêts de nature idéologique.

Et puis, il y a des conflits d'intérêt financiers. Il faut distinguer les liens d'intérêt, c'est-à-dire que les gens peuvent travailler avec l'industrie pharmaceutique mais ça devient conflit d'intérêts à partir du moment où on émet une opinion, officielle ou officieuse, sur quelque chose qui a à voir avec les gens avec qui on a des liens d'intérêt. Et donc on doit, au mieux s'interdire d'en parler, au pire le notifier en disant : « J'ai des liens d'intérêt avec untel et untel. » Dans toute cette histoire du COVID-19, il fallait faire attention quand on parlait d'un produit vendu par une industrie pharmaceutique, ou du produit le plus concurrentiel qui lui n'était défendu par aucune industrie pharmaceutique, l'hydroxychloroquine. On rentre dans une situation de conflit d'intérêts si on a des rapports avec le produit qui est contre l'hydroxychloroquine. Donc il faut s'interdire d'en parler, ou dire : « J'ai un conflit d'intérêts », même si on considère que ça n'est pas un conflit d'intérêts. On ne décide pas soi-même si c'est un conflit d'intérêts. Tout le monde pense être honnête spontanément. Si on est payé par quelqu'un et qu'on donne son opinion sur son produit ou son concurrent, on a un conflit d'intérêts par définition. Nous le savons très bien, parce qu'on nous le demande, dans les articles scientifiques que nous écrivons. J'ai vu que des collègues ne le mettaient pas, c'est un tort, ils ne répondaient pas aux conflits d'intérêts ou ne le disaient pas. Dans les conflits d'intérêts, on vous demande, si on vous a payé un congrès, un repas, de le dire. Vous avez un conflit d'intérêts puisque vous parlez de quelque chose qui appartient à quelqu'un qui vous a donné de l'argent ou des avantages en nature.

Donc le conflit d'intérêts ce n'est pas à chacun d'entre nous de déterminer ce que c'est. Ce sont les mœurs qui déterminent que vous avez un conflit d'intérêts quand vous parlez de quelque chose pour lequel vous avez reçu de l'argent. Vous devez, au pire, le notifier. On voit, dans les meilleures émissions de télévision aux États-Unis, quand quelqu'un parle, s'il a un conflit d'intérêts il y a une bande qui passe en dessous en disant : « Monsieur Untel a reçu tant d'argent de…, tant d'argent de… » Les gens doivent savoir que vous n'êtes pas neutre quand vous parlez de quelque chose. Donc il faut faire rentrer ça dans les mœurs. Moi je pense que la plupart des gens qui se sont retrouvés dans des situations de cette nature-là ne sont pas malhonnêtes, je crois que simplement beaucoup de gens pensent qu'ils conservent leur objectivité. Un des meilleurs économistes du monde, Milton Friedman, disait : « Il n'y a pas de repas gratuit. » Quand quelqu'un vous paie un repas, il attend quelque chose de vous, on le sait. C'est de la naïveté de croire qu'on n'attend pas quelque chose de vous, et vous ne savez pas nécessairement ce que l'on attend de vous.

— Quel est votre regard sur les grands essais randomisés dont les résultats sont annoncés petit à petit par des communiqués de presse ?

Nous en France, pour l'instant, on n'a aucune donnée de Discovery. Ça montre que de temps en temps il faut revenir à la raison. Il ne faut pas, dans le milieu d'une épidémie, dire qu'on ne peut rien faire en attendant les résultats d'un essai qu'on n'aura finalement jamais, pour des médicaments qu'on ne pourra peut-être jamais prescrire dans les conditions de l'essai. Ce qui peut rassurer les gens dans notre pays, c'est que les Anglais ont fait encore pire que nous. Eux ont fait un programme, qui s'appelle Recovery, dans lequel des gens qui n'avaient pas le COVID-19 ont été inclus dans leur essai. Il suffisait de lire leur projet pour voir qu'il était farfelu. Il était farfelu parce que, déjà, ils donnaient des doses d'hydroxychloroquine qui sont quatre fois la dose normale. Les Indiens ont dû dire aux Anglais d'Oxford qu'ils ne savaient pas manier les médicaments.

Deuxièmement, on a maintenant leurs résultats, et effectivement 10 % des gens qui ont été inclus dans leur protocole publié n'avaient pas du tout le COVID-19, et 10 % n'avaient pas été testés. Donc les essais thérapeutiques comme ça, ce n'est pas des essais randomisés, ça n'est pas sérieux. Ensuite, ils ont mis dans les différentes branches la dexamethasone qui fait partie des soins courants, qu'on donne normalement aux gens en fonction de leur réaction inflammatoire, individuellement, et on utilise ça depuis 50 ans.

La troisième chose complètement incohérente, c'est de considérer que c'est la même maladie au début, quand il n'y a que du virus. Donner de la cortisone à des gens qui n'ont que du virus, tout le monde sait que ça aggrave de manière très significative, c'est ce qu'il s'est passé dans l'essai. On ne donne pas de cortisone à des gens qui ont du virus et pas de réaction immunitaire. À l'inverse, les gens qui ont une réaction immunitaire qui bouleverse complètement les choses et qui sont en réanimation avec un syndrome de détresse respiratoire, bien sûr, en France, là au moins on a fait mieux, en fonction des cas on a rajouté ou pas de la cortisone en fonction du clinicien en face qui pensait que c'était nécessaire. Je ne sais pas si c'est très rassurant de savoir que des gens ont fait encore plus de folies. Ça veut dire que là, on est dans un système lui-même qui est devenu fou. Ça ne résiste pas à une analyse médicale des choses. Comment ça a pu devenir le projet de toute l'Angleterre ? C'est quelque chose qui doit amener à une réflexion profonde sur la dénaturation du rapport que l'on a avec les malades, même s'ils présentent une maladie nouvelle. Ce ne sont pas que des objets d'expérimentation, ce sont avant tout des malades.

7 juillet 2020. Des mots et des chiffres

— *Professeur Didier Raoult, aujourd'hui, avez-vous des données concernant l'efficacité de l'hydroxychloroquine sur le coronavirus, en dehors des données de votre institut ?*

Il n'y a maintenant plus aucune évidence concernant cette première tentative d'intoxication des esprits sur la toxicité de l'hydroxychloroquine, qui est maintenant terminée. Plus personne ne dit que l'hydroxychloroquine tue, ni qu'elle rend fou, bien que le directeur général de l'ANSM ait dit que ça rendait fou. Je ne sais pas qui ça rend fou, mais en tout cas pas ceux qui la prennent. En revanche, nous avons maintenant toutes les études, malgré une censure au niveau des journaux scientifiques tout à fait inouïe et inédite, ça n'était jamais arrivé. Mais on ne peut pas empêcher la vérité de sortir du puits, elle finit toujours par sortir. On commence à avoir toute une série de travaux, maintenant publiés, qui montrent quand on les analyse qu'il y a une efficacité de l'hydroxychloroquine dans le traitement de la maladie, qui évite la mortalité, et dans la diminution de la persistance du virus chez les gens.

Ce premier tableau sur la mortalité, qu'on a divisé en deux car ce n'est pas le même type d'études, montre d'abord que la somme des études cliniques observationnelles ou randomisées atteste que l'hydroxychloroquine est efficace pour prévenir la mort. Dans certains de ces travaux, il y a une diminution de 50 % de la mort, c'est un point très important. Je vous rappelle que ni le remdesivir, ni le lopinavir/ritonavir n'ont jamais eu une étude publiée montrant qu'il y avait une prévention de la mortalité, zéro. Le seul produit pour lequel il y ait une prévention de la mortalité, c'est l'hydroxychloroquine, seule ou associée à l'azithromycine. La deuxième partie présente les analyses de big data qui sont faites en particulier avec des patients qui n'ont pas été évalués individuellement mais en dépit de cela, là aussi il y a une différence significative en faveur de l'hydroxychloroquine. Quand on combine toutes les études qui ont été publiées à ce jour sur l'hydroxychloroquine, on trouve qu'il y a un effet positif sur la mortalité.

Le deuxième tableau concerne le portage viral, et là c'est encore plus significatif. Vous avez toutes les études publiées avec le portage viral, qui montrent toutes que l'hydroxychloroquine diminue le portage viral. Ce sont toutes les études publiées. Donc il y a une vraie question : dans ce monde, on finit par avoir l'impression qu'il suffit d'avoir droit à la parole ou de faire des communications pour transmettre la vérité. Mais la vérité ce n'est pas ça, c'est les études, c'est les chiffres, c'est la mortalité. Et ça, on ne peut pas tricher, ça finit par sortir. On peut faire de très mauvaises études mais il y a des gens qui savent les décrypter, en tout cas nous on sait le faire. Et puis, il y a des communications et il finit par y avoir un monde dans lequel on croit que la communication remplace la réalité physique mais ce n'est pas vrai. La réalité physique finit par s'imposer. Donc c'est une des raisons pour lesquelles ça ne m'amuse pas beaucoup d'aller discuter dans les médias. C'est parce que ça ne remplace pas la réalité. On finit par dire : « Moi je crois lui, moi je crois l'autre », mais tout ça n'a pas de sens. Ce qui a du sens, c'est la réalité.

Vous voyez que par exemple, le directeur de l'AP-HP, qui disait : « M. Raoult ment, il n'y a pas 40 % de mortalité », puis on sort ses propres papiers, de son propre institut, avec ses propres données qu'il ne connaissait pas. Il faut faire très attention parce que la prochaine fois je l'attaquerai en diffamation. Donc il faut s'arrêter de croire qu'il suffit de parler pour avoir raison. Il faut avoir les chiffres.

D'autres chiffres, sur l'hydroxychloroquine, qui viennent de sortir, montrent qu'il existe un tournant puisque c'est un des journaux du groupe du *Lancet* qui publie une étude dont je souhaitais qu'elle soit faite en France mais j'espère toujours qu'elle pourra être faite, on sait qu'elle a été faite au Portugal. L'objectif est d'évaluer l'effet protecteur de l'hydroxychloroquine chez des gens qui prennent de l'hydroxychloroquine pour d'autres raisons, en particulier parce qu'ils ont des maladies rhumatismales. On voit que dans ce travail, ce qui est significatif c'est que des gens qui ont la même exposition, par exemple dans des familles où il y a eu des cas de COVID, si on prend l'hydroxychloroquine et qu'on a une maladie rhumatismale on a moins souvent, de manière significative, une infection par le virus que si on prend n'importe quel autre médicament. C'est un des éléments qui montrent que l'hydroxychloroquine, parmi d'autres, est un médicament qui permet de prévenir l'infection par le COVID. Bien entendu, ce n'est pas du tout le cas de la cortisone, mais personne n'a jamais cru, à part dans l'essai anglais Recovery, que la cortisone est un médicament pour prévenir ou traiter des infections virales aiguës. Ça peut l'être pour traiter les maladies lésionnelles, mais pas les infections aiguës.

Tout va finir par se révéler, paisiblement, c'est bien. Ca montrera qu'on peut prendre en charge cette maladie normalement, avec un traitement qui a incontestablement une certaine efficacité, qui en fait la preuve petit à petit, et encore j'ai reviewé, moi, de façon confidentielle, un papier qui vient d'Espagne, un autre qui vient d'Italie, qui donnent les mêmes résultats de prévention sur la mortalité, la durée d'hospitalisation et la durée du portage viral, pour un prix qui est ridicule comparé aux 4 000 dollars que va coûter le traitement par remdesivir qui n'a jamais évité la moindre mort.

4 août 2020. Confinement, traitement : où en est-on avec le COVID-19 ?

— *Professeur Didier Raoult, que sait-on maintenant de l'épidémie et des mesures de contrôle les plus efficaces ?*

Sur l'épidémie, actuellement, ce que l'on voit c'est qu'on peut proportionner à l'ampleur du dépistage généralisé le nombre de cas, avec un changement de profil des cas puisque maintenant il s'agit presque exclusivement de sujets jeunes, alors que ce n'était pas le cas avant. Il y a une baisse de la moyenne d'âge qui est considérable. Du coup, il y a une mortalité qui est à peu près inexistante. Depuis le dernier mort qu'on avait eu en juin, autour du 5 juin, il y a eu 470 cas diagnostiqués ici sur lesquels il y a eu un patient avec de très gros problèmes respiratoires qui est venu mourir au-delà de toute thérapeutique utilisable. Ça fait une mortalité de l'ordre de 0,2 %, avec un mort dont l'espérance de vie était de quelques mois. Donc on peut dire que la forme actuelle, dans les circonstances dans lesquelles on est (on continue à diagnostiquer les gens et à les traiter), est à un niveau de gravité dans la population observée qui est l'un des plus bas de toutes les infections virales. Je ne suis pas particulièrement inquiet de cette situation.

La deuxième chose, c'est qu'il est vrai que nous avons des foyers que nous découvrons, parfois liés à ce que nous n'avons pas eu l'occasion de voir, des contaminations par des matières fécales, dans une situation un peu exceptionnelle. Et puis, ce qui apparaît, c'est que beaucoup de ces jeunes paraissent avoir été infectés dans des bars tardifs transformés en équivalents de boîtes de nuit, où l'on peut bien imaginer que la nuit passant, et vu les conditions dans ces bars, la distanciation sociale ne soit pas extraordinaire. Pour vous dire la vérité, c'est reparti avec une augmentation des maladies sexuellement transmissibles, ce qui témoigne du fait que la distanciation sociale n'est pas totale. Donc en pratique, il y a plus de cas, il s'agit de jeunes qui actuellement sortent du confinement, qui trouvent le moyen de se réunir, de se rencontrer, mais on n'est pas affolés par la situation actuelle.

Concernant les mesures de prévention, il y a un travail très intéressant qui a été rapporté par le professeur Jarlier, à Paris (vous voyez que je lis les bons travaux parisiens), qui rapporte que parmi tous les éléments que lui a évalués pays par pays, le seul qui soit significativement associé à une diminution de la mortalité dans l'épidémie de COVID-19, c'est la précocité de la mise en place des tests généralisés. Vous savez qu'en France, on a eu du retard, ce n'est plus le cas, on fait maintenant des centaines de milliers de tests par jour. Du coup on détecte les gens beaucoup plus tôt. Dans la vague épidémique que nous avons eue, nous avions entre un tiers et la moitié des gens qui rentraient directement en réanimation, qui n'avaient pas été diagnostiqués jusqu'à la dernière minute. Cela explique une partie importante de la mortalité, le fait de détecter les gens beaucoup plus tôt permettra de mieux les prendre en charge et d'éviter cet élément.

La deuxième chose, c'est qu'il y a enfin un travail espagnol qui est sorti, sur les anticorps détectés chez les gens pour évaluer les populations les plus à risque. Bien sûr, ça confirme que les zones urbaines sont plus contaminées que les zones non urbaines et que, deuxièmement, bien sûr, les mesures de prévention du personnel de soin sont essentielles. C'est le groupe qui est le plus touché. Le deuxième groupe le plus touché ce sont les membres des familles dans lesquelles il y a une personne qui est positive. Là, il y a des taux de positivité importants. Il est à noter, et c'est intéressant, que les gens restés à la maison en télétravail sont en moyenne plus souvent positifs que les gens qui n'étaient pas confinés. Donc le confinement n'a pas fait la preuve de son efficacité, au moins dans ce pays voisin. Ce qui a fait la preuve de son efficacité, c'est la détection, l'isolement des gens qui sont positifs, parce que bien sûr si dans votre famille nombreuse vous avez un enfant positif, il peut contaminer toute la famille. Donc c'est important de le savoir.

Je pense que la politique actuelle de tests massifs est raisonnable, c'est celle que je préconisais, je crois que c'est bien. Le confinement est une mesure politique qui a toute une série de conséquences, y compris sur d'autres maladies, y compris sur les accidents de la route, ce que je ne sais pas évaluer. On fera les comptes à la fin de l'année pour savoir s'il y a eu plus de morts ou moins de morts, je n'en sais rien, mais il n'y a pas d'avantage dans la littérature qui soit clair et qui montrerait que le confinement soit supérieur au non-confinement. À part les regroupements denses de population, en particulier c'est certain que si on danse dans une salle en étant très nombreux, le risque de transmission s'il y a un positif est très important.

Enfin, sur la thérapeutique, on commence à voir deux choses. La première c'est que, c'est rassurant, il n'y a pas qu'en France qu'on fait des essais que je ne comprends pas. Le plus étonnant de tous c'est l'essai anglais Recovery, assez étrange, qui intègre officiellement des gens qui ne sont pas COVID-19 positifs et qui utilise la cortisone pour les patients au début quand ils sont infectés avec le virus, ce qui n'est pas recommandé en maladies infectieuses, d'ailleurs ils meurent plus. On savait qu'il ne fallait pas le faire bien avant cet essai, ça fait partie du savoir de base des soins courants. En revanche, dans les formes tardives, la cortisone est recommandée dans les formes inflammatoires de pneumonies ou de syndromes de détresse respiratoire, dans n'importe quel ouvrage. Elle fait même partie du protocole de base du syndrome de détresse respiratoire, ça fait partie des soins courants. Donc ça montre que de temps en temps, les méthodologistes disjonctent et qu'ils mettent dans des protocoles qui sont contre-indiqués ou qui sont recommandés des branches qu'il faut à nouveau tester sur des médicaments qui ont des indications qui sont posées depuis plusieurs décennies. C'est un témoin de plus que dans cette maladie, beaucoup de gens ont perdu le sens médical pour le remplacer par de l'essai à tout prix. On se demande d'ailleurs, c'est étonnant, pourquoi dans Recovery ils n'ont pas fait un groupe avec de l'oxygène, un groupe sans oxygène, pour montrer qu'on mourait plus dans le groupe sans oxygène, ce que moi je prédis. On mourra plus sans oxygène si on a une baisse de la saturation.

Donc il faut faire attention, il y a là une dérive de l'essai à tout prix à chaque fois qu'il y a une nouvelle maladie. Il faut faire de la médecine avant de faire des essais thérapeutiques. La plupart des traitements de maladies infectieuses ont été établis sans essais randomisés, on ne se voit pas se mettre à faire des essais randomisés avec la pénicilline pour le traitement des pneumonies à pneumocoques versus placebo. Un placebo, dans ces conditions, compte tenu du dernier travail de méta-analyse fait par le BMJ, qui montre un raccourcissement des symptômes au cours de la maladie en prenant toutes les études randomisées, de quatre jours et demi avec l'hydroxychloroquine qui est supérieur à celui de tous les autres médicaments testés.

Petit à petit, la vérité va se faire jour, comme c'était prévisible, il faut simplement un peu de temps pour assumer la vague d'hostilité à un médicament efficace, pas cher et ancien, et puis nous verrons bien mais le nombre de papiers s'accumule dans ce domaine et la réalité va très rapidement transparaître, d'autant qu'on voit que le remdesivir est inefficace et que tous les autres produits proposés jusqu'à présent sont inefficaces. Le seul sur lequel il y ait encore un débat d'efficacité, c'est l'hydroxychloroquine. Et bizarrement, cette chose qui est probablement le plus grand scandale scientifique du XXIe siècle : la publication par une bande de Pieds nickelés de papiers dans les meilleurs journaux du monde. Si ça a été publié, c'est parce que les gens cherchaient par n'importe quel moyen à démontrer quelque chose de tout à fait invraisemblable : que l'hydroxychloroquine tuait 9 à 10 % des gens qui en prenaient. Tant que ce phénomène n'aura pas été analysé jusqu'où il doit l'être, c'est-à-dire comment un truc qui est aussi étonnant que la vente de la tour Eiffel à un individu privé, c'est complètement délirant, comment ces choses-là ont pu être publiées dans le meilleur journal du monde, qui s'est contenté de dire : « C'est une erreur. » Ce n'est pas une erreur, il s'est passé quelque chose d'exceptionnel, ça n'est jamais arrivé que le *Lancet* ait à rétracter en quelques semaines un papier, en même temps que le NEJM, pour des raisons qui n'auraient pas pu échapper à un étudiant.

Il y a un véritable phénomène de la qualité de l'analyse, qui maintenant a été remplacée par l'idéologie, et ce phénomène hydroxychloroquine est devenu à ma plus grande surprise un sujet clivant entre différents groupes, et non pas un médicament d'usage banal pour lequel j'ai demandé officiellement au directeur de l'ANSM de faire une RTU, c'est-à-dire la possibilité d'utiliser, pour la prise en charge du COVID, l'hydroxychloroquine aux doses que nous proposons nous. Comme cette chose n'est pas contrôlée, on voit dans la littérature toutes les doses possibles et imaginables, et c'est beaucoup plus dangereux que de réguler ça, en disant la dose qui est utilisable, le temps pendant lequel on peut l'utiliser, les examens qu'il faut faire pour être sûr que l'on n'aura aucun problème, de façon à avoir des résultats qui soient comparables aux nôtres, c'est-à-dire qu'actuellement, pour tous les gens protocolisés avec hydroxychloroquine et azithromycine, on a une mortalité qui est de 0,5 %. Donc pour pouvoir obtenir des résultats de cette nature-là, eh bien il faut encadrer la prescription, utiliser la même dose pendant le même temps. Dans ces conditions, on voit mal comment on pourrait utiliser le remdesivir qui est toxique, qui donne des insuffisances rénales, qui est inefficace dans les travaux qui ont été réalisés. On attend avec impatience les résultats de l'essai français Discovery, on verra bien. Globalement, je crois qu'il faut revenir à beaucoup de calme, beaucoup de sérénité. Il faut soigner les malades, regarder ce qui marche, ce qui n'est pas dangereux, sortir de cette espèce d'excitation et de clivage et de cette façon de faire de tout une histoire qui politique, qui sensationnaliste, pour revenir à la pratique du soin avec des médicaments connus et disponibles.

11 AOÛT 2020. LEÇON ET EXAMEN DE MALADIES INFECTIEUSES À PROPOS DU COVID-19[52]

— Professeur Didier Raoult, de nombreux articles ont été publiés dans le cadre de la crise du COVID. Sur chacun d'entre eux, il y a des débats importants et parfois des personnes qui les défendent, d'autres qui les attaquent, et vice versa sur d'autres articles. Comment expliquez-vous ces différences de perception ?

---

52. https://www.youtube.com/watch?v=qejCC2R9zAU

J'ai commencé à faire de l'enseignement en maladies infectieuses en 1978, des travaux dirigés. Donc ça fait très longtemps que j'enseigne ça. Je pense qu'il existe une différence fondamentale d'approche entre les gens qui proviennent des maladies infectieuses, qui se basent sur les maladies infectieuses et qui mettent a priori les maladies infectieuses et le soin en priorité, en tenant compte de leur savoir accumulé depuis des décennies, et les gens qui mettent en premier les méthodes d'analyse des essais thérapeutiques qui font partie d'un autre monde. On peut avoir de très bons méthodologistes qui font à la fois le diabète, le sida, l'hypertension. Ce sont des méthodologistes. Si les deux sont associés, tant mieux, nous on a des méthodologistes qui travaillent avec nous. Mais si la méthodologie remplace la médecine, on peut arriver à faire des catastrophes. On peut arriver à des choses qui ne sont pas ce que l'on enseigne nous au quotidien. On peut avoir des essais thérapeutiques publiés dans les meilleurs journaux du monde (le *New England*, le *Lancet*, le BMJ, *Annals of Internal Medicine*), qui correspondent à des choses qui sont l'inverse de ce que nous enseignons nous, au quotidien, aux étudiants de 3e année. Cette discordance incroyable pose des questions sur l'évolution de la littérature médicale quand elle devient aussi différente des notions de base que nous enseignons nous en maladies infectieuses.

– *Quels sont pour vous les critères à retenir quand on analyse un article ?*

DIDIER RAOULT : On peut discuter, moi je suis un ancien qui a commencé par faire des maladies infectieuses avant de faire de la microbiologie. Jean-Christophe, qui est un de nos plus récemment nommés professeurs, va nous dire ce qu'il enseigne, lui, quand il fait des cours de maladies infectieuses sur les bases des maladies infectieuses.

Jean-Christophe Lagier : Le premier élément, c'est le diagnostic de ces maladies infectieuses. On apprend à nos étudiants qu'on doit détecter la présence d'un micro-organisme, en l'occurrence pour le COVID-19 du virus, pour prouver que le patient a une infection. Il y a deux techniques qui peuvent être utilisées. La première, la technique de référence, c'est de faire de la PCR pour détecter directement la présence du virus, en particulier dans les prélèvements naso-pharyngés. Si toutefois on n'a pas le temps de le faire au moment de l'inclusion des patients, on peut faire de la sérologie pour regarder si rétrospectivement ils ont été infectés par cette maladie. Mais encore une fois, le fait de prouver la présence de ce virus est un élément essentiel pour inclure un patient dans une étude sur le traitement de cette pathologie. Il nous apparaît complètement anormal que sur un faisceau de présomptions, que ce soit une présomption clinique, une présomption radiologique, de décider que cette personne est réellement infectée par le COVID-19. On a eu dans notre expérience, pendant l'épidémie, à de nombreuses reprises, des patients qui avaient des tableaux respiratoires, des images pouvant être évocatrices de COVID-19, et on a détecté en fait d'autres micro-organismes qui nécessitaient un traitement, bien entendu tout à fait différent.

Le deuxième élément, c'est le traitement de ces maladies infectieuses. On apprend à nos étudiants que chaque traitement nécessite une dose particulière, nécessite une durée de traitement particulière. Nous, depuis le début, en ce qui concerne l'hydroxychloroquine, on utilise la posologie de 600 mg par jour, cela pendant 10 jours. On est très surpris de voir qu'il y a des études qui incluent des patients ou qui traitent des patients avec des posologies de 400 mg par jour, jusqu'à 2 400 mg par jour avec des durées de traitement également extrêmement différentes.

Toujours concernant ces traitements, les effets secondaires sont un élément extrêmement important. Quand on évalue un traitement chez un patient, il nous apparaît indispensable de ne pas mélanger ce qu'on peut appeler des effets secondaires subjectifs, comme la constipation par exemple, avec des effets secondaires toxiques qui nécessitent une prise en charge tout à fait spécifique. On a vu l'exemple, dans la littérature, du remdesivir où l'analyse de ses effets secondaires mélangeait à la fois la constipation, l'insuffisance rénale qui parfois nécessite d'aboutir à la dialyse voire à une transplantation rénale, et des paramètres comme l'insomnie qui sont des éléments tout à fait subjectifs. Cela ne me semble pas licite. Peut-être que c'était par négligence, peut-être que c'était par dissimulation, on ne l'espère pas. C'est vraiment étonnant, quand on compare les effets secondaires d'un traitement et d'un placebo, de mélanger tous ces effets secondaires pour détecter les différences.

Didier Raoult : Ensuite, un des autres éléments qui posent problème dans les essais thérapeutiques, qui est un élément là aussi de médecine. Maintenant on peut résumer l'histoire de la maladie du

COVID-19 quand elle est grave en quatre étapes. La première étape, c'est le virus qui se multiplie. La deuxième étape, il y a une réaction inflammatoire très importante qui devient dominante. Et puis qui s'associe dans les formes graves à des nécroses, il y a des infarctus pulmonaires, infarctus tissulaires, qui sont dus au fait que les vaisseaux sont bouchés. Ça, bien entendu, ça n'est plus ni inflammatoire ni viral, le but est d'aider les gens à passer ce cap pour passer au stade suivant. Malheureusement, dans un certain nombre de cas, moins que ce qu'on craignait, on trouve des séquelles définitives, des cicatrices sur ces nécroses comme on a des cicatrices cutanées. Ça c'est les quatre épisodes de la maladie qui se mélangent.

Donc au premier stade on peut donner des médicaments strictement antiviraux, comme le remdesivir qui est un traitement exclusivement antiviral qui peut avoir une activité ici, à ce stade-là. Le problème c'est que la masse des malades qui restent au stade viral sont relativement peu malades, et leur donner une perfusion avec quelque chose qui peut donner des insuffisances rénales, ça sera une indication qui sera difficile à porter. Ensuite, plus les choses avancent plus la part liée au virus est faible. Au deuxième stade, au stade de la réanimation, il n'y a plus de virus vivants. Il peut rester des traces d'acide nucléique, mais plus de virus vivants. Donc donner des antiviraux à ce stade-là ne peut pas fonctionner. Il faut donner quelque chose qui fonctionne sur la réponse immunitaire. Cela veut dire que, par exemple, dans un essai thérapeutique comme l'essai anglais Recovery, vous ne pouvez pas donner un immunodépresseur à tous les stades de la maladie. Les résultats l'ont montré a posteriori, mais on pouvait les prédire, car c'est du soin courant. C'est de la connaissance de base. On ne donne pas de corticoïdes à une infection aiguë virale sans réaction inflammatoire parce que c'est un médicament immunosuppresseur. En revanche, on donne des corticoïdes, ça fait partie des soins courants, des thérapeutiques recommandées, dans tous les manuels de référence actuellement, on peut en donner en fonction de la situation chez les patients qui ont des pneumopathies, en particulier en réanimation, des détresses respiratoires qui sont inflammatoires. C'est une recommandation thérapeutique.

On ne peut pas faire un essai thérapeutique avec un médicament qui fait partie des recommandations thérapeutiques. On ne peut pas dire : « Je ne traite pas les gens chez qui c'est recommandé et je traite des gens chez qui c'est contre-indiqué. » L'analyse que l'on fait de l'essai Recovery, c'est que si on avait fait du soin courant, il y aurait eu 100 morts de moins en tout, entre les gens qui avaient des infections précoces et étaient traités par corticoïdes, et les gens qui n'ont pas reçu de corticoïdes alors qu'il y avait une indication thérapeutique dans les manuels de médecine. Ça veut dire que cette méthodologie des essais thérapeutiques s'oppose à tout le savoir qui est la gestion du malade en fonction du moment où on le tient. Ça, c'est du domaine de la prescription médicale avec du savoir médical. On ne peut pas faire des essais thérapeutiques comme ça, en négligeant le savoir. On ne peut pas faire des essais thérapeutiques contre placebo pour des médicaments dont on a déjà démontré l'efficacité dans des situations qui sont comparables.

— Comment faire pour que ce savoir qui est transmis aux étudiants en médecine soit appliqué ensuite, pour que les gens puissent le prendre en compte dans leur analyse, dans leur constitution d'essais thérapeutiques ?

Ce qu'on vient de vous dire, ce sont des choses que nous enseignons au quotidien à tous les étudiants en médecine. C'est quelque chose qui doit faire partie du savoir de base des gens qui écrivent et qui rédigent des protocoles thérapeutiques. Ça doit faire partie du savoir de base des gens qui revoient les articles qui sont soumis pour publication. Il devrait être interdit de publier des articles qui ne correspondent pas au savoir de base que tous les infectiologues enseignent en faculté de médecine. Quand on est professeur de maladies infectieuses, comme Jean-Christophe, qu'est-ce qu'on fait pour valider que les gens ont compris ?

JEAN-CHRISTOPHE LAGIER : On a créé un QCM qui sera disponible sur le site[53], pour pouvoir tester ces connaissances concernant ce que nous venons d'expliquer.

18 AOÛT 2020. CE QUE NOUS APPRENNENT LES DONNÉES DE MORTALITÉ

— Professeur Didier Raoult, pouvez-vous faire le point sur ce que nous savons aujourd'hui de l'épidémie de coronavirus, notamment au vu des données observationnelles récoltées pour savoir la mortalité ?

---

53. https://docs.google.com/forms/d/e/1FAIpQLSeQMxxS3n9Fv0EZh6M-db7m26VJLhrbapCcLCOZOx2SwKt72oQ/viewform

Bonjour d'abord aux uns et aux autres, et merci à tous ceux qui essaient de me dire bonjour, même si j'essaie de fuir un peu pendant mes vacances les marques de sympathie. J'y suis sensible, mais j'ai besoin d'avoir une vie privée. Je suis désolé, mais je me réfugie dans l'anonymat à chaque fois que je peux.

C'est bien, parce qu'avec le temps et la réflexion, je pense qu'il est nécessaire qu'on reprenne les choses d'une manière raisonnable et qu'un certain nombre de voies qui ont été prises au début dans l'ignorance soient corrigées maintenant, parce que maintenant nous savons beaucoup de choses et nous avons de plus en plus de données. Ici on a accumulé les données depuis le début, comme vous le savez, et on a maintenant réalisé 184 000 tests pour près de 80 000 patients, dont 6 000 étaient positifs pour l'Assistance publique. Le nombre de décès global, réanimation comprise, dans l'Assistance publique était de 165 soit 2,8 %. Ici, nous avons traité maintenant par le traitement associant hydroxychloroquine et azithromycine plus de 4 000 patients. 18 sont morts, donc on est à 4,5 pour 1 000 de mortalité. Moins de 0,5 %. Il n'y a pas eu d'effet secondaire grave. Donc il faut arrêter une bonne fois pour toutes le mythe de la dangerosité de l'hydroxychloroquine, c'est un fantasme.

Ça a mené au plus grand scandale scientifique de tous les temps, qu'on n'a pas fini d'assumer, et qui a montré de manière absolument objective que les communications scientifiques étaient soumises à des influences et à des choix d'une très grande médiocrité, comme le reste. Récemment, encore, je peux vous dire qu'il y a deux éléments sur lesquels je sais qu'il y a eu de la censure dans le *Lancet*, qui montraient de manière statistique que d'une certaine manière, le tabac protégeait contre le COVID. Bien sûr, on ne peut pas imaginer que le bénéfice du tabac soit supérieur au risque qu'il représente. Mais censurer une donnée scientifique ça n'est pas le rôle d'un journal scientifique. Chacun reste à sa place. Les scientifiques font de la science, les politiques font de la politique. Ils le font à partir de données scientifiques. S'ils n'ont plus de données scientifiques fiables, alors tout ça c'est juste du contrôle, c'est le pouvoir d'imposer des manières de vivre qui ne sont plus basées sur la connaissance mais sur des convictions. Ça n'a plus rien à voir avec ce que nous faisons.

Je pense qu'il est extrêmement clair que le degré de manipulation des journaux scientifiques de plus haut niveau existe. Plus ces journaux sont de haut niveau, plus ils sont la cible de la manipulation. Bien entendu, si vous publiez dans un journal marginal, les gens se fichent de ce dans quoi vous publiez. Quand vous publiez dans les meilleurs journaux du monde, la pression exercée sur eux est absolument considérable. Je vous conseille d'ailleurs de voir, parce que c'est un très bon film, *Vice*, qui raconte la vie de Dick Cheney qui explique ce que moi je sais sur le bioterrorisme, ce que j'ai écrit dans mon livre, la manière dont on manipule les gens. C'est instructif, parce que c'est quand même de l'Histoire.

Où est-ce que nous en sommes en termes de cas, de rebond, de reflux, on a surtout un rebond du nombre de gens testés. Le nombre de personnes nouvellement positives est de quelques dizaines par jour. D'une manière très intéressante, il y a un peu plus de jeunes que ce qu'il y avait avant, mais pas seulement. On avait l'impression au début de cette phase que c'étaient surtout les jeunes, parce que les jeunes, après quelques mois de confinement, ont envie de retrouver une vie normale, de se rencontrer, d'avoir une vie sociale. Ils ne respectent pas toujours, ce que je peux comprendre, les distances de précaution parce que la vie doit continuer. Et donc, ils sont plus touchés mais ça touche un peu toutes les tranches d'âge. Ce qui est très intéressant, c'est que depuis début juin nous avons eu 1 000 cas diagnostiqués. Sur ces 1 000 cas diagnostiqués, une seule personne est morte, quelqu'un qui était en fin de vie et pour lequel le COVID a eu un rôle marginal voire négligeable. On est encore en dessous des 4,5 pour 1 000, on est à 1 pour 1 000, au pire, depuis juin. Ce n'est quand même pas la peine d'en faire un drame de cette nature.

Et donc j'avise mes amis méthodologistes. Pour pouvoir démontrer que quelque chose est égal ou supérieur au traitement que nous avons mis, pour lequel nous avons une mortalité de 0,45 % ou 4,5 pour 1 000, il faudrait faire une étude randomisée avec 43 000 personnes deux fois pour démontrer qu'il y a une différence de 1 pour 1 000. Donc c'est impossible à réaliser. Le traitement de référence, jusqu'à preuve du contraire, c'est ça, et on ne pourra pas démontrer qu'un traitement est supérieur à celui-là. Ce n'est techniquement pas possible. Donc l'efficacité thérapeutique de ce traitement est intéressante.

Nous venons de finir un travail qui n'est pas encore publié, que l'on a réalisé avec les hôpitaux de jour dans les EHPAD de Marseille pour lesquels on a commencé à tester les gens massivement, durant la plus grande partie du mois d'avril. 226 résidents d'EHPAD ont été dépistés positifs, dont une partie a été traitée, à peu près la moitié. De manière intéressante, la mortalité chez les gens qui ont été traités est de 14,4 %. Celle chez les gens qui n'ont pas été traités est de 27,8 %. Et ce chiffre de 27,8 % des gens non traités dans les EHPAD à Marseille est à peu près le même que celui de la mortalité française qui était au 2 juin de 27,7 %, c'est-à-dire 10 000 personnes qui sont mortes dans les EHPAD, la plupart du temps sans traitement. Cela veut dire que si on peut extrapoler, si on peut imaginer que le traitement prescrit à Marseille ait donné les mêmes résultats dans tout le pays, ceci aurait fait 5 000 morts en moins. C'est à vérifier mais je pense qu'actuellement, le fait d'avoir un moratoire, une réflexion de base sur l'utilisation de ce traitement en particulier chez les populations à risque, alors qu'on connaît ses inconvénients, que l'on sait qu'il n'y a pas eu d'accident grave, tout ça était un fantasme, le fait de prendre la mesure de ça et de proposer à l'avenir, en particulier s'il y a de nouveaux cas, un traitement efficace demande vraiment une réflexion que j'espère qu'on mènera.

Qu'est-ce qui va se passer à partir de cette situation épidémiologique, je n'en sais rien. Il y a plusieurs scénarios. J'avais dit de surveiller le continent austral, on voit que dans le continent austral les choses commencent à réapparaître en Nouvelle-Zélande, elles ont commencé à augmenter de manière significative en Australie, qui est en train de vivre son épisode épidémie qu'elle n'a pas eu jusqu'à présent car ce n'était pas la saison. Et donc il est possible que cela fonctionne d'une manière saisonnière, comme les autres coronavirus, et que donc on ait l'hiver prochain plus de coronavirus sur un fond endémique, c'est-à-dire sur le fait qu'il y a des cas un peu tout le temps comme pour les rhinovirus par exemple.

La mortalité telle qu'on la voit maintenant est de même nature que celle des autres coronavirus que nous avons diagnostiqués jusqu'à présent, pour lesquels on a fait quelques milliers de tests, entre 0,8 et 1 % comme les autres infections respiratoires dont on a l'habitude. Ça ne représente pas quelque chose de significativement différent, mais je pense qu'au moins pour les personnes à risque, il existe une stratégie thérapeutique.

Les données chiffrées méritent une analyse qui soit dépassionnée. Si on regarde ce qu'il s'est passé en France, il y a des zones qui n'ont pas été touchées, dans lesquelles la mortalité est très faible. On peut dire qu'entre les années 2019 et 2020, il y a toute une série de zones en France dans lesquelles la mortalité n'a absolument pas changé, pas du tout. C'est le cas à Marseille. Dans la région dans laquelle nous vivons, dans la Région Sud, la mortalité a bougé de manière signifiante, de 4 %. En revanche, la zone dans laquelle la mortalité a frappé de manière la plus violente c'est l'Île-de-France, où il y a une mortalité qui a augmenté de 40 % entre 2019 et 2020. Donc il y a vraiment eu quelque chose qui s'est passé là. Quand on regarde l'âge, partout la mortalité concerne essentiellement les gens qui ont plus de 65 ans, et dans la moitié des cas des gens qui ont plus de 85 ans, mais on peut voir qu'en Île-de-France, la surmortalité commence à partir de 25 ans alors que dans la Région Sud elle commence à partir de 75 ans. Donc il se passe quelque chose dans la gestion des plus jeunes, et on retrouve ça si on regarde dans l'analyse que l'on a entre Marseille et Paris, où l'on voit qu'il y a une surmortalité des plus jeunes en Île-de-France d'une part, et d'autre part que la proportion des gens qui ont moins de 60 ans qui meurent est plus importante en Île-de-France et à Paris que ce qu'elle est dans le reste de la France. Ça ne peut pas être lié à la fréquence du virus, ça témoigne de la prise en charge et donc il y a une réflexion à avoir sur la prise en charge. Peut-être que c'est trop centralisé, ou trop gros, ou que les situations ont été trop passionnelles et pas assez pragmatiques, mais il s'est passé quelque chose sur quoi il faudra faire le point à un moment ou à un autre.

Ensuite, le dernier point dont je voulais parler, c'est qu'il y a bien entendu une multiplication des tests et c'est bien, c'est ce que je conseillais depuis le départ. Je suis très content que ce point-là ait été entendu, car quand on regarde les corrélations (je suis très content que ce soit un collègue parisien, le professeur Jarlier, qui montre ces données de corrélation), la seule corrélation qu'il y ait entre la mortalité et une action, c'est la précocité de la mise en place des tests. J'ai toujours dit qu'il fallait mettre en place les tests très précocement, car on ne peut pas prendre en charge les maladies infectieuses sans faire de tests de diagnostic.

Enfin, il faut faire attention aux tests diagnostiques car ils ont une qualité qui dépend, en particulier la PCR, de la qualité de l'interprétation et de la qualité du test. Nous, sur les gens que l'on reteste qui ont été positifs, on a eu 838 personnes depuis le 1er juillet qui sont arrivées avec des tests positifs à l'extérieur, on a trouvé que 21 % d'entre elles étaient en fait négatives. Ça veut dire qu'il faut faire attention, on a mesuré la significativité de la PCR en la comparant à la culture et en quantifiant ce que cela signifiait. Quand on est au-delà d'une certaine courbe, les CT qui pour nous sont à 35, il ne faut pas interpréter cela comme des résultats positifs car ça n'en est pas. Ça représente une molécule, ou moins d'une molécule par test, donc ça n'est plus significatif, ça n'a pas de signification. On peut avoir des résultats qui sont positifs de manière extrêmement distante mais c'est comme la mémoire de l'eau, on ne sait plus ce que ça teste. Mais ça n'est pas un virus. Il faut faire attention à ces interprétations et à vérifier les résultats positifs avant de prendre des mesures drastiques. Encore une fois, pour nous, dans l'ensemble, sans trier entre les différents laboratoires, il y en a 1 sur 5 qui est un faux positif. Il faut donc pondérer l'ensemble de ces données.

Voilà l'ensemble des points que l'on a actuellement sur la maladie. Son évolution est imprévisible, elle prend un aspect endémique. Il y en a un peu tout le temps. Il est possible que la reprise des activités normales et donc la disparition d'une partie des foyers fasse que les jeunes vivent leur vie pendant l'été, comme ils l'ont toujours fait. Donc ça crée des circonstances de rapprochement qui entraînent probablement des cas. Je vous recommande de vous passer sans arrêt les mains avec de l'alcool. C'est quand même le meilleur moyen de protection. Quant au reste, nous verrons bien comment les choses évoluent mais il faut dédramatiser cette situation, redevenir pragmatique, reprendre les faits tels qu'ils sont, arrêter de passionner les débats en disant qu'on est pour ou contre, ce n'est pas de la politique qu'on fait c'est du soin, c'est du pragmatique. On tient compte des données au fur et à mesure qu'on les apprend et il ne faut pas avoir honte de changer d'avis si on s'est trompé.

– *Est-ce qu'on comprend pourquoi la mortalité du virus a baissé aujourd'hui ?*

Je n'en sais rien. Depuis le début des épidémies, on constate mais on ne comprend pas pourquoi. On constate qu'au début d'une épidémie, quand les choses s'accélèrent, la mortalité, la transmission, la contagiosité augmentent, et puis ensuite elles diminuent sans qu'on sache pourquoi. Est-ce que c'est l'immunité générale de la population ? On n'en sait rien. C'est décrit depuis le XIXe siècle. De la même manière qu'on ne peut pas comprendre maintenant ce qu'il va se passer l'année prochaine parce que c'est de la divination. Aucune des prévisions qui ont été faites et qui ont excité les gens n'a permis de prévoir ce qui est en train de se passer maintenant. Il faut observer, être armé et être prêt à répondre. Je pense que le pays est mieux armé en termes de tests. Il faut que l'on accepte de donner un coup de lessive sur les idées acquises et de revenir à la réalité pratique. Il faut apprendre à se méfier de l'emportement idéologique, y compris médicamenteux, pour revenir à des choses très pragmatiques.

Quand même, cela restera dans l'histoire de la médecine. Je pèse mes mots. On parlera encore dans un siècle de l'histoire qui a fait penser dans le monde que l'hydroxychloroquine pouvait tuer entre 10 et 30 % des gens quand elle était prescrite. Personne ne pourra croire qu'il s'est passé une crise de cette nature-là, tellement elle est folle. Qu'est-ce qui a rendu les gens tellement fous qu'ils ont été prêts à croire qu'une molécule qui a 70 ans, qui a été prescrite à des milliards de gens, était devenue toxique ? C'est quelque chose qui témoigne d'un profond problème, aussi bien de la manipulation des esprits, de l'ignorance, de l'incompétence, qui restera et qui laissera une trace dans tout le siècle à venir.

Sénat, le 15 septembre 2020

Rapport à la Commission d'enquête pour l'évaluation des politiques publiques face aux grandes pandémies, à la lumière de la crise sanitaire du COVID-19 et de sa gestion

Introduction

Premièrement, je m'engage à témoigner en toute sincérité, à ne rien cacher des éléments que je connais et à ne dire que ce que je crois être la vérité. Je tiens à signaler, d'une manière officielle et j'ai conscience que je pourrais être poursuivi si je mentais, que je n'ai jamais de ma vie réalisé de fraude, je n'ai jamais eu à retirer un papier frauduleux bien que j'aie publié plus de 3 500 papiers scientifiques dans ma vie. Un certain nombre d'erreurs mineures ont justifié des erratums (5), ce n'est pas une question en soi, je redoute d'avoir réalisé entre 1 et 5 % d'erreurs, ce qui fait que les erratums que j'ai dû publier dans ma vie sont probablement en dessous de la vérité. Depuis que j'ai publié le premier article sur hydroxychloroquine et azithromycine, j'ai fait l'objet d'une persécution, et je mesure mes mots, pour tenter de me déshonorer en prétendant que j'avais moi-même des conflits d'intérêts, notamment avec Sanofi, j'ai dû m'en justifier auprès du journal qui avait publié mon premier article ; ensuite, en prétendant que je n'avais pas eu les autorisations officielles de réaliser cet essai, j'ai dû m'en justifier auprès du même journal (la même équipe pense qu'il s'agit de Mme Birk). Celle-ci, après avoir été accusée de malversation dans la manipulation du microbiote, a abandonné le métier de chercheur pour faire celui de chasseur de prime, et aurait signalé au journal *Frontiers* que j'aurais des conflits d'intérêts non signalés, ce dont j'ai dû aussi me justifier, par voie judiciaire, auprès de ce groupe de journaux. Par ailleurs, j'ai été auditionné par la procureure de la République sur la légalité de la prescription hors AMM de l'hydroxychloroquine et convoqué une première fois par le conseil de l'ordre pour me suggérer de ne plus donner mon opinion sur le traitement du COVID, et manifestement une plainte a été déposée à l'ordre des médecins par une association d'infectiologues. En parallèle de ces données, je vous joins l'activité que nous avons réussi à réaliser dans notre institut à Marseille, qui est probablement l'institut qui a accumulé le plus de données réelles et pratiques sur le COVID-19 dans le monde. Ainsi, nous avons réalisé plus de 200 000 tests, sur plus de 100 000 personnes, dont 47 000 se sont présentées pour être testées sur place. Nous avons hospitalisé 1 000 personnes, cultivé plus de 2 000 souches de virus, séquencé plus de 1 000 génomes viraux, suivi plus de 5 000 patients en hôpital de jour, et collecté, pour une publication majeure rapportant 3 700 personnes, près d'un million de données, qui font partie d'une banque sécurisée et anonymisée, que nous mettrons bientôt à la disposition de la communauté. Bien entendu, tous ces chiffres sont officiels et vérifiables, et sont transmis tous les jours à l'ARS et au ministère de la Santé, de la même manière que tous les morts sont déclarés quotidiennement et les éléments de la mortalité que nous communiquons sont tout à fait officiels.

En pratique, nous avons traité plus de 5 000 personnes par hydroxychloroquine + azithromycine pendant trois jours ou plus, avec un taux de mortalité de 0,4 %. Le nombre de patients qui ont reçu le traitement et sont morts est de 22. La mortalité dans ce groupe est particulièrement remarquable du fait de son âge. En effet, une seule personne est morte en ayant moins de 60 ans, ce qui tranche avec les séries européennes où entre 8 et 10 % des patients qui décèdent ont moins de 60 ans. Ce sont les données brutes que je vous communique et qui font l'objet d'une déclaration qui est tout à fait officielle, et qui est l'état de ce que je connais sur ce que nous avons fait.

La recherche pendant la crise

Nous n'avons pas reçu de moyens spécifiques publics pour la recherche sur le COVID-19. L'institut a reçu des dons financiers pour un total de 600 000 euros, et des dons en nature consistant en des repas gratuits, l'installation d'un salon de coiffure à domicile dans l'IHU, des bouteilles de vin, des savons, des tableaux, qui témoignaient de l'enthousiasme de la population pour nos travaux. L'IHU a, par ailleurs, investi à hauteur de 1,2 million d'euros pour faire face aux besoins urgents, y compris ceux pour lesquels l'Assistance publique ne pouvait pas répondre dans les temps, compte tenu des besoins de la réglementation en termes d'appels d'offres. C'est ainsi que nous avons acheté plusieurs machines pour la PCR, pour pouvoir diversifier les techniques et faire face aux besoins. Cette situation nous a permis d'avoir différentes stratégies pour pouvoir tester les patients.

Concernant la coordination des travaux de recherche, nous n'avons pas eu de rapport particulier avec le Care, le consortium REACTing ou l'Agence nationale de la recherche dans le cadre de nos travaux. Globalement, compte tenu de l'énormité du travail à réaliser sur place, la plupart d'entre nous ont renoncé à participer à d'autres travaux.

Concernant les travaux de recherche conduits en France, je ne suis pas convaincu du tout de leur efficacité. D'une part, dès le départ des essais thérapeutiques, l'hydroxychloroquine, qui était le seul médicament pour lequel nous avions des éléments de Chine, n'a pas été incluse dans le projet proposé en dehors du conseil scientifique. D'autre part, toutes les études d'incidences ont été réalisées en dehors de toute demande des autorités, car nous étions les seuls à tester systématiquement. Nous avions souhaité réaliser une étude sur la prévalence des anticorps sur les donneurs de sang, mais l'INSERM avait préempté les prélèvements des Établissements français du sang, ce qui fait que nous n'avons pas pu faire d'étude, et qu'aucune n'a été publiée à ce jour. Cela aurait permis de comparer nos études à ce qui a été fait en Espagne et en Italie, en particulier l'effet du confinement sur le taux de séropositivité, ce qui a montré qu'à titre individuel, ce n'était pas bénéfique en termes de contraction de la maladie, comme mis en évidence sur les navires mis en quarantaine.

Concernant les protocoles, j'ai été étonné du déchaînement produit dans les médias, et chez certains de nos collègues, sur l'usage de l'hydroxychloroquine et de l'azithromycine, plutôt que de voir se mettre en place un essai depuis sept mois, surtout dans les EHPAD, où nous avons montré que ceci permettait de diviser la mortalité par deux. La méta-analyse la plus récente sur les décès montre un effet significatif sur la mortalité.

Concernant les effets de la recherche fondamentale, ceux-ci sont relativement imprévisibles, par définition. Globalement, la recherche qui paraît la plus susceptible d'aboutir, dans des délais raisonnables, est celle du repositionnement de molécules anciennes, éventuellement identifiées par des techniques d'association des structures analysées de façon analytique. Ce sujet est un sujet extrêmement brûlant, mais ayant un très grand avenir, du fait que la toxicité des molécules anciennes est parfaitement identifiée, ceci permet de faire gagner deux ou trois ans avec l'utilisation d'un médicament en routine par rapport à un médicament nouveau. Il est à noter qu'une étude massive publiée dans *Nature Communication*, sur ce thème, montre un effet préventif sur les complications cardiovasculaires de 25 % à 40 %[54]. Nous avons été amenés à tester un certain nombre de molécules qui paraissaient avoir un effet prévisible, avec des résultats satisfaisants, qui pourront constituer une base de stratégie thérapeutique. Il est à noter que parmi les molécules dont on pouvait prévoir l'effet, par analyse bio-informatique aussi bien qu'en les testant biologiquement, parmi les toutes premières sont retrouvées l'hydroxychloroquine et l'azithromycine.

Protocoles et méthodologies

Sur l'autorisation des travaux scientifiques, j'ai eu l'occasion d'exprimer le fait qu'il existe une confusion des rôles sur laquelle je pense qu'il faudra une intervention du législateur. En effet, il y a une confusion, actuellement, entre l'évaluation méthodologique et l'évaluation éthique. Certains essais

---

54. Cheng F, Desai RJ, Handy DE, et al. Network-based approach to prediction and population-based validation of in silico drug repurposing. Nat Commun. 2018;9(1):2691. Published 2018 Jul 12. doi:10.1038/s41467-018-05116-5.

sont méthodologiquement acceptables et éthiquement inacceptables, et de mon point de vue, les essais de non-infériorité, s'ils ne présentent pas d'intérêt pour la toxicité, en pratique, ne sont pas réalisables avec honnêteté. Un essai ne doit pas être accepté sans bénéfices possibles pour le patient. On ne peut pas proposer de tester une molécule dont on espère, au mieux, qu'elle sera aussi efficace qu'un traitement qui est déjà connu, et accepter de la tester au hasard contre la molécule de référence. Le patient prend un risque sans aucun bénéfice. Dans mon expérience, pratiquement aucun patient ou aucune famille de patient n'est capable d'accepter un traitement de cette nature-là, sauf à lui dissimuler une partie du but précis de l'évaluation. Pourtant, une quantité d'essais de cette nature sont validés chaque année par les comités d'éthique et par les comités de la protection des personnes, mais interdits à l'IHU. Les comités de protection des personnes ont évolué avec le temps et leur composition, dont il était prévu au départ qu'elle comprendrait des intellectuels, des religieux et des philosophes, est actuellement souvent dominée par des méthodologistes. Nous avons dû, nous, renoncer à présenter un essai car un des méthodologistes du deuxième CPP voulait nous imposer la présence d'un placebo, alors que nous avions trouvé une différence significative dans notre premier travail, et que cela ne nous semblait pas moral. Il est à noter que les deux CPP successifs donnaient des avis différents du fait de notre point de vue.

Dans le deuxième, la domination des méthodologistes par rapport aux autres représentants était claire. Ce problème est devenu, de mon point de vue, un problème de fond. Les méthodes ne sont que des théories scientifiques comme les autres, qui sont à distinguer formellement de l'éthique qui n'est jamais que l'autre nom de la morale. La morale c'est : « Qu'est-ce qui est bon pour les patients ? Est-ce que l'on doit faire une expérimentation alors qu'il y a un traitement qui marche ? Quel bénéfice en tire-t-on ? Doit-on tester en priorité un médicament sans danger ? » Ce sont là des questions morales persistantes. De mon point de vue, cet aspect devrait être entièrement revu dans une loi de bioéthique, car comme toutes les structures, cela a fini par évoluer vers quelque chose qui, de mon point de vue, n'a pas réellement à voir avec l'éthique, mais avec l'adhésion au dogme méthodologiste. Cela se révèle particulièrement évident lors des crises.

Le délai de l'autorisation de nos deux essais réalisés avec un CPP a été rapide. Le premier, de notre point de vue, n'avait pas de sens mais nous a été imposé. Il s'agissait de prélever les personnes qui arrivaient, en avion, de Wuhan. Nous voulions les tester pour savoir si elles étaient positives ou non avant de les mettre en quatorzaine, et nous proposions de les retester sept jours plus tard pour voir si elles étaient négatives et les laisser dans ce cas rentrer chez elles. Le chiffre de 14 jours (de la quatorzaine) a été choisi pour des raisons qui m'échappent, je m'en étais exprimé, dès février, sur notre site, et je suis heureux de voir que le gouvernement a rejoint mon point de vue, et a limité récemment cette période d'isolement à sept jours. La raison pour laquelle les patients avaient besoin de signer une autorisation de prélèvement nasal pour qu'on voie s'ils avaient ce virus, alors qu'ils revenaient de Chine pour ce problème et pour être isolés, est incompréhensible de mon point de vue, et est un des éléments qui montrent qu'il y a une dérive de la pensée sur ce qui est un essai et sur ce qui est juste du soin. Le deuxième essai, que nous avons déposé, était celui d'une évaluation simple de l'effet de l'hydroxychloroquine sur la baisse de la charge virale, en prenant comme comparatif les études historiques réalisées en Chine qui montraient un portage moyen de 28 jours. Par chance, dans cet essai, nous avons pu avoir un groupe contrôle chez des patients que nous avions testés dans d'autres villes que Marseille, qui, n'étant pas inclus dans cet essai, ont pu servir de contrôle, ce qui n'était pas prévu au départ dans le CPP.

Au CPP suivant, nous proposions de tester l'hydroxychloroquine en association ou non avec l'azithromycine, dont nous avions découvert l'activité in vitro et l'activité chez les patients dans la vitesse de négativation de charge virale. Cela a été refusé par le CPP, qui voulait nous imposer un bras placebo, alors qu'ils ne nous l'avaient pas imposé dans le premier CPP. Cela montre l'inconsistance, malgré nos relances, de ces décisions de CPP qui paraissent plutôt liées aux aléas et à la volonté d'imposer sa pensée aux investigateurs. Il nous est apparu que, compte tenu de ce que nous savions d'ores et déjà, nous ne pouvions pas renoncer à proposer à nos malades la meilleure option connue à ce moment donné. Dans ces conditions, nous avons décidé d'arrêter de faire un travail de recherche pour faire rentrer notre stratégie dans le soin habituel des médecins, basée sur la connaissance scientifique et l'évaluation du risque et du bénéfice.

Les obstacles au projet de développement de recherche médicale sont moins liés au règlement qu'à la nature des hommes. Par exemple, pour certains travaux réalisés à l'IHU, dans le cadre de l'Assistance publique, une des directions de la recherche avait décidé de faire réévaluer scientifiquement les travaux, puis économiquement, puis avec son propre comité d'éthique avant de le transmettre au CPP, ce qui représentait un ajout de couches supplémentaires, qui parfois amenait à avoir deux ou trois ans de retard pour des études non invasives ! L'absence, dans les CHU, de délai minimal de réponse pour les demandes pose un problème considérable pour la recherche clinique et médicale. L'absence d'évaluation d'efficacité de ces structures est inquiétante. Paradoxalement, dans le cadre du COVID, le fait de passer directement à des demandes nationales a permis, pour les CPP, de gagner un temps considérable, en enlevant des obstacles non réglementaires locaux, ce qui devrait permettre d'avoir une réflexion plus large sur la capacité d'accéder directement au CPP, avec des structures allégées dans les différents établissements de santé.

Concernant les méthodologies, le débat, contrairement à ce qu'on a pu entendre, est extrêmement fourni dans ce monde actuellement. En pratique, en maladies infectieuses, l'immense majorité actuelle des prescriptions n'est pas basée sur des essais randomisés. En pratique, les recommandations des sociétés savantes en maladies infectieuses, entre autres, se basent très rarement sur les études randomisées[55]. En effet, la plupart des maladies infectieuses sont aiguës, et la réaction à cette situa-

---

55. Abdur Rahman Khan, Sobia Khan, Valerie Zimmerman, Larry M. Baddour, and Imad M. Tleyjeh. Quality and strenght of evidence of the Infectious Diseases Society of America Clinical Practice Guidelines. CID. 15 November 2010.

tion est rapidement observée (les antibiotiques sont prescrits du fait de la susceptibilité d'une bactérie à ces antibiotiques, de la connaissance de la pharmacologie et de l'évaluation de leur toxicité). Il n'existe pas d'essai pour chaque microbe traité par chaque antibiotique, mais dans le doute, l'analyse de la littérature porte souvent sur de très courtes séries ou des séries anecdotiques et sert de guide. Dans les maladies chroniques, en particulier le sida et les hépatites, celles pour lesquelles il existait le plus d'essais randomisés, ceci a permis le développement de toute une génération de spécialistes des essais thérapeutiques. Il faut reconnaître que, dans la situation actuelle, et compte tenu de nos outils, les essais randomisés n'ont, pour ce qui concerne l'efficacité, aucun intérêt, dans le sens où il est très facile de mesurer l'efficacité du médicament par les charges virales, aussi bien dans le sida que dans les hépatites.

Le fait d'avoir imposé les effets randomisés comme mesure de l'efficacité dans le cadre de l'hépatite C a entraîné des durées de traitement standardisées très longues, extrêmement chères, plutôt que de se baser sur des études réalisées grâce à la mesure de la charge virale[56].

Récemment cela a été modifié, notamment par la FDA, ce qui a permis, dans un certain nombre de cas, de réduire d'un quart la durée du traitement, entraînant des économies considérables lorsque les charges virales étaient négativées. Il est donc clair,

---

56. Dahari H, Canini L, Graw F, Uprichard SL, Araújo ES, Penaranda G, Coquet E, Chiche L, Riso A, Renou C, Bourliere M, Cotler SJ, Halfon P. HCV kinetic and modeling analyses indicate similar time to cure among sofosbuvir combination regimens with daclatasvir, simeprevir or ledipasvir. J Hepatol. 2016 Jun;64 (6):1232-9. doi: 10.1016/j.jhep.2016.02.022. Epub 2016 Feb 22. PMID: 26907973; PMCID: PMC5081285.

que, sauf à mesurer des effets collatéraux, la mesure de l'efficacité du traitement, dans ces maladies, est parfaitement réalisable sans aucun effet comparatif.

Concernant les essais thérapeutiques en général, il est important d'y voir des éléments historiques. La plupart des traitements de maladies infectieuses ont été réalisés au fur et à mesure que des molécules étaient découvertes pour les traiter. Ce fut le cas, bien sûr, du paludisme avec la quinine puis la chloroquine, ce fut le cas pour la pénicilline, puis, pour toute la série des antibiotiques qui fut découverte. Une exception, qui est souvent soulevée par les gens qui travaillent sur la randomisation, est celle du traitement des méningites tuberculeuses par streptomycine. La question qui se posait en réalité était la distribution de ces médicaments compte tenu du fait que les possibilités de distribution étaient de la moitié de la demande. Les bénéficiaires ont été tirés au sort du fait du manque de médicaments pour une maladie dont le taux de mortalité était de 37 %, ce qui rendait totalement inutile tout essai comparatif nouveau. Il suffisait de comparer les résultats aux résultats historiques. La plupart des maladies ont bénéficié de cette stratégie de comparaison par rapport aux résultats historiques de la mortalité. C'est le cas du typhus, de la syphilis, de la typhoïde et de la plupart des maladies infectieuses que nous sommes amenés à traiter.

Concernant les maladies infectieuses, il y a une grande discordance dans l'usage médicamenteux, qui, la plupart du temps, ne repose pas sur des essais randomisés. Cette mode est développée sur l'idée de « la médecine basée sur les évidences » qui suggère la nécessité d'avoir réalisé des essais randomisés.

Les essais randomisés ont été proposés pour répondre au risque de biais des études observationnelles. En pratique, on tire au hasard les patients de manière à neutraliser certains facteurs dont l'âge, le sexe et d'autres multiples facteurs peut-être non identifiés. En réalité, les essais randomisés introduisent tout de suite un biais, qui est un biais de recrutement, et des praticiens et des patients. Beaucoup de patients refusent les essais, y compris non randomisés, et, encore bien plus, les essais randomisés, et beaucoup de praticiens se refusent à pratiquer des essais randomisés. Cela amène à avoir un biais, de mon point de vue, beaucoup plus important avec les essais randomisés qu'avec les études observationnelles. Cette question n'est pas une question que je soulève à titre personnel, mais c'est une question qui fait l'objet de très nombreuses recherches et de très nombreux livres. La société qui s'est spécialisée dans les revues systématiques qui s'appelle Cochrane Library[57] a analysé des centaines d'analyses comparatives massives (les méta-analyses sont une méthode permettant d'analyser les essais, qu'ils soient comparatifs ou qu'ils soient randomisés), et a montré que les essais randomisés, en général, ne sont pas meilleurs que les essais comparatifs. Dans ces méta-analyses, il arrive assez communément, c'est le cas d'ailleurs pour l'hydroxychloroquine et le COVID-19[58], d'avoir des essais randomisés favorables ou des essais randomisés défavorables pour une même étude, ce qui montre que la randomisation n'enlève absolument pas les biais, mais apporte

---

57. https://www.cochranelibrary.com
58. D. Raoult et al. hydroxychloroquine and Azithromycin as a Treatment of COVID-19: Results of an Open-Label Non-Randomized Clinical Trial: Response to David Spencer. Elsevier.01/09/2020.

d'autres biais que ceux observés dans les méthodes observationnelles et comparatives.

Cela s'appelle l'effet d'Eggert que nous avons étudié, en particulier dans les études financées par l'industrie[59]. Nous avons montré ce biais pour Gilead. Cette question est connue depuis longtemps, et plusieurs stratégies ont été mises en place pour pouvoir y répondre. Dans les études observationnelles, on mesure individuellement les facteurs influents (il peut s'agir de la mort, de l'hospitalisation, du passage en réanimation, de la baisse du virus), et certains éléments dans le COVID-19 apparaissent tout de suite, tels que l'âge, l'artériosclérose, l'obésité, le diabète. Ces facteurs peuvent être des facteurs confondus, mais on peut, par des études multivariées, tester indépendamment les facteurs, et voir ceux qui dépendent les uns des autres. Si on réalise cette étude, par exemple pour le COVID-19, on constate que l'artériosclérose est liée à l'âge, et si on neutralise l'âge alors l'artériosclérose ne devient plus un facteur individuel de risque pour le COVID-19. Une méthode plus sophistiquée est apparue récemment, qui s'appelle le score de propension. Il s'agit d'une méthode comparable à une étude multivariée, qui propose systématiquement de neutraliser un certain nombre de paramètres dont on pense, à l'avance, qu'ils sont des facteurs influençant le résultat. Bien entendu, la qualité de l'analyse avec les scores de propension est dépendante des éléments que l'on neutralise. Enfin, il existe d'autres méthodes d'analyse qui permettent d'évaluer ce type de travaux, en particulier les analyses non paramétriques du type

---

59. Million M, Raoult D. Publication biases in probiotics. Eur J Epidemiol. 2012. 27 :885-886.

« analyse en composante principale », qui permettent de voir dans quelle direction chaque paramètre est orienté. Nous avons utilisé toutes les méthodes dans notre large série et elles étaient concordantes. Globalement, quelles que soient les études, randomisées ou observationnelles, il faut être très prudent dans l'analyse d'un effet qui s'appelle le paradoxe de Simpson. Il est trop long à expliquer ici, mais il montre que l'analyse des sous-groupes homogènes d'une étude peut donner des résultats en opposition totale avec les résultats conjugués. Cela a été une des bases de la réflexion sur les méta-analyses, qui amène à montrer l'hétérogénéité des études, et à montrer qu'on ne peut pas conclure sur les études si l'on ne réfléchit pas. En pratique, la conclusion des gens qui travaillent sur le paradoxe de Simpson est que les analyses mathématiques brutes de cette nature ne peuvent pas conclure sans avoir la connaissance de la maladie et sans réfléchir intellectuellement sur les biais à la place de la machine. Enfin, dans les éléments observationnels, il faut différencier les études observationnelles réalisées par les praticiens et celles directement prélevées sur des établissements de santé et sur leurs données informatiques. Dans ce dernier cas, les réponses sont binaires, et, donc, ne correspondent pas à la situation médicale. Par exemple, vous ne pouvez pas traiter des données comme : « Le patient a-t-il pris de l'hydroxychloroquine : oui ou non ? » En effet, la dose prescrite, la durée de la prescription, le suivi de la prescription, le moment où la prescription a été réalisée, sont des éléments très importants.

Donc, bien entendu, les études observationnelles, sans groupe contrôle, peuvent parfaitement suffire à émettre des recommandations thérapeutiques fiables, c'est ce qui ce passe dans plus de 80 % des cas en pratique de maladies infectieuses. L'idée que la médecine peut répondre à un discours scientifique simple de type mathématique n'est pas raisonnable, même si c'est à la mode. Dans la controverse scientifique en médecine, comme dans le monde scientifique, les différences de résultats sont la norme. Ce qui compte dans la taille d'une étude, c'est la qualité de l'étude, et la qualité des résultats. Pour démontrer que le parachute est plus sûr que l'absence de parachute, il suffit d'un cas. En effet, avant son usage, on savait que tomber d'une hauteur supérieure à 100 mètres entraînait, presque systématiquement, la mort. Dès qu'un parachutiste a sauté, la démonstration suffisait pour pouvoir obtenir un test statistiquement significatif. Dans les normes actuelles, il aurait fallu avoir 4 personnes qui sautent en parachute pour démontrer que le parachute était efficace, mais bien sûr personne n'a voulu randomiser une telle étude. Il est donc assez facile d'obtenir un nombre suffisant dans les études comparatives pour démontrer la supériorité de l'efficacité d'un traitement.

Globalement, quand l'objectif primaire est une réduction d'un effet, la mort ou la sévérité de 30 à 5 %, le nombre de patients qu'il est nécessaire de tester est extrêmement faible (26 patients). Par exemple, nous avons décidé au cours d'une épidémie avec un niveau de mortalité considérable (supérieur à 30 %) de *Clostridium difficile* à Marseille, avec le plein accord de l'ANSM à cette époque, d'instaurer, pour la première fois en France, d'une manière officielle et non pas dissimulée, la greffe fécale.

L'efficacité, par rapport à notre propre série, est historique et a été extrêmement rapidement obtenue. Il n'y avait aucune étude randomisée dans l'indication que nous utilisions (greffe fécale en première intention), et cette approche, actuellement, est devenue la norme[60]. Je suis coutumier du fait, puisque le traitement de référence de la typhoïde, qui est basé sur les céphalosporines de 3ᵉ génération, a fait l'objet d'un premier essai thérapeutique au monde en 1984, avec la Cefoperazone. Qu'actuellement le traitement ou la prophylaxie des complications de la fièvre Q, le traitement des endocardites de la fièvre Q, le traitement des anévrismes infectés par la fièvre Q et des femmes enceintes infectées par la fièvre Q sont tous des références que j'ai, sur des traitements que j'ai mis au point, basés sur des analyses comparatives historiques. Concernant l'endocardite de la fièvre Q, la mortalité, avant ce protocole, était de 65 %, et, en deux ans elle est tombée à 5 %. Ces travaux n'ont jamais été remis en cause. Le traitement de la maladie de Whipple est aussi un traitement que j'ai mis au point, après avoir réussi à cultiver pour la première fois la bactérie, et avoir analysé à la fois son génome et sa sensibilité aux antibiotiques. Le traitement de référence était une association de deux molécules, dont l'une était totalement inactive, et j'ai changé ce traitement avec l'usage de l'hydroxychloroquine et de la doxycycline, et depuis il n'y a plus de rechute dans cette maladie, qui avait entre 20 et 30 % de rechutes avec

---

60. Marie Hocquart, Jean-Christophe Lagier, Nadim Cassir, Nadia Saidani, Carole Eldin, Jad Kerbaj, Marion Delord, Camille Valles, Philippe Brouqui, Didier Raoult, Matthieu Million. Early Fecal Microbiota Transplantation Improves Survival in Severe Clostiridium difficile Infectious. Clin Infect Dis. 2018 Feb. DOI: 10.1093/cid/cix762.

les traitements antérieurs. Cela n'a jamais fait l'objet de traitement randomisé non plus. Concernant l'endocardite infectieuse, notre protocole est ajusté sur la situation épidémiologique, qui est un autre problème des essais randomisés : la variabilité de la sensibilité aux antibiotiques d'un endroit à l'autre, qui oblige à avoir des stratégies thérapeutiques spécifiques. Notre traitement des endocardites infectieuses à Marseille, avec G. Habib, donne des taux de mortalité les plus bas connus au monde. Le traitement des endocardites à hémocultures négatives fait l'objet de deux types de recommandations, dont l'une que j'ai faite. Aucune des deux n'a jamais été évaluée par des essais randomisés, mais elles sont toutes les deux recommandées. J'ai mis au point, sur le terrain, au cours d'une épidémie monstrueuse de typhus, la stratégie de traitement du typhus par prise unique de 200 mg de doxycycline, qui est devenu le traitement de référence mondial depuis que j'ai traité cette épidémie au Burundi. Le traitement de l'endocardite à *Bartonella* a été, lui aussi, mis au point par une étude que j'ai réalisée, qui était une étude comparative, qui est acceptée par tout le monde, et qui est dans tous les livres de références.

Ainsi, aussi bien dans mon expérience que dans les expériences mondiales, dans la plupart des cas, les recommandations sont basées sur des études observationnelles. La spécificité des maladies infectieuses rend nécessaire une adaptation locale, du fait de l'épidémiologie différente de ces maladies, d'une zone à l'autre, et de la résistance différente des micro-organismes d'une zone à l'autre. En pratique, la médecine, ce n'est pas des mathématiques.

Concernant la robustesse statistique, il existe toute une série de tests permettant de l'évaluer. Il faut se méfier de la standardisation des taux limites de significativité, qui sont devenus l'arme de gens qui ne connaissent pas le monde des statistiques[61]. En effet, les taux de significativité témoignent d'une probabilité. Cette probabilité de se tromper ou de ne pas se tromper est dépendante de multiples facteurs, en particulier du nombre testé. Lorsqu'on étudie un petit nombre de cas, le seuil à partir duquel les éléments deviennent significatifs est beaucoup plus bas que lorsqu'on analyse des cas extrêmement nombreux. Ainsi, une étude, qui porte sur une trentaine de personnes ou une cinquantaine, peut montrer une différence entre deux groupes, mais qui n'atteindrait pas le seuil, qui est considéré comme étant magique actuellement, de 0,05, c'est-à-dire 5 % de risque de se tromper. En revanche, par un effet vraiment mécanique, des études massives, qui comportent 10 000 voire 100 000 personnes, doivent avoir des taux de significativité beaucoup plus bas (10-5) quand on atteint 100 000 personnes, du fait que les événements rares dans un échantillon de cette nature sont si communs que l'on ne peut pas utiliser les mêmes outils.

Ces études sont très bien analysées par les plus grands spécialistes mondiaux des statistiques médicales. En revanche, lorsqu'on a des études comportant peu de sujets, et qu'il existe une différence mais que celle-ci n'est pas significative, il faut évaluer quel est le nombre nécessaire de patients à inclure pour qu'elle soit significative, plutôt que d'écrire que non significative = non différente. Nous avons eu l'occasion, récemment, de répondre à un travail fait par

---

[61]. Andreas Stang, Charles Poole, Oliver Kuss. The ongoing tyranny of statistical significance testing in biomedical research. Eur J Epidemiol. 2010. DOI 10.1007/s10654-010-9440-x.

nos collègues parisiens sur l'efficacité de l'hydroxychloroquine, en montrant que leur échantillon était tout à fait insuffisant pour les conclusions qu'ils souhaitaient en tirer[62].

En revanche, dans la première étude que nous avons publiée, la différence était significative malgré le faible échantillon, ce qui lui donnait un poids considérable. En pratique, les petites études qui montrent un effet significatif ont un poids beaucoup plus fort avec le même degré de probabilité et ont scientifiquement une chance beaucoup plus importante d'être réelles que les études portant sur des nombres très importants avec des chiffres de significativité de même niveau. Ce n'est pas un phénomène médical mais statistique. En temps de crise sanitaire, à peu près tout le monde est d'accord pour considérer que les effets randomisés ne sont pas pertinents parmi les médecins. D'une manière intéressante, l'équipe de REACTing avait publié, au moment d'Ebola, qu'il n'était pas éthique de faire des essais randomisés dans le temps de la crise, et c'est la même équipe qui a proposé de ne faire que des essais randomisés pendant la crise du COVID-19[63]. En pratique, je trouve personnellement qu'il existe une grande arrogance, chez un certain nombre de collègues méthodologistes, sur ce qui est bon et définitif, et cela est en contradiction totale avec la connaissance épistémologiste et historique, qui montre qu'au contraire, les méthodes scientifiques sont celles qui vieillissent le plus dans la science.

---

62. Million, M, Chaudet, H, Raoult, D. hydroxychloroquine Failure: The End does not justify the Means. Clin Infect Dis. 2020 Aug 6;ciaa1117. doi: 10.1093/cid/ciaa1117.

63. Jean-François Delfraissy, Yazdan Yazdanpanah, and Yves Levy. REACTing: the French response to infectious disease crises. Lancet. May 2016. doi: 10.1016/S0140-6736(16)30059-9.

L'observation peut changer avec l'observateur ou les outils d'observation, mais les méthodes d'analyse sont, comme j'ai tenté de vous le résumer, ce qui a le plus changé dans ces dernières années. L'accumulation des données seule permet de tirer des conclusions, à un moment, qui pourront être dépassées dans le temps. En pratique, rien ne dispense d'être intelligent.

L'EXPRESSION DES SCIENTIFIQUES LORS DE LA CRISE

Les publications scientifiques, actuellement, subissent une mutation considérable, en particulier du fait de l'existence de moyens de diffusion informatique. En pratique, historiquement, les publications scientifiques émanent d'associations scientifiques, d'académies ou d'universités. Dans le monde médical et scientifique, l'augmentation considérable du financement de la recherche dans le monde a fait que la recherche est devenue un marché considérable, y compris sur le plan des médias scientifiques. À ce titre, deux groupements, Elsevier d'une part et Springer d'autre part, ont une politique d'achat des journaux scientifiques considérable, et dégagent des bénéfices qui sont de l'ordre de 30 %, privilégiant pour une partie d'entre eux, en particulier les plus célèbres, « l'audimat », sur les études émergentes. Tout le monde a l'expérience du fait que les travaux les plus inhabituels (les ruptures que sont les vraies découvertes) sont les plus difficiles à évaluer. Par ailleurs, certains de ces journaux ont une politique éditoriale qui est marquée, d'une manière extrêmement significative, par les opinions des éditeurs, parmi les journaux les plus communs, comme le *Lancet* ou *Nature*. Une partie très importante du journal est maintenant un journal d'opinion, d'informations non scientifiques, de report sur les problèmes de société sur lesquels les opinions sont extrêmement tranchées, qui amène une sélection des travaux scientifiques très marquée.

Par ailleurs, les journaux les plus cités font l'objet des pressions financières de l'industrie les plus marquées. Si un journal comme *Nature* publie très régulièrement des numéros spéciaux, finançés par des opérateurs privés, des groupes de journaux comme Elsevier ou Springer ont une part de leur capital non négligeable qui appartient au même groupe qu'une part du capital des grands partenaires industriels de l'industrie pharmaceutique, et qu'une part du capital de grands médias français. En pratique, les journaux scientifiques ont oublié des conflits d'intérêts majeurs. L'ensemble de ces phénomènes fait que la fiabilité des grands journaux, ces dernières années, a commencé à décroître de manière très singulière, ce dont se sont ouverts le directeur du *Lancet* (lui-même engagé dans une croisade politique dans son dernier livre) et l'ancienne directrice du *New England Journal of Medecine*. Par ailleurs, depuis maintenant une quinzaine d'années, se sont développés des journaux qui n'ont plus de support papier, dont certains ont été qualifiés de journaux prédateurs, c'est-à-dire des journaux qui font payer de manière très substantielle les articles par leurs auteurs. C'est le cas de très grands groupes de journaux qui sont nés à cette occasion, dont le groupe PLOS et le groupe Frontiers. Enfin, le système de revue par les pairs est un système très biaisé car il est conservateur, et fait rarement appel aux meilleurs scientifiques du champ, compte tenu de l'abondance des journaux actuels. Les processus de revue actuels sont, d'une part, biaisés pour des raisons d'opinions scientifiques, politiques ou sociales, et, d'autre part, souvent d'une qualité médiocre. Depuis quelques années, on a vu apparaître une participation à la science d'un certain nombre de personnes qui ne sont pas des scientifiques officiels, en particulier dans l'analyse des données. Cela a commencé à se faire sur des blogs, et il existe maintenant des sites de preprint qui jouent un rôle et qui joueront un rôle de plus en plus important, car ils permettent une analyse par les lecteurs qui peut être beaucoup plus instructive que les revues par les pairs, et ils ont pu mettre en évidence, dans plusieurs cas, en particulier concernant le *British Medical Journal*, qu'entre la version présentée en preprint et la version éditée, une forme de censure s'était appliquée sur les données qui n'étaient pas considérées comme étant acceptables pour les éditeurs. Les sites de preprint vont se multiplier à l'avenir, ils sont citables dans les articles, sont rapportés maintenant dans les banques de données. Ces sites de preprint, maintenant, font eux aussi l'objet d'une forme de censure, ce qui amènera à la multiplication de sites de preprint. Nous avons maintenant, à l'IHU, créé un site de preprint qui permet d'avoir un numéro de publication, de le citer dans une publication et d'être répertorié dans les banques bibliographies (Google Scholar ou PubMed). La liberté de la production scientifique est un phénomène extrêmement important, qui est absolument nécessaire. L'obsession de la cohérence par le consensus dans le domaine de la science est au mieux une naïveté, au pire une vision dictatoriale de la science, ce qui n'est pas compatible avec sa nature. Bien sûr, dans les périodes de tension, cela doit nécessairement s'accélérer.

Concernant les controverses, encore une fois, je trouve que les controverses sont habituelles, mais je regrette que des attaques personnelles sur les investigateurs se soient installées comme étant quelque chose de naturel, mais l'Histoire regorge de ces phénomènes. J'ai dit que je regrettais, et je continue à regretter, que le conseil de l'ordre n'avertisse pas les collègues qu'on ne peut pas diffamer nominativement en public.

La crise de l'hydroxychloroquine en France est à peu près unique. L'interdiction d'un côté, les pétitions de l'autre, pour permettre l'usage d'un des médicaments les plus sûrs, disponible dans la pharmacopée, sont quelque chose qui est étonnant et qui a été associé à ce qui est le plus gros scandale scientifique du XXIe siècle, c'est-à-dire la publication, par des gens inconnus, de séries prétendant analyser plus de 90 000 personnes dans le *New England* et dans le *Lancet*. Ces articles ont été rétractés très rapidement par leurs auteurs après qu'une pétition, menée par le scientifique le plus connu du domaine des maladies infectieuses et tropicales en Angleterre, originaire d'Oxford, a commencé à écrire en disant qu'il était fou de croire que l'hydroxychloroquine pouvait être aussi toxique. Il s'agit de Nick White, l'un des chercheurs les plus cités au monde ; et en tout cas celui le plus cité dans le domaine des maladies tropicales. On ne peut pas empêcher les controverses, pas plus en France qu'ailleurs. Il existe des recommandations, aux États-Unis, dans l'un des meilleurs journaux de médecine interne, proposant l'association de l'hydroxychloroquine et de l'azithromycine dans des formes de COVID débutantes[64]. Les méta-analyses,

---

64. McCullough PA, Kelly RJ, Ruocco G, et al. Pathophysiological Ba-

en fonction des critères retenus de qualité, donnent des résultats soit démontrant l'efficacité de l'hydroxychloroquine, soit démontrant l'inverse. Cela traduit simplement les activités humaines, là comme ailleurs, l'idée qu'une personne ou un groupe de personnes peut trancher pour savoir ce qu'est la vérité est une illusion.

Concernant les réseaux sociaux, il faudra s'habituer au fait que souvent les réseaux sociaux représentent une réalité plus exacte que les médias traditionnels. Des travaux ont été faits, en particulier sur le site Word in Data, montrant que la distorsion de la réalité dans des journaux comme le *Guardian* ou le *New York Times* était beaucoup plus importante que celle observée sur les réseaux sociaux. Cela étant lié à la puissance du rôle de l'opinion dans les médias traditionnels, alors que celle-ci est beaucoup plus dispersée dans les réseaux sociaux. Ce phénomène inquiète tellement qu'une forme de censure a commencé à se mettre en place sur les réseaux sociaux (j'ai été notamment censuré sur Facebook et YouTube), ce qui sera rapidement débordé par la mise en place d'autres réseaux sociaux. Nous sommes dans une époque à laquelle l'expression est plus difficile à contenir, et je pense qu'il faudra s'y habituer. Ceci rend difficile la position de ceux qui avaient le droit exclusif à la parole publique, et certains ont encore à l'esprit l'opinion que leur crédibilité est liée au droit à la parole, et non pas au fait de dire des choses qui sont conséquentes. L'inconséquence des discours n'est pas liée aux réseaux sociaux ni aux contradictions, mais à un manque

---

sis and Rationale for Early Outpatient Treatment of SARS-CoV-2 (COVID-19) Infection [published online ahead of print, 2020 Aug 7]. Am J Med. 2020;S0002-9343(20)30673-2. doi:10.1016/j.amjmed.2020.07.003.

de prudence, et de mon point de vue, une illusion sur le rapport entre pouvoir et savoir, qui marchent rarement dans ce sens, mais plutôt dans l'autre.

Personnellement, je suis choqué que les experts scientifiques jouent le rôle de décideurs politiques. Dans le cas de cette crise du COVID-19, la décision du confinement, par exemple, ou celle du port du masque, sont des décisions politiques et ne peuvent pas être portées par des scientifiques car il n'y a pas d'évidence scientifique dans ce domaine. Le scientifique est là pour faire le tri de la manière la plus honnête possible entre les faits vérifiés et les faits non vérifiés, à condition d'avoir une connaissance renouvelée en permanence. Dans des moments de crise, la vitesse de l'information est si rapide que la mise au point régulière des scientifiques doit se faire, et en même temps, cette mise au point régulière ne peut pas, sous peine d'apparaître contradictoire, être véhiculée quotidiennement par les politiques. En pratique, c'est le rôle des scientifiques de faire la veille scientifique et ceci est mal fait. La veille actuelle me paraît indigente. Ensuite, il faut informer les politiques. C'est le rôle des agences de filtrer les informations, de façon à ne pas submerger les décideurs d'informations qui ne seront pas vérifiées, et les décideurs doivent être, de mon point de vue dans cette crise, avares de décisions brutales, afin de ne pas se retrouver dans des situations paradoxales. De mon point de vue, un bon exemple est le Lancet Gate. Je ne sais pas qui a conseillé le ministre, mais décider pendant un week-end de l'interdiction pure et simple de l'hydroxychloroquine, basée sur un papier qui allait être rétracté tellement il était fantaisiste, témoigne d'une précipitation, d'une absence de conseil dans son environnement qui me paraissent indéniables.

Rôle des agences scientifiques

Globalement, je pense que les prises de responsabilité dans le domaine de la prescription thérapeutique ont été, en général, beaucoup trop autoritaires. Je ne pense pas que le niveau de savoir permettait de prendre des décisions aussi tranchées quand la moitié des pays du monde considèrent qu'un traitement est un traitement de référence. On ne peut pas avoir la certitude que tous les autres se trompent, il faut être prudent et laisser à chacun ses responsabilités, en particulier aux médecins de traiter au mieux leurs patients. Actuellement, dans le monde, l'hydroxychloroquine dans cette recommandation est recommandée ou tolérée pour 4,6 milliards de personnes, et 37 000 personnes ont été rapportées dans la littérature. Compte tenu de la connaissance scientifique, concernant les différentes agences sanitaires, à ce jour, je n'ai pas été d'accord avec les propositions du HCSP. J'ai trouvé que le site de Santé Publique France avait évolué de manière très positive depuis que j'avais eu l'occasion de me prononcer, dans mon rapport au ministre de la Santé et au ministre de la Recherche en 2003, et que nous avons à disposition des chiffres qui nous permettent de nous faire une opinion par leur analyse. Je n'ai pas remarqué d'intervention particulière de la HAS.

Concernant le ministère de la Santé, encore une fois à titre personnel, nous avons pu, et sous conditions, continuer à utiliser le traitement qui nous permet d'avoir la mortalité la plus basse au monde dans le COVID-19. Il est difficile de penser que je considère que ne pas en tenir compte est une bonne idée, et vous comprendrez que j'ai un conflit d'intérêts d'orgueil. Donc je pense que nous avons mis en place le meilleur traitement, pour de multiples raisons que je vous expliquerai, dont certaines n'étaient pas prévisibles.

Concernant le conseil de l'ordre, c'est une structure qui dépend de ceux qui la représentent. Pendant un certain temps, j'ai été très apprécié du conseil de l'ordre, qui m'a même demandé de présider un groupe de validation d'une spécialité médicale. Maintenant l'Ordre a essayé de faire régner l'ordre sur la communication, ce qui est anticonstitutionnel. Comme il se trouve que, concernant le COVID-19, je suis le Français qui a fait le plus de publications internationales, je vois mal qui aurait l'autorité de m'empêcher de m'exprimer sur ce domaine.

Concernant le conseil de l'ordre, j'ai des relations très courtoises avec la présidente locale, je ne connais pas le président national.

Concernant les relations avec ces différents acteurs, je n'ai pas eu de relations avec l'HCSP, l'HAS ou Santé Publique France. J'ai des relations régulières avec le directeur de l'ARS, qui sont cordiales et efficaces, de même qu'avec l'Assistance publique de Marseille, qui est particulièrement aidante.

Concernant le ministre de la Santé, j'ai eu plusieurs contacts cordiaux avec lui. J'ai regretté que, lors de son passage à Marseille, il n'ait pas trouvé le temps de visiter l'institut hospitalo-universitaire, qui est quand même le centre qui a reçu et traité le plus de patients atteints de COVID-19 probablement au monde et le laboratoire qui a fait plus de 200 000 examens, mais plutôt un laboratoire privé (qui nous envoie d'ailleurs ses prélèvements parce qu'il est débordé). Sans faire un signe aux soignants de l'IHU qui se sont investis d'une manière absolument exceptionnelle, ce qui rassure une partie de l'humanité. Je suis en contact très régulier avec un des conseillers du ministère de la Santé, Antoine Tesnière, que j'informe du sens de ce que je vais communiquer, chaque semaine, avant de le communiquer, de façon que le ministère de la Santé soit au courant.

Concernant la recherche médicale en France, encore une fois, je pense que historiquement la volonté du général de Gaulle de créer une institution pour l'installer dans les CHU afin d'y faire de la recherche médicale – l'INSERM – a petit à petit dévié de ses objectifs pour, au contraire, sortir des hôpitaux, se débarrasser des mandarins médicaux, même lorsqu'ils étaient des prix Nobel, comme Jean Dausset ou comme l'inventeur de l'immunothérapie Georges Mathé, ou le réalisateur de la première greffe rénale comme Hamburger. Le directeur de l'INSERM, alors, souhaitait, et ça a été une tendance lourde, réaliser la prédation des sciences de la vie du CNRS, pour en faire un gros institut des sciences de la vie. Pour ce faire, il a abandonné les hôpitaux, tout comme à la même époque Philippe Lazar, qui était polytechnicien et avait sa propre vision du monde de la recherche, considérait que les médecins n'étaient pas faits pour faire de la recherche, et j'en témoigne tout à fait officiellement puisqu'il m'a dit qu'il fallait laisser faire de la recherche aux professionnels, et que je ferais mieux de ne m'occuper que des malades, et peut-être de temps en temps faire une revue. Je le remercie encore pour ce conseil que je n'ai pas suivi ! Dans le même temps, au CNRS, paradoxalement était nommé un médecin tout à fait dynamique, François Kourilsky, associé à un pharmacien biologique d'une efficacité extraordinaire, le professeur Paoletti, lui-même assisté de Michel Kazatchkine, qui était directeur adjoint des sciences de la vie. La désertion de l'INSERM des hôpitaux a fait que le CNRS s'est implanté dans les hôpitaux. C'est ainsi que mon unité a été labélisée au CNRS pendant 25 ans, et non pas à l'INSERM. Beaucoup de collègues de ma génération ont eu la même démarche. L'INSERM n'a pas pu faire face, du fait de cette évolution, aux différentes échéances qui se sont présentées. D'une part le sida, pour lequel l'INSERM n'a pas souhaité s'occuper du problème. Une agence a alors été créée à l'ANRS, dirigée par Kazatchkine, pour s'occuper spécifiquement du sida, qui était « la » maladie infectieuse du XXe siècle. Il est vraisemblable qu'un certain nombre d'erreurs qui ont été commises dans l'histoire du sang contaminé ont été liées au fait qu'il n'y ait pas eu d'investissement de l'INSERM sur ce domaine très rapidement.

Par ailleurs, sous l'impulsion de M. Kouchner, lorsqu'il était ministre de la Santé, a été créé le Programme hospitalier de recherche clinique, dont l'INSERM a été absent car il était totalement absent de la recherche clinique. Ces deux éléments servent à démontrer que les éléments les plus importants de la recherche médicale, la recherche clinique d'une part et le sida d'autre part, étaient absents des préoccupations de l'INSERM à cette époque-là. Les tentatives de réparation de ces erreurs essentielles n'ont réussi qu'en partie, l'INSERM ayant pris les habitudes du CNRS, qui sont mal adaptées à la recherche médicale, qui en règle est plus hiérarchisée. Dans le même temps, la recherche en maladies infectieuses a suivi un chemin parallèle à l'Institut Pasteur, où la proportion de ce qui était dédié au diagnostic, à l'épidémiologie, aux soins avec l'hôpital Pasteur a régressé, voire complètement disparu, pour se tourner vers une recherche beaucoup plus fondamentale, y compris avec des champs thématiques, où l'Institut Pasteur excelle, qui n'ont plus grand-chose à voir avec les maladies infectieuses, comme les neurosciences ou la transfusion. De ce fait, la base de la formation des infectiologues de ma génération, qui était le « grand cours » de l'Institut Pasteur, dont j'ai suivi une partie a, petit à petit, disparu. Nous avons reconstitué une forme de formation générale, qui est la plus importante en France en maladies infectieuses, dans le cadre de l'École des sciences de la vie, d'abord avec un DEA que j'ai créé dans les années 1990 en maladies infectieuses, qui est devenu un master, et cette partie du master accueille en moyenne 80 personnes par an, pour former à la recherche médicale, avec un tiers d'étrangers, un tiers de scientifiques du monde de la santé, et un tiers d'étudiants du monde de la santé ou non. Le financement de la Santé s'est poursuivi d'abord sous le ministère de Mme Weil avec Philippe Douste-Blazy, et la création des départements de recherche clinique que j'avais créés à Marseille, en même temps que Claude Griscelli avait créé le département de recherche clinique à l'Assistante Publique de Paris. Ainsi, nous avons collaboré pour la mise en forme des départements de recherche clinique en 1993. Enfin, Claude Griscelli, lors du mandat de Philippe Douste-Blazy en 1994, dans le cadre de la tarification à l'activité, a créé un financement destiné à la recherche médicale, affecté sur la production scientifique (les MERRI). La fongibilité des crédits votés pour la recherche et des crédits votés pour le fonctionnement général ne permet pas une collection des financements recherche strictement contrôlés, et peut faire l'objet d'une redistribution plus politique que technique en fonction des CHU. Ces sommes, qui sont absolument considérables, sont l'argent nécessaire et suffisant pour relancer la recherche médicale en France, à condition qu'elle soit évaluée. Pour évaluer la recherche médicale en France, je pense qu'il est nécessaire de contractualiser la partie universitaire des CHU, en même temps que l'université dont dépendent les facultés de médecine, avec des projets de recherche et des dotations financières attribuées aux équipes qui ont produit, et/ou qui produisent la science médicale visible. Tant qu'il continuera à n'y avoir que l'industrie pharmaceutique pour pouvoir permettre d'avoir une activité de recherche dans les hôpitaux, cela représentera un danger important. En pratique, je suis convaincu qu'il est absolument nécessaire d'avoir une réflexion de fond sur la recherche médicale dans ce pays, et cela apparaît particulièrement critique pour les maladies infectieuses.

Traitement du COVID

Bien sûr ma vision est biaisée, nous avons traité un nombre considérable de gens par l'hydroxychloroquine associée ou non avec l'azithromycine. Les résultats thérapeutiques que nous avons sont difficiles, voire impossibles à dépasser. Il n'est pas possible, à mon sens, de créer une cohorte de cette taille-là, ayant des résultats meilleurs. Nous avons pu appliquer ce traitement dans les EHPAD, et montré que, dans les EHPAD où nous avions pu traiter les personnes, la mortalité était la moitié de celle des personnes qui n'avaient pas pu recevoir ce traitement. L'interdiction d'usage dans les EHPAD, et en revanche la libération de la prescription de Rivotril pour euthanasie, représente une question qui sur le plan de l'éthique devra probablement être instruite. L'efficacité de l'hydroxychloroquine et de l'azithromycine paraissait aller de soi, les deux ayant une activité in vitro sur le virus, qui, par ailleurs, est synergique. D'autre part, l'azithromycine est le traitement de base des pneumopathies partout dans le monde. Il est intéressant d'ailleurs de constater qu'en France, l'azithromycine, qui doit être l'un des antibiotiques les plus prescrits dans les pneumopathies, n'a pas d'AMM pour les pneumopathies, ce qui montre qu'il y a, là aussi, une réflexion à avoir entre la théorie de l'AMM et la pratique clinique des médecins. Il serait intéressant d'avoir des données pratiques pour le nombre de prescriptions qui sont faites en médecine quotidienne hors AMM, sans même que les médecins le sachent. L'azithromycine est un, sinon l'antibiotique le plus utilisé. Une étude américaine a montré qu'aux États-Unis, tous les ans, 1 Américain sur 8 prenait de l'azithromycine. L'azithromycine a montré une efficacité dans les pneumopathies tout venant, y compris virales, pour des raisons multiples, peut-être pour son rôle de modulation immunitaire, peut-être pour son rôle sur le risque de surinfection bactérienne.

Concernant l'hydroxychloroquine, bien sûr, c'est l'un des médicaments les plus sûrs qui aient jamais été utilisés. Les craintes que l'on a sur l'hydroxychloroquine n'ont pas été confirmées pour l'instant. Dans un certain nombre de cas, il y a une anomalie observée, au cours du traitement par l'hydroxychloroquine, sur l'électrocardiogramme, qui est l'allongement des espaces identifiés. Par déduction, il en a été conclu qu'il pouvait y avoir des torsades de pointes, qui sont une anomalie cardiaque, qui peuvent, si elles ne sont pas traitées par le magnésium, donner des arrêts cardiaques. Je n'ai pas connaissance de torsades de pointes rapportées par l'usage de l'hydroxychloroquine. Il n'y a aucune donnée réelle et non prédite sur une toxicité cardiaque dans la littérature ! Toutefois, par précaution, maintenant nous faisons systématiquement un électrocardiogramme, un dosage de la kaliémie (qui favorise les torsades de pointes quand le potassium est bas), et nous avons demandé à une équipe de cardiologie spécialisée dans les troubles du rythme cardiaque de nous donner leur avis sur les indications, au fur et à mesure de cette utilisation. Dans ces conditions, nous avons eu à arrêter quelques traitements, du fait de cette modification, cet allongement, par précaution, mais nous n'avons eu aucun accident cardiaque sur plus de 5 000 traitements délivrés.

Il est à noter que dans la littérature actuelle, il n'y a pas de connaissance, en dehors d'une étude très fantasque, de surmortalité liée à l'hydroxychloroquine avec le COVID-19. Une autre raison, qui se fait jour permettant de comprendre l'efficacité de l'hydroxychloroquine, est l'importance, au cours de la réponse immunitaire (et ceci très tôt), des anticorps produits par le malade contre lui-même en partie, dont certains d'entre eux favorisent les troubles de la coagulation et les thromboses, comportant d'une part des phlébites, et, d'autre part, des embolies pulmonaires. Beaucoup des lésions graves de la maladie sont dues à de petites embolies pulmonaires dans les poumons. Ces thromboses sont assez souvent liées à la présence d'anticorps qui sont tournés contre une molécule qui s'appelle le cardiolipine. Ces anticorps sont aussi nommés le « lupus anticoagulant ». C'est un point commun qu'a cette maladie avec le lupus (et avec les maladies auto-immunes), qu'on regroupe souvent sous le nom de syndrome des antiphospholipides, et dont le traitement est l'hydroxychloroquine. D'ailleurs, il existe une fenêtre de l'European Medicine Agency, pour l'essai de l'hydroxychloroquine dans le traitement des syndromes des antiphospholipides à Angers, qui amène un argument supplémentaire pour proposer l'hydroxychloroquine chez ces patients. Il est à noter, dans nos dernières études, que jusqu'à 60 % des patients présentant une forme grave présentent des anticorps antiphospholipides et que, parmi les patients ambulatoires dans nos dernières séries, 12 à 15 % des personnes présentent elles aussi des anticorps antiphospholipides. En pratique, la meilleure compréhension de la physiopathologie de la maladie montre que, dans les phases précoces, virales et immunitaires, l'hydroxychloroquine est probablement le meilleur traitement actuellement disponible. D'ailleurs, plus de la moitié des pays du monde l'utilisent, et nos frayeurs concernant l'usage de l'hydroxychloroquine entraînent une stupéfaction chez nos collègues du Sud qui n'est pas inintéressante. La population la plus facilement étudiable est celle des EHPAD, dans lesquels la mortalité est de l'ordre de 27 % au niveau national. Nous avons pu mettre en évidence, à Marseille, que les sujets traités avaient une mortalité divisée par 2 (de l'ordre de 50 %), et donc c'est le niveau d'efficacité, que je suppose être celui de ce traitement, de diviser la mortalité par 2, en particulier quand les sujets sont traités avant la détresse respiratoire.

L'association lopinavir-ritonavir n'a montré aucune forme d'intérêt, le remdesivir est en pratique inutilisable, et il est vraisemblable qu'après avoir eu d'énormes mouvements financiers sur les Bourses mondiales, Gilead aura des problèmes pour le vendre. En pratique, le remdesivir n'a pas fait la preuve de son efficacité chez les patients graves car c'est un antiviral pur. Par ailleurs, c'est une forme qui n'existe que sous perfusion, il ne sera pas possible, compte tenu de la faible mortalité générale des sujets présentant une forme simple, de proposer des perfusions, même si les études actuelles ont montré que l'on pouvait en donner 5 jours au lieu de 10 jours. Il est à noter que le remdesivir donne, par ailleurs, des insuffisances rénales, et que le prescrire à des sujets légèrement atteints, par perfusion, ne permettra certainement pas de développer un marché significatif. Enfin, le seul avantage (rapporté par le *New England Journal of Medicine*) est de raccourcir la durée d'hospitalisation, qui est une variable subjective d'autant qu'il existait des patients de tous stades, et que certains étaient hospitalisés à domicile voire traités en ambulatoire.

Sur les rôles des immunomodulateurs, dont le tocilizumab, il est possible que ceci ait un effet, mais c'est relativement peu plausible. En fait, plusieurs études ont montré que, chez les patients présentant des maladies inflammatoires ou auto-immunes, la prise d'hydroxychloroquine, en prophylaxie involontaire, protégeait contre le COVID-19, alors que ceux qui prenaient le tocilizumab n'étaient pas protégés, pas plus que ceux qui prenaient le méthotrexate ou de la cortisone. En pratique, le tocilizumab a encore un effet controversé. J'ai eu, récemment, l'occasion de lire une méta-analyse (non publiée) sur les effets du tocilizumab qui concluait que celui-ci n'avait pas d'activité significative.

Concernant la dexaméthasone, la question est plus compliquée. L'essai thérapeutique anglais a posé un problème d'éthique majeur, de mon point de vue. Les détresses respiratoires d'origine infectieuse doivent recevoir des corticoïdes, cela fait partie du soin courant, c'est ce qui est recommandé dans tous les ouvrages de médecine habituels, et ceci est recommandé en France. Revérifier, par une étude randomisée, que les patients mouraient plus, dans les stades tardifs, s'ils ne recevaient pas les soins courants représente une des formes les plus graves de la folie méthodologique. Bien sûr, cela a confirmé qu'à ce stade, la cortisone était, comme prescrite habituellement dans des syndromes de détresse respiratoire inflammatoires, efficace. C'est une donnée qui est acquise depuis plusieurs décennies, et il est tout à fait immoral d'avoir donné un placebo, à la place de la cortisone, dans les formes graves et inflammatoires d'insuffisance respiratoire aiguë. Concernant les autres stades de la maladie, il est invraisemblable que la dexaméthasone, à dose modérée, joue un rôle intéressant au début de la maladie, quand la maladie est au stade d'un portage viral peu symptomatique, mais à partir du moment où elle s'aggrave, et en particulier du fait de son activité contre les antiphospholipides. Donc, le rôle de la dexaméthasone, à ces stades-là, mérite d'être évalué.

En revanche, dans les stades purement virologiques, comme c'était déjà connu, comme ça a été, aussi, confirmé par l'étude anglaise Recovery, la tendance est plutôt à aggraver la situation. Quand vous avez une maladie infectieuse, que vous ne donnez pas d'agent anti-infectieux, et que vous prescrivez de la cortisone, c'est souvent ce qui se passe. J'ai été expert judicaire dans des cas similaires. Dans les maladies virales, comme le zona ou comme la varicelle, l'association de cortisone se fait après la mise en place d'un traitement antiviral, ou plus tardivement, quand les éléments inflammatoires deviennent plus importants que les éléments virologiques. Les corticoïdes sont des médicaments immunodéprimants, qui dépriment les réactions inflammatoires anormales, ils dépriment la sécrétion d'auto-anticorps. Malheureusement, ils dépriment aussi les réponses immunitaires chez les sujets ayant des défenses normales. Dans une forme qui est peu grave, il est plausible que la cortisone ait un rôle négatif. Par ailleurs, l'essai Recovery représente pour moi quelque chose que j'ai vu pour la première fois dans cet épisode du COVID-19, qui est tout à fait spectaculaire : l'inclusion de malades qui n'avaient pas de test diagnostic. Plusieurs séries ont été publiées actuellement, qui servent beaucoup dans les méta-analyses pour lesquelles il n'existe aucune preuve de la maladie. En maladies infectieuses, on ne peut pas imaginer que le fait de ne pas avoir confirmation du diagnostic ne soit pas un facteur d'exclusion. À cet égard, l'essai Discovery est plus raisonnable que l'essai Recovery, et dans ce que nous savons, qui a été publié dans l'essai Recovery, nous savons qu'au moins 10 % des patients qui ont été inclus (et analysés avec tous les autres) avaient des examens pour le COVID négatifs. Ce qui montre, là aussi, une dérive absolument exceptionnelle de la méthodologie à la place de la médecine. Publier des séries de cette taille, comme celle sur la prophylaxie faite aux États-Unis où seulement 20 personnes sur 726 incluses ont été testées, et celle de Spiker où 30 % des personnes n'avaient pas été testées pour le COVID-19, montre qu'il y a vraiment peu de gens qui ont une connaissance basique du diagnostic en maladies infectieuses.

Actuellement, il n'y a pas d'évidence que le lopinavir, le ritonavir et le redemsivir aient un rôle dans le traitement de la maladie. Bien sûr, avec les limites que j'ai précisées, je continue à penser que l'hydroxychloroquine associée à l'azithromycine est le traitement le plus efficace.

Concernant l'essai Discovery, dès le départ j'ai noté que cet essai était hostile à l'hydroxychloroquine, qui était la seule communication disponible, à l'époque, sur la maladie. Au moment où j'ai participé à une réunion à l'Élysée, les deux médicaments qui étaient prévus étaient le remdesivir et l'association lopinavir/ritonavir. J'avais eu l'occasion de discuter avec le docteur Yasdanpanah qui m'avait dit être convaincu que le remdesivir serait efficace. Avant cette étude, d'autres molécules auraient pu être testées, dont un antibiotique contre le staphylocoque qui s'appelle le Targocid, qui avait été montré efficace en Corée, au cours de l'épisode du SARS. Les communications que j'ai sur l'évolution, sur l'essai Discovery, sont que l'hydroxychloroquine, qui avait été ajoutée ultérieurement, a été arrêtée prématurément, sans que les résultats soient disponibles et analysés. Je regrette de ne pas avoir ces résultats à disposition, bien entendu, aucun résultat officiel de cet essai n'ayant été relayé malgré le temps passé, sauf qu'aucune molécule testée n'était efficace. Concernant les difficultés d'inclusion, elles ne me surprennent pas, car je pense que, si l'on dit à quelqu'un qu'il y a un médicament qui est peut-être efficace, qui donne des insuffisances rénales, et que l'on va vous l'administrer par voix veineuse, et tirer au sort pour savoir si on vous donne ce médicament ou le placebo, la chance que cette personne refuse est remarquablement importante.

Je n'ai pas d'opinion particulière sur CORIMUNO-19 qui semble une histoire pariso-parisienne, et globalement cette échelle ne m'intéresse pas.

Concernant nos travaux de recherche et nos résultats, nous avons actuellement publié et référencé dans PubMed ou en preprint sur notre site 54 publications sur le COVID-19 (en annexe), quantité incluant des éléments cliniques tels que le signe le plus important du diagnostic, la perte de l'odorat, qui manque dans les grands essais qui ont été faits prématurément, avant d'examiner les malades. Nous avons accumulé les données pour réaliser notre travail majeur sur 3 700 personnes, avec à peu près 1 million de données, qui nous ont permis de décrire et de confirmer un certain nombre d'éléments comme « l'hypoxie heureuse », qui est le fait que les patients présentent une baisse de l'oxygène dans le sang sans le percevoir, et au contraire, parfois, avec une espèce d'état d'euphorie. Cela montre que l'essoufflement, qui a été recommandé comme signe d'alerte, et la perception du manque d'oxygène ne sont pas de bons éléments devant amener à choisir d'hospitaliser ou de prendre en charge les patients. À partir de ces éléments, nous avons diffusé la recommandation de tester soi-même son oxygène, avec des petits appareils qui mesurent la saturation en oxygène, et la diffusion de ces appareils a été extrêmement importante. Nous avons beaucoup travaillé sur la thérapeutique, mais aussi sur la réponse immunitaire, et les anticorps antiphospholipides et les réactions communes aux autres coronavirus. Nous avons montré l'incidence de la maladie chez les enfants, pour laquelle nous sommes les seuls à avoir des données avec l'Islande, parmi lesquelles les comparaisons des cinétiques de l'épidémie du COVID-19 avec les autres coronavirus et les autres infections respiratoires, et la comparaison des taux de mortalité de ces maladies, plusieurs méta-analyses sur le remdesivir et l'hydroxychloroquine. Je vous joins en annexe la liste de toutes ces publications et celles qui sont proposées en preprint. Nous avons fait deux études sur le génome du COVID-19. Une première étude réalisée, jusqu'en mai, montrait qu'il existait très peu de variabilité entre les génomes par rapport à la souche initiale, avec une souche qui semble s'être implantée en Europe.

Les choses sont devenues très différentes en juillet où nous avons commencé à isoler des variants distants les uns des autres, 10 fois plus distants entre eux que ceux que nous avions séquencés dans la première partie de cette épidémie. Ce phénomène de variabilité grandissante du virus a été noté par une équipe américaine travaillant sur les séquences disponibles jusqu'en mai. Les séquences que nous avons permettent d'identifier 7 nouveaux génotypes, dont le plus distant de la souche initiale présente 27 bases différentes. On a l'impression d'une augmentation de la variabilité avec une dégradation du génome.

Le premier cas semble avoir été rapatrié par la mer du Maghreb en juillet, et avoir diffusé secondairement à Marseille. Il semble provoquer moins de mortalité, et présente de façon significative une moins grande fréquence d'anticorps antiphospholipides associés à la gravité, aux complications de la coagulation. En pratique, nous avons réalisé des travaux épidémiologiques de description des patients de thérapeutique et fondamentaux, aussi bien sur le plan immunitaire que sur le plan de l'analyse des séquences. Nous avons isolé plus de 2 000 virus, constitué une bande de génomes qui servira mondialement, avec une collection considérable de données. Au moment de l'envoi de notre première publication, nous avions produit les deux tiers des génomes réalisés en France pour ce virus.

Les mesures prises par le gouvernement pendant la crise sanitaire visant à restreindre la liberté de prescrire du médecin concernant l'hydroxychloroquine et l'azithromycine, qu'il a été aussi recommandé de ne pas utiliser en EHPAD, me paraissent être des erreurs. Dans des niveaux d'incertitude de cette importance-là, je ne crois pas que les décisions autoritaires soient légitimes, et la transformation de l'AMM, qui était une autorisation de mise sur le marché pour cerner des indications que les laboratoires avaient pour leurs molécules, et afin d'éviter les dérives commerciales, ne doit pas devenir un outil pour pénaliser les médecins qui utilisent ces médicaments. Par ailleurs, une enquête sur la discordance très profonde entre la prescription et l'AMM devrait être conduite dans ce pays afin de se poser la question de savoir si c'est l'AMM qui manque d'actualisation ou si ce sont les médecins qui se trompent. C'est un sujet sur lequel je suis en profond désaccord, et je ne pourrais prendre un tel risque en interdisant la prescription d'un médicament anodin, même si les faits sont controversés sur son efficacité, pour lequel nous savons qu'il n'y a pas de toxicité. Le doute doit profiter au malade. C'est une responsabilité qui me paraît absolument considérable, et que, dans une situation comparable, je n'aurais certainement pas prise.

Dans l'IHU, les patients sont pris en charge individuellement par les médecins. L'IHU n'est pas un établissement, c'est une fondation qui héberge les services de l'Assistance publique de Marseille, avec des médecins de l'Assistance publique de Marseille. Les médecins prescrivent des traitements en leur âme et conscience, après une discussion collégiale, qui a été réalisée comme le veut la loi. Tous les médecins, les seniors, se réunissent et discutent les résultats et les stratégies. La plupart des médecins prescrivent l'association hydroxychloroquine et azithromycine, après avoir vérifié l'électrocardiogramme, la kaliémie (dosage de potassium), et éventuellement les facteurs de risques qui pourraient prédisposer à des accidents thérapeutiques. Des patients atteints de COVID ont reçu des traitements hors AMM, ils en ont été informés, de même qu'on les informe que leurs données pourraient être utilisées à titre scientifique, sauf s'ils manifestent leur désaccord. Certaines personnes signent, et elles ne sont pas d'accord pour que l'on utilise leurs données. Il y a extrêmement peu de refus du traitement hors AMM. Les patients sont informés de leur résultat positif ou viennent avec des résultats positifs, et on leur dit que s'ils souhaitent avoir une proposition thérapeutique, ils peuvent venir à l'IHU. Donc comme tous ne viennent pas, ceux qui viennent sont ceux qui sont, en général, volontaires pour être traités par ce protocole. Pour tous ces patients, encore une fois, un électrocardiogramme est réalisé, une kaliémie est réalisée. Nous avons installé un mini-automate pour réaliser les kaliémies en urgence, pour pouvoir dans le temps du soin avoir l'électrocardiogramme et la kaliémie avant de réaliser une prescription. Les patients souffrant de polypathologies et de facteurs de risques de complications cardiaques sont en général hospitalisés, et s'il existe une augmentation à l'électrocardiogramme, pratiqué quotidiennement, le traitement est arrêté et/ou envoyé à l'équipe de cardiologie du professeur Deharo, qui est notre partenaire sur ce domaine, afin de nous dire si cela peut être poursuivi ou non. De la même manière, quand il existait la moindre anomalie électrocardiographique, après une première phase pour laquelle les 2 000 premiers électrocardiogrammes ont été vérifiés par nos collègues cardiologues, les éléments qui permettaient de prescrire l'hydroxychloroquine sans danger ont été déterminés, en particulier, la longueur du QT, et ceci a permis qu'il n'y ait aucun accident avec l'hydroxychloroquine, chez les patients qui ont reçu ce traitement.

Mise au point sur le traitement par l'hydroxychloroquine

Concernant le traitement par hydroxychloroquine et azithromycine, l'hydroxychloroquine est un traitement qui est parfaitement connu, et qui a été distribué à des milliards de personnes avec des milliards de comprimés dans plusieurs indications. La première est le paludisme. On a prescrit le dérivé de la chloroquine, qui est lui-même un dérivé de la quinine, et d'autre part, ça a été prescrit très largement à des personnes présentant des maladies auto-immunes, c'est-à-dire, avec des auto-anticorps (en particulier le lupus érythémateux disséminé, la polyarthrite rhumatoïde), et c'est le traitement recommandé dans le syndrome des antiphospholipides. Les antiphospholipides sont des anticorps que l'on trouve soit de façon inexpliquée, soit après une maladie infectieuse, soit dans le cadre du lupus, et qui favorisent les troubles de la coagulation, en particulier les thromboses des vaisseaux et les embolies pulmonaires. Le syndrome des antiphospolipides ressemble au COVID-19[65].

L'hydroxychloroquine est un médicament dont la sécurité est parfaitement maîtrisée et connue. Les accidents connus et identifiés de l'hydroxychloroquine sont l'accumulation rétinienne, après un à deux ans de traitement, en continu. Il a été suggéré que cela donnerait des atteintes cardiaques, par allongement du QT, qui pourrait entraîner une torsade de pointes, qui pourrait donner des arrêts cardiaques, sans que la littérature en montre d'évidence. Une étude énorme vient d'être publiée sur plus de 900 000 personnes traitées par hydroxychloroquine, dans le cadre d'une maladie inflammatoire, qui ne montre pas d'arrêt cardiaque ou de mort subite supplémentaire à celle d'un traitement alternatif par les sulfamides. Une étude sur 220 millions de dossiers a montré

---

65. High prevalence of Lupus Anticoagulant in Ambulatory COVID-19 patients: interest of hydroxychloroquine ? Laurence Camoin-Jau, Philippe Gautret, Philippe Colson, Jean Christophe Lagier, Hervé Tissot-Dupont, Matthieu Million, Audrey Giraud-Gatineau, Sophia Boudjema, Hervé Chaudet, Didier Raoult) (Entangling COVID-19 associated thrombosis into a secondary antiphospholipid antibody syndrome: Diagnostic and therapeutic perspectives (Review). Cavalli E, Bramanti A, Ciurleo R et al. Int J Mol Medicine. 2020 ; 46: 903-912.

un effet protecteur sur les accidents cardiaques ![66] Il n'y a pas d'étude qui ait été réalisée, à l'exception d'une étude contestée, non publiée, qui montrait le moindre effet négatif de l'hydroxychloroquine sur la santé humaine, en dehors des recommandations de base. Il est à noter que, dans l'encyclopédie online UpToDate, l'hydroxychloroquine n'est pas même mentionnée dans les agents de torsade de pointes. Il est recommandé de réaliser un électrocardiogramme avant sa prescription, actuellement, compte tenu des risques potentiels qui ont été soulevés, et de vérifier le taux de potassium, pour ne pas prescrire chez les gens qui ont des kaliémies inférieures à 3,6.

Concernant le COVID-19, l'hydroxychloroquine a été avec le remdesivir, le premier médicament ayant montré une activité contre le COVID-19 en laboratoire. Ceci a été publié par des équipes chinoises dans CellExpress. Ultérieurement, les autorités chinoises en charge du COVID-19, quand il n'existait encore qu'en Chine, ont fait une communication préliminaire, disant qu'ils avaient traités 100 malades avec l'hydroxychloroquine qui donnait un effet positif, à la fois cliniquement, radiologiquement, et sur le portage du virus. Le portage du virus, rapporté par les Chinois, à cette époque-là (où ils étaient les seuls sachants), était de 28 jours chez les patients diagnostiqués comme ayant le COVID-19. Tous les laboratoires ont confirmé l'efficacité de l'hydroxychloroquine sur le virus testé au laboratoire, dont celui de Xavier de Lamballerie et le mien, dans un travail dirigé par Bernard La Scola.

---

66. Cheng F, Desai RJ, Handy DE, et al. Network-based approach to prediction and population-based validation of in silico drug repurposing. Nat Commun. 2018;9(1):2691. Published 2018 Jul 12. doi:10.1038/s41467-018-05116-5.

En pratique, dans les maladies infectieuses, le premier élément que nous utilisons depuis les années 1950 est la sensibilité des micro-organismes, que nous voulons traiter, aux antimicrobiens que nous voulons utiliser, qu'il s'agisse de bactéries, de virus ou de parasites. En parallèle, avec l'hydroxychloroquine, le remdesivir a été testé et semblait aussi efficace, mais il n'y avait pas de communication sur son utilisation dans le COVID-19. Ce médicament avait été utilisé dans les infections à Ebola, et présentait un certain degré de toxicité ; en particulier, il déterminait des insuffisances rénales. Au début de l'épidémie, il n'existait donc que deux médicaments qui avaient été testés pour le COVID-19 en laboratoire, le remdesivir et l'hydroxychloroquine, et un seul sur lequel nous avions des communications sur la thérapeutique, qui était l'hydroxychloroquine. Dans ces conditions, nous avons demandé un CPP pour utiliser l'hydroxychloroquine en monobras pour évaluer son effet dans une étude comparative sur le portage viral, et sa durée, qui était considérée comme étant de 28 jours.

Par ailleurs, il est de bonne pratique médicale de traiter les infections respiratoires documentées ou non, virales ou non, par un antibiotique concomitant, et l'azithromycine est le plus prescrit. Une étude publiée par le JAMA rapportait une amélioration significative de l'hospitalisation et de la clinique, par la prescription d'azithromycine dans les pneumopathies, quelle que soit leur origine. Ce médicament est le plus prescrit pour les pneumopathies aux États-Unis, pour lesquelles les chiffres sont disponibles, et 1 Américain sur 8 en prend chaque année. Il s'agit, là aussi, d'un médicament générique dont la prescription est considérable, puisqu'il a été utilisé dans les pneumopathies et les ulcères de l'estomac, et de nombreuses maladies tropicales, ainsi que pour la gonorrhée. Le problème étant d'ailleurs que son utilisation était si intensive qu'il existe un niveau de résistance à cet antibiotique, qui est le témoin de son degré d'utilisation.

La question de la toxicité de l'azithromycine s'est posée dans le traitement des infections respiratoires, car un certain nombre de troubles du rythme cardiaque et de morts subites ont été rapportés dans les programmes de pharmaco-surveillance. L'analyse des données aux États-Unis a abouti à la conclusion que l'azithromycine entraînait un risque, à des taux extrêmement faibles, d'arrêt cardiaque. Une étude ultérieure réalisée au Danemark, en comparant l'azithromycine aux quinolones, a montré qu'il n'existait pas de différence significative, et la différence entre l'azithromycine et d'autres antibiotiques est probablement liée à son spectre d'utilisation. En effet, l'azithromycine est très utilisée dans les pneumopathies, dans les maladies dans lesquelles on trouve des myocardites associées, en particulier des myocardites virales. Une autre étude publiée dans le *Lancet*, rapportant l'inocuité de l'hydroxychloroquine, a évalué à 1 sur 10 000 à peu près le risque de mort subite chez les gens qui prenaient en même temps de l'azithromycine, toutefois sans neutraliser la prédisposition liée à l'indication, en comparant l'azithromycine et l'ampicilline. L'azithromycine est beaucoup plus fréquemment prescrite dans les pneumopathies tandis que l'ampicilline l'est dans les infections urinaires qui ne donnent pas de myocardites.

Au début de notre travail, nous avons commencé, après avoir déposé un dossier de recherche au Comité de protection des personnes, à traiter des patients par hydroxychloroquine et azithromycine, et noté que les charges virales diminuaient encore plus rapidement avec cette association de l'azithromycine avec l'hydroxychloroquine.

Par ailleurs, ceci n'était pas l'objectif de ce travail, mais une donnée observationnelle et plus subjective d'amélioration spectaculaire des patients traités était notable par les praticiens en charge. Par chance, nous avions un groupe témoin réalisé chez des gens dont nous avions fait le diagnostic, mais qui faisaient partie de villes qui n'étaient pas intégrées au CPP, en particulier à Nice, et nous avons pu comparer la durée du portage, en montrant qu'elle était significative. Nous avons publié cet article, et considéré qu'en l'absence de tout traitement efficace, comme d'ailleurs le montra l'expérience, cela était légitime (le remdesivir, ni le lopinavir qui étaient proposés dans les essais français n'ayant jamais montré leur efficacité). La prescription d'azithromycine, proposée sur la pratique des soins courants des pneumopathies avec l'hydroxychloroquine, présentait la seule alternative utilisable, efficace sur le virus, avec des données préliminaires rapportées chez les Chinois pour cette utilisation. De ce fait, après une réunion des praticiens de l'institut hospitalo-universitaire, nous avons considéré que ceci répondait à la prescription hors AMM, d'absence d'alternative thérapeutique et de médicament, l'un utilisé dans les soins courants pour les pneumopathies, et l'autre particulièrement sûr dans les traitements courants.

Par ailleurs, l'hydroxychloroquine a bénéficié d'une recommandation sur le syndrome des anticorps antiphospholipides, dont rapidement on s'est rendu compte, au cours du COVID-19, qu'il était un élément majeur, associé à la gravité, et qu'un problème majeur observé dans cette maladie était les thromboses et les embolies pulmonaires, qui paraissent avoir un lien avec les anticorps antiphospholipides. Le traitement dans les différentes formes connues de sécrétion des anticorps antiphospholipides étant l'hydroxychloroquine. Il est notable, d'ailleurs chez les patients prenant de l'hydroxychloroquine pour une maladie inflammatoire dont plusieurs études font maintenant état, qu'ils sont protégés contre le COVID-19 mieux que les gens qui prennent des corticoïdes ou des anticorps monoclonaux.

La publication de ce papier a soulevé une tempête qui nous a réellement surpris, compte tenu du fait que cela nous apparaissait d'une simplicité extrême. Ces médicaments efficaces étaient déjà prescrits par nos collègues chinois dans une situation sans alternative. Cela nous apparaissait être la meilleure stratégie thérapeutique, et cela répond parfaitement aux obligations médicales. Le déluge antagonique s'est fait, y compris à travers le journal dans lequel nous avons publié cela, qui nous a d'abord reproché d'avoir des liens d'intérêt avec Sanofi qui n'est qu'un des distributeurs d'un médicament générique avec lequel nous n'avons pas de lien, puis de ne pas avoir eu d'autorisation de traiter à travers une autorisation officielle, ce qui est faux, puisque nous avions cette autorisation pour cette étude spécifique, et qui a enfin contesté nos analyses statistiques. Nous avons répondu très sereinement à ces questions avec notre conseil, et actuellement nous avons envoyé une réponse, point par point, aux points qui ont encore été soulevés. Les critiques de Pubpeer sont étonnantes car elle a approuvé bruyamment la publication des farceurs américains sur la toxicité de l'hydroxychloroquine, qui s'est révélée être un faux grossier et qui a dû être rétractée. Le papier que j'ai dans l'IJAA n'a jamais été rétracté, et il est toujours à la même place. C'est le papier le plus cité au monde sur le traitement du COVID-19.

Depuis, les travaux se sont accumulés, les méta-analyses récentes, quand elles ne sont pas polluées par la passion, montrent une efficacité consistante de l'hydroxychloroquine dans le traitement du COVID-19, mais aussi dans sa prophylaxie. La moitié des pays du monde utilisent l'hydroxychloroquine pour le traitement du COVID-19, et la moitié des États américains le recommandent ou le rendent disponible dans le traitement du COVID-19.

Dans ces conditions, la position extrême de la France est un peu incompréhensible. Quant à notre expérience, qui est vérifiable et vérifiée par le ministère de la Santé, par l'ARS, elle montre chez les patients traités une mortalité de 0,4 %, ce qui est une des plus basses jamais vues au monde dans le traitement de cette maladie, et nous avons pu nous mettre en rapport avec les services d'hospitalisation à domicile dans les EHPAD, et mettre en évidence que le traitement évitait la moitié des morts dans cette situation.

Je n'ai ni le temps ni l'envie de détailler le nombre de collègues qui sont passés sur les plateaux de télévision pour m'insulter, ou tenter de me ridiculiser.

En réalité, je pense qu'il y a eu un véritable problème avec l'ANSM, et peut-être le ministère de la Santé. Une RTU ou une ATU aurait due être mise en place très rapidement, de manière à éviter cette situation qui est devenue invraisemblable. Ces dispositions sont destinées à être mises en place quand il n'existe pas de traitement disponible, pour tester, sous surveillance, les médicaments qui répondent à une validité scientifique et toxique raisonnable. Je joins l'ensemble des publications, publiées ou en preprint sur ce sujet que nous avons réalisées et y joins une méta-analyse[67].

Vaccins

Je n'ai pas d'opinion sur les vaccins en général pour le COVID-19. Ce que je pense, c'est qu'il est illusoire pour une maladie dont la létalité est faible, de penser que l'on pourra se dispenser de tests de sécurité extrêmement importants, incluant plusieurs centaines de milliers de personnes, et que ceci se fera en quelques semaines. L'efficacité sera extrêmement difficile à évaluer, sauf dans les groupes à haut risque, qu'il faudra identifier. Enfin, la cible des patients à risque est celle des sujets âgés. Rappelons qu'en Europe, seulement 10 % des morts avaient moins de 60 ans, et que 50 % des restants avaient plus de 85 ans. Cette tranche d'âge est la population pour laquelle le vaccin contre la grippe est très peu efficace et donc l'efficacité de la vaccination sur cette cible a une chance raisonnable d'être très peu efficace également. Concernant la vaccination générale des enfants, telle qu'elle existe pour la grippe en Angleterre et aux États-Unis, et qui correspond pour cette maladie à une véritable stratégie fonctionnelle, elle sera difficile à proposer du fait de l'absence de cas sévères chez les enfants (à la différence de la grippe).

---

67. Voir bibliographie.

Le dépistage

Pour les tests de dépistage, je pense qu'il existe une très grande confusion concernant ces tests et le rôle de l'Institut Pasteur. À notre connaissance, le test proposé par l'Institut Pasteur date de début mars, nous avons commencé à commander des réactifs PCR à partir du 13 janvier. Le 10 janvier la première séquence du génome du virus avait été rendue disponible par les Chinois, et nous avons choisi des amorces sur ce génome, sur deux gènes, notamment Spike, qui est une protéine qui est très spécifique des différentes espèces de coronavirus, et sur l'ARN polymérase, qui est un gène commun à ce groupe de virus. Le 17 janvier, l'hôpital de la Charité à Berlin a relargué un système comportant deux qPCR en Allemagne, et nous avons commandé ces amorces parallèlement aux nôtres. Le 24 janvier le premier cas a été diagnostiqué en France. Le 25 janvier nous avons fait notre premier essai de PCR avec un témoin positif synthétique. Notre demande de virus, pour réaliser un témoin positif au CNR de Lyon, n'a jamais fait l'objet de réponse. Le 31 janvier, une autre qPCR a été publiée par un groupe de Hong Kong. Le 2 février, nous avons reçu les réactifs mis au point en Allemagne, que nous avons commencé à utiliser rapidement. Le 2 mars a été diffusé par l'OMS le protocole établi par l'Institut Pasteur. Au total, nous avons 8 systèmes de qPCR avec sondes, dont deux faits à l'IHU, le système E de Berlin, deux systèmes de l'Institut Pasteur, un système chinois, un système japonais, et un système CDC, qui peuvent être testés à l'IHU, en particulier pour confirmer les formes douteuses.

Le retard de diffusion dans la population générale a été occasionné par différents éléments. Le premier était que petit à petit s'est propagée l'idée dans ce pays, pour des gens qui ne savent pas comment marche cet examen, que la PCR était quelque chose de très sophistiqué, et qu'il fallait la réserver aux laboratoires de référence qui travaillaient sur le microbe en question. En réalité, la PCR se fait sur des gènes d'acides nucléiques, et pas spécifiquement sur un microbe, donc dès que la séquence génétique est disponible, on peut commencer à préparer de quoi faire une PCR, c'est ce que nous avons fait exactement trois jours après avoir eu le relargage de la séquence après les Chinois. L'entretien de cette idée, d'une très grande spécificité, nous avait frappés lors du rapatriement des Français de Chine. Jusqu'à ce moment-là, on nous avait dit que les seuls qui pouvaient faire le diagnostic étaient les deux centres nationaux de références, l'Institut Pasteur et celui de Lyon. Dans mon laboratoire, on fait entre 150 000 et 200 000 PCR par an, donc j'ai eu des difficultés à comprendre ce que cette PCR avait de spécifique, d'autant que beaucoup des PCR que nous réalisons sont des PCR « maison ». Il est à noter d'ailleurs que pendant toute cette période, et pour ces PCR, nous avons préparé 462 000 échantillons destinés à réaliser les PCR (produits et lyophilisés à l'intérieur du laboratoire). L'entretien d'un mystère autour de la PCR a été le premier frein à sa généralisation. Rapidement nous avons été débloqués, en particulier du fait du transit par Marseille des Français rapatriés, mais lors de la réunion à l'Élysée, j'ai été le premier à dire au président de la République que la PCR était à la portée de tout le monde, et que c'est un examen banal. Ce qu'il n'avait jamais entendu. Il me l'a confirmé lorsqu'il est venu à Marseille. Il m'a dit qu'il avait été surpris, mais qu'il s'était renseigné, et il s'était rendu compte que j'avais raison.

Ce mystère autour de la PCR est un phénomène structurel qui est lié à l'existence de centres nationaux de référence qui défendent leur territoire et finissent par être convaincus qu'eux seuls sont capables de faire un examen qui est aussi banal, et qui est réalisé dans la plupart des laboratoires. Toutefois, la validation des seuils n'a été publiée que par notre laboratoire par comparaison avec la culture. Deuxièmement, lorsque la question s'est posée, et que nous avons proposé de réaliser massivement les tests, l'idée a circulé, qui m'a été répétée par mon collègue Jean-François Delfraissy, que nous n'avions pas la possibilité de faire les tests en France. Là aussi, cela était basé sur une absence de vérification des sources possibles, car l'association des vétérinaires avait proposé au conseil scientifique et à différents laboratoires de mettre à disposition de quoi faire 500 000 PCR, et nous sommes les seuls à avoir répondu, en disant que nous étions preneurs de leurs réactifs. Cela nous a bien aidés.

Une mauvaise compréhension par les autorités de ce qu'était la PCR, une mauvaise information sur les possibilités du pays, ont amené à faire un choix défaitiste de ne pas faire d'examens. Ce qui a entraîné, en cascade, toutes les erreurs que nous avons pu voir se mettre en place ensuite pour cette maladie. L'absence de test a amené à restreindre les tests à une portion extrêmement faible, au début seulement les Chinois venant de Wuhan, fébriles et toussant. Or les patients n'ont souvent pas de fièvre et ne toussent pas jusqu'à un stade très grave, et les deux premiers malades hospitalisés en France ont eu un retard de diagnostic considérable de ce fait. Par ailleurs, puisqu'on ne pouvait pas tester les gens peu symptomatiques, la position officiellement a été celle de dire : « Tant que vous ne présentez pas de signes compatibles avec une détresse respiratoire, ne venez pas à l'hôpital vous faire tester, restez à la maison avec du Doliprane. » Ce qui était une erreur très importante liée au fait qu'on ignorait la présentation de la maladie, en particulier, l'épisode « d'hypoxie heureuse », c'est-à-dire que l'essoufflement arrive parfois très tard, juste avant la détresse respiratoire, et qu'à ce stade, la mortalité devient considérable, 60 % des entrées en réanimation même à Marseille sont directes, sans soins antérieurs.

Ces choix ont été faits sans connaître la maladie, et c'est une erreur. Une erreur qui a mis du temps à être rattrapée parce que certains sont plus au moins disposés à reconnaître des erreurs stratégiques. En pratique, l'idée de laisser les gens sans consultation, à la maison, en prenant du Doliprane, de mon point de vue est une erreur, et c'est une erreur que je n'aurais pas commise ! Je continue à penser que la stratégie que nous avons mise en place, et qui se traduit pas des différences de mortalité très notables, était la meilleure, c'est-à-dire, un de tester les malades, deuxièmement de les prendre en charge, parfois en dehors même du traitement spécifique qui a été donné, le fait de les oxygéner, de surveiller leur oxygénation, rapidement de se rendre compte qu'ils avaient des troubles de la coagulation et les anticoaguler, permettaient une prise en charge qui sauve les gens ! Une étude massive réalisée par le professeur Jarlier à l'Assistante publique de Paris montre, dans les tentatives de corrélation entre les différentes politiques publiques, que celle qui apparaît être liée le plus à la mortalité dans les pays européens est le retard à la mise en place des tests de diagnostic. Je suis content que sur ce point le ministère de la Santé m'ait rejoint, et qu'actuellement il y ait une diffusion massive des tests diagnostiques.

Les processus d'évaluation par les centres nationaux de référence sont obsolètes. L'idée qu'il existe une politique sanitaire et des tests diagnostiques franco-français est d'un autre temps. Par exemple, l'idée de refaire valider les tests sérologiques par les centres nationaux de référence n'a pas un grand sens, d'autant que cela peut porter à des conflits d'intérêts, lorsqu'on développe soi-même des tests sérologiques. Par ailleurs, il n'existe pas de centre national de référence pour une maladie nouvelle ! Personne n'était plus compétent pour le COVID-19, puisque c'est une maladie qui n'existait pas, et donc on ne peut pas avoir un centre national de référence sur une maladie qui n'existe pas. C'est un contresens. Il y a donc un archaïsme associé à un contresens dans cette stratégie. Je l'ai écrit il y a vingt ans, je persiste, et je signe : il faut créer des centres polyvalents comme l'IHU en France, et il faut en faire 6 ou 7. Si cela avait été fait, cela aurait entraîné probablement une prise en charge bien meilleure, du fait de la multiplication des tests et de la prise en charge plus directe des patients.

Je n'ai pas eu, à titre personnel, de problème de collaboration du tout, ni avec les laboratoires hospitaliers, ni avec les laboratoires privés, ni avec les laboratoires départementaux. Nous avons fourni des réactifs à tous les gens qui nous le demandaient. Nous avons contrôlé les résultats positifs des gens qui nous le demandaient. La notion de concurrence au milieu d'une épidémie est une idée folle, qui n'a jamais sévi de mon point de vue à Marseille. A posteriori, je pense que tout le monde est d'accord ou devrait être d'accord sur le fait que le diagnostic des maladies infectieuses repose actuellement sur des tests de diagnostic biologique. Il se trouve que pour les infections virales dans la période aiguë, c'est la PCR qui est le diagnostic le plus simple, le plus généralisé. Il existe un débat actuel au CDC, aux États-Unis, pour savoir s'il faut tester les patients asymptomatiques ou non. Nous le faisons, et bien sûr aussi les formes peu symptomatiques. Nous pensons que cette stratégie est la meilleure, d'ailleurs nous le pensons depuis le début, et je n'ai pas changé d'avis. Je n'ai trouvé dans la littérature aucun élément qui me permette de changer d'avis. Simplement, cela demande une véritable organisation, des capacités managériales, et des instituts susceptibles de faire une chose pareille. Je pense que dans cet épisode, le modèle de l'IHU (où de ce que j'appelais il y a vingt ans les infectiopôles) a fait la preuve de sa validité et qu'il devrait se diffuser au-delà de ce qui est fait à Marseille, et bien au-delà de ma propre personne. Cela doit être mis en place, comme ont été mis en place les centres anticancéreux.

Concernant les tests sérologiques, je n'ai pas une opinion très établie, je pense que cela a un intérêt épidémiologique. Les tests sérologiques, à la différence des tests par PCR (qui présentent un problème d'interprétation et de rigueur technique) présentent le problème de détecter ou de ne pas détecter les réactions croisées en particulier avec les autres coronavirus. Un test sérologique peut ne reconnaître que le COVID circulant actuellement, avec le danger que les mutations dans la protéine reconnue, qui est souvent la protéine Spike, empêchent de le reconnaître ou de reconnaître plus généralement le virus, pour dans ce cas donner des réactions croisées avec les protéines de nucléocapsides avec les autres coronavirus. C'est ce que nous observons nous avec nos techniques de Westerblot et qui explique peut-être l'absence de réceptivité des enfants au coronavirus. J'espère avoir répondu à vos questions, je suis à votre disposition pour approfondir ces éléments.

– 4 –

UNE DEUXIÈME ÉPIDÉMIE À L'AUTOMNE

25 août 2020. Situation de l'épidémie à Marseille

— *Professeur Didier Raoult, quelle est la situation épidémiologique actuelle à Marseille ?*

À Marseille, depuis juillet on a une ré-augmentation du nombre de cas. On verra si cette augmentation continue. Jusqu'à présent, la forme observée ici est beaucoup plus bénigne que ce qu'on avait observé dans un premier temps dans ce que j'appelle le premier acte. On vient de faire une comparaison entre le premier acte, qui a duré jusque fin avril, et le deuxième acte qui aurait commencé à partir du 15 juin. Donc la moyenne d'âge est à peu près la même, un peu plus basse actuellement, au début on avait l'impression que cela touchait beaucoup plus de jeunes, au final c'est une population à peu près comparable. Il y a une population de plus de 65 ans qui est comparable, de 10 % actuellement alors qu'elle était de 12 %. Il y a un peu plus d'hommes pour des raisons que je ne m'explique pas. Il y a moins d'hospitalisations, 11 % contre 18 %. La moyenne d'âge des hospitalisés est la même. La mortalité, pour l'instant, est beaucoup plus basse, 10 fois plus basse que ce qu'on observait avant. Les signes d'anosmie, de non-perception des odeurs, sont les mêmes, donc sont comparables. Ce qu'on voit aussi dans les marqueurs biologiques, c'est que les signes qui étaient associés avec la gravité, en particulier les troubles de la coagulation, sont beaucoup plus rares dans l'épisode actuel que ce qu'ils étaient dans l'épisode précédent, pour l'instant. Donc on a une situation dans laquelle il y a effectivement un nombre de cas autochtones marseillais qui augmente, mais pour l'instant on reste avec une mortalité plus faible et une gravité plus faible.

Pour l'instant, chez les patients qui ont été inclus, traités plus de trois jours, la mortalité est très basse : 0 sur 103, ce qui fait que sur l'ensemble des patients qui ont reçu notre traitement il y a eu, sur un peu plus de 4 000 personnes, 18 morts, soit 0,45 %. Cela fait que dans l'ensemble de la maladie, pour ceux qui ont pu être pris en charge et traités ici, la mortalité est très basse, plus basse que celle des autres infections respiratoires qu'on a diagnostiquées au CHU les autres années.

– *Concernant l'hydroxychloroquine, quelles sont les dernières données que vous avez à présenter ?*

Sur l'hydroxychloroquine, à un moment, il va falloir inventer deux mots différents : l'un pour le médicament, qui est quelque chose qu'on prescrit, qui a été prescrit à 2 milliards de personnes, *le Lancet* a fini par accepter le papier qui montre que 930 000 personnes qui ont reçu de l'hydroxychloroquine pour une maladie inflammatoire n'ont pas plus de mortalité cardiaque que les gens qui prennent d'autres traitements. Il vient de sortir un papier belge sur une série de 1 500 personnes où l'on montre qu'il y a une diminution très significative de la mortalité si on donne de l'hydroxychloroquine, et nous on a des taux de mortalité très faibles chez les gens qui ont été traités, de 0,45 %, c'est presque rien. Donc ça c'est le médicament.

D'autre part, il y a le fantasme, c'est-à-dire qu'il y a des gens qui sont prêts à écrire, à publier et à soutenir que l'hydroxychloroquine est un poison mortel alors que des milliards de gens ont reçu ce traitement sans problème. On voit bien qu'il y a une déconnexion complète à propos de laquelle je discutais avec un philosophe épistémologiste intelligent. C'est devenu un « hyper-objet », la chloroquine, m'a-t-il dit. Quelque chose qui n'existe plus. Ça n'a plus rien à voir avec la réalité, donc c'est très difficile de faire revenir les gens dans la réalité, ils sont tellement affolés. Tout ça a été un peu ridicule, je suis même étonné de voir jusqu'à quel point les gens admettent que l'on ait pu publier des choses dans l'urgence et sous l'effet de la passion qui sont tellement déconnectées de la réalité.

Ce n'est pas si étonnant, en fait, car les journaux qui étaient des références scientifiques sont devenus maintenant pour grande partie des journaux d'opinion. On assiste à un mouvement qui est très intéressant, c'est que ce sont les opinions qui précèdent les données scientifiques, les données scientifiques sont choisies en fonction des opinions et ça n'est plus l'opinion qui se fait à partir des données, c'est l'inverse. Et donc on est devant un problème d'éloignement de plus en plus grand entre la réalité observable et ce qui est décrit qui n'a plus rien à voir. C'est un exemple absolument extrême. C'est comme si demain on disait que l'aspirine est un poison mortel qu'on ne peut plus donner. Il y a quelque chose qui se passe maintenant, qui avait été vu par des gens qui ont une approche visionnaire du monde : il n'y a plus une distance entre la réalité observée et la réalité véhiculée, c'est qu'il n'y plus rien de commun entre ce que les gens disent de l'hydroxychloroquine, ce qu'ils continuent à dire et ce qu'est réellement un médicament banal qui a été utilisé, qui ne tue personne et qui donne des complications rétiniennes quand on en prend pendant un an. Donc ce n'est pas la même réalité, c'est un fantasme avec un hyper-objet qui n'a plus de réalité. C'est très intéressant de voir ça, on se demande quand est-ce que tout le monde va revenir sur terre en disant que ce n'est pas possible. D'ailleurs les Africains se fichent de nous, car ils ont tous mangé de la chloroquine depuis qu'ils sont petits. Quand on leur explique qu'ils auraient dû mourir dans 10 % des cas, ça les laisse pantois.

Donc on ne sait pas quand cette histoire de chloroquine va s'arrêter, j'espère que ça va bientôt s'arrêter parce que globalement, quand on donne ça dans les EHPAD ici, il y a moitié moins de morts. Ce serait bien qu'on fasse pareil ailleurs, car s'il y a d'autres cas qui surviennent dans les EHPAD, ce serait bien de soigner les gens avec ce qu'on a de disponible.

1er SEPTEMBRE 2020. MÉTA-ANALYSE : UN VRAI TOUR DE CARTES

— *Professeur Didier Raoult, pouvez-vous décrire l'évolution de l'épidémie depuis cette semaine ?*

Incontestablement, le nombre de cas à tester et le nombre de cas détectés, de cas nouveaux, augmentent. Ça a d'ailleurs posé un problème d'organisation, je m'en excuse auprès des gens qui sont venus se faire tester. Au mois d'août, doubler ou tripler le nombre de gens à tester a entraîné une organisation difficile à cause de personnels manquants. Je suis désolé que les attentes pour se faire tester aient été si longues. Ensuite, le délai de rendu des résultats, en moyenne, est d'une dizaine d'heures pour les gens qui viennent de l'extérieur, et d'un peu moins de trois heures pour les urgences. Donc une fois qu'on a réussi à se faire prélever, le délai est raisonnable. Tout le problème, c'est l'organisation avant : quand il y a plusieurs centaines de personnes qui arrivent il faut changer les méthodes d'organisation. C'est ce qu'on a fait, je pense que ça marche mieux depuis quelques jours grâce à l'aide de notre partenaire et grâce à l'Assistance publique qui nous a mis à disposition du personnel. On a ouvert des plages horaires et je pense qu'on arrive à faire les choses raisonnablement.

Il faut faire attention, car en même temps on a beaucoup de PCR à contrôler, qui sont positives, en dehors. Il faut faire attention, tout le monde n'a pas les mêmes critères, nous on a entre 30 et 40 % de PCR positives qui viennent se faire contrôler, et qui sont négatives en réalité. On le signale aux autorités, pour qu'elles ne soient pas comptées comme de nouveaux cas. Ce n'est pas la peine de faire de faux positifs. Il serait intéressant qu'il y ait une harmonisation des résultats, car il y a des résultats qui sont de faux positifs, car à cette dilution-là il n'y a plus de séquences virales. Donc ce sont des erreurs, il faut mettre ça en place. C'est un problème d'erreurs qui est à régler.

À côté de ça, le nombre de décès, chez nous, n'augmente pas. On estime que cette période a commencé aux alentours du 15 juin, on l'appelle deuxième acte. Il y a eu 2 953 personnes positives, dont 9 sont mortes ici ou ailleurs, avec 0,3 % de mortalité ; ce qui fait une mortalité très faible.

Parmi les gens qui ont été traités par hydroxychloroquine et azithromycine pendant plus de trois jours, il y a eu 1 mort, ce qui fait 0,06 %. C'est ce que traduisent aussi les statistiques nationales, où la mortalité n'a pas augmenté d'une manière significative, au contraire elle a diminué. Pour l'instant on ne voit pas du tout de remontée de la mortalité, peut-être que ça arrivera, l'avenir est imprévisible.

Quant au nombre de morts, on a fait l'analyse de tous les patients hospitalisés, on a eu à peu près 1 000 patients hospitalisés, un peu moins. Il y a eu 55 décès, je vous l'ai dit auparavant, avec une moyenne d'âge des décès de 81 ans. C'est une maladie des sujets très âgés. Il n'y a eu qu'une personne qui soit morte à moins de 60 ans, elle avait 59 ans. Tous les autres avaient plus. Il y avait 60 % de gens qui avaient plus de 80 ans. C'est une maladie des sujets âgés. Malheureusement, les sujets de cet âge sont très fragiles, si en plus ils sont obèses ou diabétiques il y a une mortalité très importante mais qui est celle de toutes les infections respiratoires, tous les ans. Je ne suis donc pas sûr que ça changera beaucoup à la fin de l'année.

Sur l'ensemble de ce que nous avons eu, au total on a eu 7 500 personnes positives qui sont passées par l'IHU, dont 171 sont mortes dans l'Assistance publique ou ailleurs. On a traité 4 756 personnes, dont 19 sont mortes, par hydroxychloroquine et azithromycine. Se pose la question, compte tenu du fait qu'il y a peu, ici, de sujets jeunes (il y a des endroits dans lesquels il y a une mortalité plus importe des sujets jeunes), de savoir s'il faut continuer à donner hydroxychloroquine et azithromycine. La réflexion qu'on a, c'est qu'il apparaît de plus en plus, dans cette maladie, qu'il y a des auto-anticorps, c'est-à-dire que les gens sécrètent des anticorps contre eux-mêmes. Parmi ceux-là, il y a des anticorps qu'on trouve dans le lupus, les lupus anticoagulants, qui donnent des coagulations anormales qui risquent de donner des embolies pulmonaires. Le traitement de ça c'est l'hydroxychloroquine, le Plaquenil, c'est pour ça qu'on le prescrivait avant le COVID. Comme on trouve ça dans un nombre significatif de cas dans la période actuelle, pour nous il n'est pas question d'arrêter. D'autant qu'est sorti très récemment un travail dans un des meilleurs journaux de cancérologie, qui montre une baisse de mortalité de 60 % si on donne de l'hydroxychloroquine aux gens qui ont un cancer et un COVID, par rapport aux gens qui n'ont pas l'hydroxychloroquine. Il n'est donc pas raisonnable de s'arrêter.

– Comment expliquez-vous de telles discordances entre les résultats trouvés par les méta-analyses réalisées par différents chercheurs en Europe ?

Je vais faire une expérience avec Céline, qui d'habitude est derrière la caméra. Je vais lui faire faire un tour de cartes pour vous expliquer comment on peut manipuler l'opinion.
« Est-ce que tu préfères les rouges ou les noirs ? Les rouges. Restent les noirs. Dans les noirs tu préfères les trèfles ou les piques ? Les trèfles. Restent les piques. Dans les trèfles tu préfères les grands ou les petits ? Les petits. Restent les grands. Dans les grands tu préfères as-roi-dame, ou valet-10-9 ? As-roi-dame. Dans As-roi-dame tu préfères le roi ou la dame ? La dame. Il nous reste le roi de trèfle. (Montre cette carte.) »
Donc c'est pas compliqué. La plupart des gens ne sont pas lucides sur le fait que je choisis toujours ce

que je veux. Donc je peux manipuler les données et je vais vous le montrer. Quand on regarde les méta-analyses, eh bien vous avez une méta-analyse dans laquelle il y a toutes les données de la littérature qui ont été rapportées, utilisant ou comparant l'hydroxychloroquine à pas de traitement. Ensuite, dans toutes ces données-là, vous avez cette étude récente qui a été faite par des jeunes qui sont pleins de jus, c'est intéressant à voir, c'est des jeunes, j'étais comme ça aussi, ils veulent démontrer le contraire de ce que disent les gens qui dominent les champs. Et donc, ils sélectionnent, et comme j'ai fait des études qui les intéressent, ils arrivent à dire qu'il y a une différence en faveur de l'hydroxychloroquine mais qu'elle n'est pas significative. Vous voyez, nous, au contraire, on a tout pris, mais il y a des études qu'on a éliminées parce qu'on considérait qu'elles ne répondaient pas aux bases, non pas méthodologiques mais médicales. Quand on fait, et on fait une revue là-dessus, comment on évalue une étude, nous on évalue une étude sur des critères médicaux. On ne va pas inclure des patients dont on n'a pas fait le diagnostic. Ça veut dire qu'on élimine l'étude anglaise dans laquelle il y a 10 % de COVID négatif. On ne peut pas l'utiliser. Dans une grande étude, Skipper et al., dans la plupart des cas il n'y a pas de diagnostic. Ils disent : « Je crois que c'est un COVID. » Pour nous, côté médical, on ne peut pas utiliser ça. S'il y a un traitement mais qu'on ne sait pas si on l'a donné un jour, dix jours, trois jours, et qu'on ne connaît pas la dose, on ne peut pas utiliser ça.

Après, les méthodologistes ont leur opinion sur la manière dont on analyse les données, mais il y a deux aspects. Nous on est attachés au fait qu'on parle de médecine, ou pas. Et si on ne parle pas de médecine dans un article, on ne veut pas le lire. Et les gens disent : « L'étude est mal faite sur le plan médical, mais elle est bien faite sur le plan méthodologique. » Mais moi la méthodologie ça m'est égal, je veux savoir si on soigne les gens ou pas. Donc on arrive à deux points de vue complètement différents. J'aurais pu choisir comme carte le 2 de cœur et je serais arrivé au 2 de cœur. Eux c'est le 2 de cœur, moi c'est le roi de trèfle, j'ai choisi et je suis arrivé au roi de trèfle car les critères de choix que j'ai eus sont faits au fur et à mesure. Il faut donc faire attention, l'information se manipule partout, y compris dans la science. Il faut faire attention, entre les différentes études, à voir quels sont les critères que les gens ont utilisés pour sélectionner ou ne pas sélectionner une étude. Ensuite, le raffinement méthodologique, je reconnais que je ne suis jamais très confiant dans les raffinements mathématiques. Je crois, comme mon maître Husserl, que les méthodes mathématiques sont là pour habiller les idées. Je ne changerai pas d'opinion.

8 septembre 2020. Qui meurt du COVID ?

— *Professeur Didier Raoult, vous avez diagnostiqué un grand nombre de cas ces dernières semaines à Marseille. Avez-vous constaté des évolutions concernant le génome du virus qui circule actuellement ?*

Globalement, le virus qui circule actuellement a un certain nombre de spécificités. Pour l'instant, la mortalité qu'on observe est plus basse que ce qu'on avait observé pendant la première partie. Pendant la première partie, on avait une mortalité de 2,1 %

chez les patients hospitalisés à l'AP-HM. Là, on en a 0,5 %. Peut-être que les choses évolueront. On ne peut pas raconter des histoires quand on parle de chiffres qu'on est obligés de rapporter à l'ARS ou que l'Assistance publique est obligée de rapporter à l'ARS. On ne peut pas inventer de chiffres. Les chiffres sont terribles, ils existent, c'est la seule chose qui m'intéresse. Ici vous avez ce chiffrage qui est fait par Santé Publique France. D'ailleurs, on a la chance d'avoir maintenant les données disponibles pour pouvoir travailler. Vous voyez la mortalité, telle qu'elle était il y a deux semaines. Peut-être qu'elle va monter de manière significative dans les jours à venir, c'est possible.

Pour l'instant, ce qu'on a vu si on regarde tout ce qu'il s'est passé depuis le début de l'année à Marseille et Paris, qui sont deux villes dans lesquelles la maladie a été épidémique, vous voyez que la mortalité à Marseille à côté de celle de l'année 2018 ou de l'année 2019 n'a pas été significativement plus élevée dans tout le courant de l'année. Il n'y a pas eu plus de morts à Marseille en 2020 pour l'instant qu'en 2018. Peut-être que c'est un drame qui s'est passé, mais pas ici. Ce n'est pas partout pareil, à Paris il y a visiblement eu plus de morts. Donc il faut raison garder, pour l'instant il faut s'occuper des gens, il faut les soigner, et bien entendu il y a des morts mais comme vous voyez ici dans toute cette représentation, qui sont tous les morts qu'il y a eu à Marseille et à l'Assistance publique, vous les voyez par tranche d'âge. En réalité, une malheureuse de 28 ans est morte avec le COVID et pas à cause du COVID, et vous voyez les morts que nous avons eus à l'IHU, qui sont en rouge, vous voyez que nous avons une personne qui est morte à moins de 60 ans, en tout. Le reste c'est l'Assistance publique hors de l'IHU. Ici, c'est la même courbe, la différence étant ceux qui ont eu trois jours de traitement, donc qu'on peut évaluer, qui sont en rouge, et vous voyez la distribution des âges.

Les gens qui sont morts avaient une espérance de vie très courte, et encore on ne met pas dedans les pathologies associées. Dans les quelques personnes qui viennent de mourir dans l'épidémie actuelle, il y en a au moins trois qui avaient des cancers métastasés en phase terminale. Il y avaient des sujets âgés, diabétiques. Et donc, encore une fois c'est bien, il faut s'occuper des choses quand elles sont là. Moi je me demande, si on avait testé l'année dernière ou l'année d'avant la fréquence des rhinovirus dans les gens qui rentraient en réanimation ou qui sont morts avec des espérances de vie si courtes, si on n'aurait pas eu des taux aussi élevés. Car les rhinovirus étaient associés à 2 % des mortalités l'année dernière. Ça ne veut pas dire que c'était le rhinovirus qui les tuait. Donc comme d'habitude il ne faut pas s'affoler, il faut gérer les choses et soigner les malades. Nous, c'est ce que nous faisons.

Sur les séquences du virus, c'est très intéressant. Les séquences que nous avons, qui circulent actuellement, montrent qu'il y a 7 virus avec des mutations différentes. Aucun de ces virus ne circulait avant mai. De ces 7 virus, il n'y a que deux séquences qui ont été décrites une fois dans le monde, donc ils sont vraiment complètement nouveaux. Le premier est arrivé en bateau, on l'appelle le Marseille 1. Il a donné une épidémie qui a dû toucher à peu près 80 personnes et il a disparu. Ces virus ont quelque chose en commun, ils ont des mutations que l'on voit dans les génomes qui se dégradent, c'est-à-dire des mutations d'une base que l'on voit quand les génomes ne sont plus réparés. Donc il y a une augmentation considérable de la variabilité du virus, actuellement. Elle est beaucoup plus variable, dix fois plus variable maintenant que ce que nous avions dans les génomes d'avant mai. Ce phénomène a commencé à se voir fin mai, l'équipe est en train de l'écrire. Et donc il y a là quelque chose de très intéressant qui se passe, qui montre une évolution différente de ce virus qui mute plus mais avec apparemment une dégradation qui explique peut-être, si les choses continuent comme ça, une sévérité différente d'un virus à l'autre.

Enfin, il vient de sortir quelque chose qui répondra peut-être aux inquiétudes concernant le phénomène étrange de ce virus. Une équipe est en train de mettre en évidence que ce virus a été parasité par un petit bout de gène – ce qu'on appelle les éléments mobiles, que nous avons décrits chez les virus. Nous avons été les premiers à les décrire chez les virus. Ça s'appelle les transpovirons. Ils viennent de virus d'insectes et sont venus se mettre sur ce virus. Donc ce n'est probablement pas du tout une manipulation volontaire. La nature fait beaucoup plus de manipulations que les hommes, elle a une imagination terrible, la nature ! Et donc ce transfert latéral de gène vers des tout petits virus est quelque chose qui n'était pas décrit clairement. Et donc on retrouve ce petit bout de gène qui se balade et qui parasite les virus dans la nature, dans plusieurs virus. C'est un nouveau phénomène biologique que l'on observe, qui existe probablement depuis des centaines de millions d'années. L'évolution ne se fait pas du tout de manière darwinienne, de petite mutation en petite mutation, mais avec des sauts de morceaux génétiques de l'un à l'autre.

— Qu'y a-t-il de particulier concernant les analyses de biologie médicale que vous effectuez sur les patients hospitalisés ?

Didier Raoult : Laurence Camoin[68] est professeure d'hématologie, spécialisée dans les troubles de la coagulation. Elle va vous dire ce qu'elle trouve actuellement.

Laurence Camoin : Merci. Ce virus est associé, on le sait depuis le début, à des troubles de l'hémostase avec des modifications des paramètres de la coagulation et des manifestations cliniques sévères avec des embolies pulmonaires et des événements thrombotiques. Parmi les nombreuses anomalies qui ont été identifiées, on a décrit pendant la phase aiguë, notamment chez les patients en réanimation, la présence à un taux élevé de patients avec des lupus anticoagulants circulant. Ces anomalies exposent à un risque thrombotique, mais actuellement on ignore le rôle de ces anomalies dans la survenue des complications thrombotiques. Très récemment, on s'est intéressé aux patients qui ont développé un COVID durant la période estivale, du mois de juin au mois d'août. On a décrit une prévalence de ces anomalies à la hauteur de 60 % chez les patients hospitalisés, ce qui correspond à ce qui avait été précédemment décrit. De manière très intéressante, 25 % de ces patients avaient été gérés en ambulatoire, non hospitalisés. Le rôle de ces anticorps reste encore à démontrer, mais c'est un point d'appel qui pourrait peut-être participer aux événements thrombotiques observés.

---

68. Professeur d'hématologie à l'AP-HM.

— Qu'est-ce que cela change concernant le traitement des patients ?

Laurence Camoin : On a des travaux qui ont démontré que l'hydroxychloroquine avait un intérêt chez les patients porteurs de ces anomalies biologiques, avec notamment une diminution du taux de ces anticorps chez les patients et dans certains travaux une diminution du risque d'événements thrombotiques. Ces données cliniques sont d'ailleurs confirmées par des modèles in vitro et des modèles animaux.

Didier Raoult : En pratique, c'est un élément de plus qui n'est pas étonnant, car si on donne de l'hydroxychloroquine aux gens qui ont un lupus, et que ce qui pose problème ce sont les lupus anticoagulants, ce n'est pas tellement étrange. Ce sont les anticorps qu'on appelle antiphospholipides qui sont en cause. Ce sont des auto-anticorps, c'est de l'auto-immunité. Le Plaquenil a été un des tous premiers traitements de l'auto-immunité avec la corticothérapie. Si les deux traitements sur lesquels les gens qui n'ont pas d'excitation symbolique sont d'accord, c'est que la cortisone joue un rôle à un moment, et que l'hydroxychloroquine joue un rôle à un moment. Ça c'est probablement du fait des réactions auto-immunes entraînées par cette maladie.

Ce qui amène à réfléchir, et je voudrais bien qu'on sorte des querelles symboliques un peu étonnantes pour revenir au fait que la moitié du monde recommande l'hydroxychloroquine dans le traitement du COVID. Aux États-Unis, un État sur deux recommande l'utilisation de l'hydroxychloroquine. Il y a une revue très bien faite qui vient de sortir dans l'*American Journal of Medicine*, un des quatre ou cinq meilleurs journaux de médecine aux États-Unis, qui recommande l'hydroxychloroquine. Il faut arrêter de penser que c'est une lubie qui m'est propre. C'est un médicament qui a toutes les raisons d'être prescrit. Il est totalement anodin en dépit des folies qui ont pu atteindre et culminer avec le Lancet Gate. Il a été prescrit chez deux milliards de personnes. Il est utilisé dans des indications chez des patients qui ont des anticorps antiphospholipides depuis très longtemps. On sait que les gens qui ont des maladies inflammatoires et qui prennent du Plaquenil sont plus protégés du COVID que les gens qui ont un autre traitement. On sait que ça vous protège aussi. Enfin, les données se sont accumulées, il y a 90 publications qui ont été faites ou qui sont en preprint sur l'hydroxychloroquine. L'immense majorité montre un avantage de l'hydroxychloroquine. Il est temps de laisser le médecin prendre ses responsabilités de faire ce qu'il doit, et compte tenu de l'ensemble des données, il n'y a pas une personne unique ou un comité unique à Paris qui peut décider qu'il a raison devant la moitié du monde. Il faut laisser les médecins faire leur choix, c'est ce que je pense et que je continuerai à penser.

15 septembre 2020. Dépistage du COVID-19 : faux positifs, faux négatifs, comment harmoniser ?

— *Professeur Didier Raoult, quelles sont les dernières données de mortalité dont vous disposez ?*

Sur le COVID-19, de manière concomitante à l'augmentation du nombre de cas, on a une augmentation très modeste du nombre de morts qui correspond à des gens qui sont soit des gens très âgés, soit des gens qui ont des maladies très invalidantes. Donc la perte d'espérance de vie, quand on a 85 ans ou 90 ans, est très faible, même si c'est mieux de pouvoir soigner. Quand on analyse ça – et ce n'est pas nous qui l'avons analysé, c'est une équipe de l'INED, l'Institut national des études démographiques, sur les statistiques de l'INSEE –, cela permet d'évaluer la baisse d'espérance de vie qu'on calcule à partir de l'espérance de vie de l'année précédente, 84 ans pour les femmes et 79 ans pour les hommes.

Compte tenu de ce qu'il s'est passé chaque année, ça diminue ou ça augmente. Ce qui est pour l'instant lisible pour 2020, c'est qu'il y aurait une diminution de l'espérance de vie de 0,2 an pour les hommes et pour les femmes de 0,1 an. C'est quelque chose qui est très faible, qui est de l'ordre de ce qu'on a vu au cours des dernières années, pour les hommes il y a eu une baisse comparable en 2015, et pour les femmes des baisses au moins aussi importantes en 2008, 2012 et 2015. Donc il ne s'est pas passé un phénomène qui a bouleversé la démographie française, parce que les gens qui sont décédés dans la plupart des cas, et en particulier dans les endroits où on a fait une prise en charge fonctionnelle, étaient âgés.

D'ailleurs il y a deux modèles quasiment expérimentaux de la mortalité, les deux bateaux qu'on a laissés en quarantaine, le bateau qui a été mis en quarantaine au Japon, un bateau de croisière où il y avait beaucoup de sujets âgés et où il y a eu une mortalité de 2 % chez les sujets âgés sans qu'il y ait de prise en charge qui soit vraiment très spécifique, et puis le *Charles-de-Gaulle* dans lequel, sur 1 700 personnes,

1 200 ont attrapé la maladie, une vingtaine ont fait une forme grave, et il y a eu 0 mort. Ce sont des gens qui avaient moins de 60 ans, qui étaient en bonne santé physique, mais ça veut dire que dans ces conditions-là, à condition qu'on détecte les gens et qu'on les soigne, il y a 0 mort. Il n'est pas en train de nous arriver une guerre nucléaire. Il faut prendre les choses comme elles sont et comme d'habitude il faut faire le diagnostic des gens, les traiter, et nous à Marseille on est relativement plus chanceux encore puisque notre excès de mortalité par rapport à 2018 ou 2019 est quasiment négligeable.

On verra bien quand on aura ramené ça en plus avec l'âge, puisque bien entendu on finit par mourir, les circonstances qui font qu'on meurt sont toujours des circonstances supplémentaires qu'on ne peut pas supporter à partir d'un certain âge ou à partir d'un certain état de pathologie, cancer métastasé, diabète mal équilibré, tout ça représente des pathologies qui souvent font qu'on meurt à l'occasion d'une infection ou d'un accident intercurrent ou d'une fracture. Tout ça c'est la vie, à la fin on meurt tous. Il faut essayer de gagner le maximum mais bien entendu ça n'est pas toujours simple. Globalement, on voit que par exemple, en 2020, par rapport à 2018, il y a eu un excès de mortalité de 4,1 % en France. Encore une fois il faudra qu'on rattache ça à l'âge. En revanche, bien sûr il faut aller regarder très spécifiquement la surmortalité dans les EHPAD et puis il y a incontestablement une surmortalité à Paris. Il faudra se poser une question sur la gestion. Il y a deux endroits dans lesquels il y a eu des problèmes de gestion : à Paris, en région parisienne et dans le Grand Est. Il y a de vrais problèmes de surmortalité sur ces deux zones. Il faudra bien explorer et comprendre ce qu'il s'est passé. Cela justifie certainement une réflexion approfondie.

— Lorsqu'un biologiste interprète un test PCR, il définit un seuil à partir duquel il considère qu'un test est positif. Pouvez-vous nous décrire le seuil que vous avez adopté à l'IHU, et expliquer pourquoi les seuils peuvent varier. Est-il normal que les seuils varient selon les laboratoires ?

On a été les seuls à avoir mis 5 000 prélèvements en culture pour pouvoir trouver les virus. On a isolé 2 300 souches. On a publié il y a deux mois et demi la relation culture et PCR. Donc on a mis en évidence que jusqu'à une PCR à 35, il y a toujours des virus vivants. À partir de 35, il n'y a plus de virus vivants. Donc on a fixé 35 comme étant le seuil de détection, ce qui correspond, si on prend des témoins qu'on dilue plusieurs fois, à entre 1 et 10 copies dans le prélèvement qu'on teste. Quand on trouve en dessous de ça, en réalité il n'y plus rien. Quand vous avez des CT plus élevés, vous avez un problème. Nous, ça fait longtemps qu'on a vu des résultats rendus avec des CT à 42, c'est des faux positifs. C'est une contamination. Nous on voit bien, quand on recontrôle les résultats, il y a jusqu'à 44 % de faux positifs. Donc il faut faire attention.

Et à l'inverse, c'est pour ça que la communication est compliquée, certains disent 25. Mais 25 ce n'est pas vrai, à 25 c'est bourré de virus, il y a au moins 10 000 virus par prélèvement quand on est à 25. Nous à 25 on les cultive tous. Donc il faut faire attention. Nous on a des données qui sont disponibles pour le monde entier, c'est publié depuis longtemps. Ça fait longtemps qu'on dit qu'il y a des seuils à partir desquels ça n'a plus de signification, mais il ne faut pas non plus tomber trop bas en disant 25. C'est sûr que vont arriver les tests de détection antigénique, et si on met le seuil à 25 les tests antigéniques auront une bonne sensibilité, mais ce n'est pas vrai. Généralement il y a au moins 4 dilutions de diagnostic de la PCR par rapport aux tests immuno-chromatographiques, c'est ce qu'on connaît dans toutes les maladies, y compris la grippe.

Donc il faut faire attention, il ne faut pas baisser artificiellement le seuil parce qu'il y a encore du virus vivant. La question, c'est : Est-ce que les gens ont du virus vivant ou non ? Nous on s'est servis de ça pour savoir si on pouvait sortir les gens dans des unités qui ne sont pas spécialisées. La deuxième chose, c'est qu'il ne faut pas donner des résultats qui racontent aux gens qu'ils ont une maladie qu'ils n'ont pas. Il y a ces deux bornes à respecter, nous on a fait ce travail depuis longtemps, on l'a publié, il est disponible, il n'y a qu'à s'en servir. Et si des gens veulent le contrôler, qu'ils aient un niveau comparable au nôtre, pas 20 ou 30 prélèvements mais des centaines de prélèvements, et là on arrive à fixer les choses.

— *Est-ce que vous pouvez présenter les grands chiffres du travail de l'IHU, mis à jour à cette date ?*

Nous avons testé, en tout, 220 000 prélèvements, pour 100 000 personnes. Il y a eu 57 000 personnes qui sont venues se faire dépister dans l'IHU même, ce qui pose des problèmes d'organisation des flux. On gère cela au quotidien, c'est compliqué mais ça se gère. On a eu 8 000 diagnostics qui ont été réalisés ici. La plupart de ces personnes ont été suivies ici. Les données qu'on a montrent qu'on a une expérience qui est, je crois, unique dans ce pays. Pour ce qui est de l'hydroxychloroquine, on a déjà fait 2 600 dosages, 1 500 dosages d'azithromycine, il n'y a pas d'équivalent dans la littérature d'un nombre de tests réalisés comme ça. Le travail qu'on a présenté sur 3 700 personnes, ça correspond à entre 800 000 et 1 million de données. On a eu besoin de 150 personnes pour travailler là-dessus. Donc le nombre de données qu'on a est absolument considérable. On devrait être une source d'inspiration dans ce pays de manière absolue, car personne n'a une telle quantité de données comparé à ce que nous avons fait et que nous n'avons pas cessé de faire. Nos taux de mortalité sont parmi les plus bas du monde, cela n'est pas négligeable comme activité.

22 SEPTEMBRE 2020. ÉVOLUTION DE L'ÉPIDÉMIE

— Professeur Didier Raoult, quels sont les derniers constats que vous pouvez faire sur cette épidémie de COVID-19 en France, dans le monde et à Marseille ?

Moi, les données que je donne ne sont que des données officielles. Je ne les interprète pas, ce qui fait une différence avec les échos que vous pouvez entendre. Je ne manie ni la peur ni les idéologies. Il n'y a que les faits qui m'intéressent. Je conseille à ceux d'entre vous qui veulent avoir accès aux données de regarder les communications que fait le professeur Toussaint, qui tire ses données de deux grands centres de collecte, un qui s'appelle Euromomo et l'autre qui est John Hopkins aux États-Unis. Dans ce qui se passe actuellement, ce qui est très intéressant, c'est qu'en Europe, il y a un phénomène particulier qui est l'augmentation du nombre de cas diagnostiqués sans augmentation du tout de la mort. Il y a une discordance, dont j'avais parlé assez tôt, que l'on observe partout en Europe. L'épidémie actuelle n'a rien à voir avec l'épidémie qu'on a vue en mars-avril. C'est une autre maladie. On va essayer de comprendre pourquoi.

Si on regarde ces données, sur ces huit analyses par continent, en Afrique le taux de mortalité est incroyablement bas et reste bas. Les gens donnent beaucoup d'explications pour ne pas regarder la réalité. En réalité, en Afrique, tout le monde prend des antipaludéens et la plupart des antipaludéens, que ce soient la quinine, la primaquine, l'artémisine, la chloroquine, l'hydroxychloroquine, ont une activité contre le virus. Ils sont recommandés, donc globalement tout le monde en prend. En pratique, il est vraisemblable que l'Afrique ait été protégée de la gravité de la maladie parce que c'est prescrit très largement. Il faut là aussi remettre les choses en perspective, ce n'est pas moi qui dis qu'il faut mettre de la chloroquine contre le reste du monde, c'est le reste du monde contre l'Europe. 4,8 milliards de personnes vivent dans des pays dans lesquels on recommande ou on accepte d'en distribuer à ceux qui le souhaitent. Ce sont plutôt les autres qui sont une exception.

L'autre chose intéressante, et qu'on ne voit qu'en Amérique du Sud et centrale, en Amérique du Nord et en Asie en dehors de la Chine, c'est qu'il existe un pic maintenant qui correspond à notre fin d'hiver-début de printemps, soit mars-avril, qui se situe maintenant avec une courbe épidémique qui ressemble dans l'hémisphère austral à ce que nous avons vécu, nous, dans l'hémisphère Nord, mais bien entendu avec six mois de décalage puisque les saisons sont inversées. On a l'impression, quand même, qu'il y a une affectation saisonnière sur la première partie de l'épidémie que l'on retrouve dans l'hémisphère austral. Et puis, il y a les pays qui sont à cheval, dont l'Asie, dont une partie de l'Asie hors Chine et puis l'Amérique du Nord, qui comporte une région subtropicale qui est atteinte. Ce qui était intéressant, d'ailleurs, c'est de voir, ça aussi c'est factuel, comment la mortalité est tellement plus importante dans l'Amérique subtropicale, dans la Floride, qu'à Cuba, en face, avec des moyens 10 fois moins importants mais davantage de médecins et de l'hydroxychloroquine. Il y a, à la base, une différence de mortalité, et une différence de mortalité remarquable durant cet épisode, qui doit amener à réfléchir.

Ce qu'il se passe ici à Marseille, c'est complexe quand on parle de cas détectés parce que l'on a une attraction importante des malades ici, puisque nous testons plus que les autres. On fait 3 000 tests par jour actuellement, et pas que pour des gens de Marseille. On peut voir sur ce tableau qu'il y a deux situations différentes, entre le premier acte et le deuxième acte. Ça ce sont des données qui sont transmises par l'ARS, je n'invente rien du tout, c'est vérifiable tous les jours, ce sont juste des données et pas des interprétations. Pendant la première partie de ce que nous avons vu ici et dans l'Assistance publique, on a testé 57 000 personnes, on a eu 6 900 cas positifs, 9 %, avec 1 600 hospitalisations, soit 23,7 %, 288 en réanimation et 162 morts. Si vous regardez la deuxième vague, on a testé 59 000 personnes, on a pratiquement le même pourcentage de positifs, 5 000. En revanche, on n'a que 269 hospitalisations, 78 réanimations et 37 morts. C'est une très grosse différence. Donc on le voit, ce n'est pas la même maladie qui circule. Nous on a la même chose au niveau de l'IHU, on travaille toujours de la même manière, avec une mortalité qui est passée de 0,6 à 0,4 %. Donc il y a quelque chose qui est différent entre ces deux axes de la maladie, si l'on peut qualifier ça de même maladie. En tout cas, les choses sont différentes, et elles sont différentes ici comme elles sont différentes dans toute l'Europe.

— Est-ce que vous pensez que ça pourrait avoir quelque chose à voir avec les souches qui pourraient être différentes sur le plan génétique ?

J'entends beaucoup de choses qui ne sont pas inintéressantes. Nous, à Marseille, on a une cinétique exactement de même nature. Là vous avez le nombre de prélèvements, le nombre de nouvelles personnes positives et ensuite on regarde le nombre de personnes hospitalisées, on voit que ce n'est pas du tout le même ratio que ce que nous avions lors de la première épidémie. De la même manière, le nombre de personnes positives admises en réanimation. Ça, c'est les gens domiciliés à Marseille. Encore une fois, il y a un biais c'est qu'il y a des gens qui ne sont pas de Marseille qui viennent se faire prélever ici. On a dû tester à peu près 10 % de la population marseillaise, probablement 80 000 personnes domiciliées à Marseille. On commence à avoir une idée épidémiologique. Ça ce n'est pas le nombre de morts, bien entendu c'est pas du tout la même échelle. On n'a pas du tout la même échelle entre les deux épidémies, en dépit du fait qu'on a le même nombre de cas. Il se passe quelque chose qui montre que c'est différent.

C'est vrai que quand on a vu ça, on s'est tout de suite posé la question de savoir si le virus avait muté, s'il était différent. Bien sûr on n'est pas les seuls à travailler, en dehors de France il y a des gens qui travaillent aussi sur le génome. Ils ont publié récemment, donc ça ne devrait échapper à personne. Il ne faut pas dire qu'il n'y a pas de mutants car ce n'est pas vrai. Ce n'est pas vrai. Il faut lire la littérature, il ne faut pas dire des choses comme ça. Il est sorti le 29 août un travail qui montre quelque chose de très intéressant, qui montre un mutant qui a perdu tout ou partie d'un gène qui s'appelle l'ORF-8. Ce gène avait aussi disparu dans le premier SARS, et on avait compris que le premier SARS avait perdu sa pathogénicité en perdant ce gène. Là, il s'est passé la même chose à Singapour. Ils trouvent ce que nous voyons, c'est-à-dire que la sévérité de l'infection, la réponse inflammatoire, tout comme les troubles de la coagulation et les embolies pulmonaires, diminuent de manière très significative dans cet épisode.

On a commencé à chercher les mutants avant que ce travail ne soit publié, mais on a des données qui confirment ces données-là, que l'on voit sur cette image. On voit que tout ce qui est en gris c'est ce qu'on fait les autres en France, ce sont tous les génomes français. Les génomes en couleur, c'est ce que nous avons fait nous. On voit que ça c'est tout le nouvel épisode, à partir d'ici c'est juillet, et vous voyez que ce n'est pas une évolution comme avant, c'est une évolution petite mutation par petite mutation. Il s'est passé quelque chose avec des branches très longues de mutations. On est brutalement passé d'entre 5 et 10 mutations par rapport au mutant initial à 25, et ici on arrive à 33. Il y a un bond qui s'est fait. Actuellement, au début de juillet c'était essentiellement ce génotype-là, bleu foncé, qui était celui qui sévissait le plus. On a un peu plus de 100 cas de celui-là. Actuellement, c'est le 4 qui sévit le plus. L'autre semble avoir disparu. L'impression qu'on a pour l'instant, c'est qu'il y a de petites épidémies qui se font avec chacun de ces mutants et qui disparaissent. Elles donnent plutôt des formes moins graves. Si on regarde les mutations, il y a des mutations dans cet ORF-8, des mutations dans le gène qui permet de répliquer le virus qui s'appelle la RNA-polymérase. Il y a des mutations dans des gènes qu'on connaît comme étant des gènes qui jouent un rôle dans la pathogénicité, et donc il y a un phénomène dans ce virus qui est un phénomène de mutation accélérée, qui avait été plus ou moins prédit par une très bonne équipe qui est celle de Caletano.

Sur les mutants analysés jusqu'à cette période-là, on voyait qu'il commençait à apparaître plus de mutants et là on est en plein dedans, donc il existe différents mutants, actuellement, qui sont corrélés avec les distances de formes qui sont moins graves en termes d'hospitalisation et de réanimation et de mortalité. C'est la situation dans laquelle on est, et vous voyez qu'à Marseille la situation est une situation dans laquelle on n'a pas pour l'instant d'accélération des cas dans les deux dernières semaines ou les trois dernières semaines, ni en réanimation, ni en cas nouveaux.

— Concernant les PCR, que pensez-vous des titres de PCR, des CT, à partir desquels il faut conclure que la PCR est positive ou négative ?

Là non plus, ce n'est pas de la magie. C'est de la science. Donc il faut avoir des données scientifiques qui ne soient pas trop partielles, pas trop orientées. Jusqu'à présent, les gens avaient une tendance à utiliser des titres trop élevés. Quand ils sont élevés, c'est qu'il y a de moins en moins de virus, c'est ce qu'on appelle les CT. Donc on a des difficultés à leur dire qu'au bout d'un certain temps ça ne veut plus rien dire, c'est peut-être de la contamination. Maintenant, je ne veux pas penser que c'est pour permettre de vendre des tests qui ont une très mauvaise sensibilité qu'on commence à dire qu'il faut des CT très bas et que les CT très bas suffisent. Au bout d'un moment, il faut faire un peu de science.

Chez nous, Bernard La Scola, depuis le début, a cultivé à peu près 5 000 prélèvements. Il a isolé plus de 2 000 virus, et il a corrélé entièrement le nombre de CT, et plus les CT sont bas plus on trouve de virus, pour essayer de déterminer jusqu'où on peut aller. C'est pour ça que depuis le tout début, on dit que le CT chez nous c'est 35. À partir de 35 il n'y a plus de virus, jusqu'à 35 il y en a, mais il y en a de moins en moins. Et donc, on peut voir sur cette courbe qu'au début il y a 100 % des prélèvements cultivables, quand on a des CT inférieurs à 16 on peut faire le génome directement là-dessus. Ensuite, ça reste cultivable jusqu'à 50 % à 26, donc quand vous êtes à 26 vous avez encore 50 % de gens qui portent des virus contagieux, et nous on a calculé que ça fait à peu près 800 000 particules virales par prélèvement. C'est beaucoup. C'est encore contagieux. Vous voyez que même quand vous êtes encore à 30 CT, il y a encore 20 % de cultures positives. Donc on continue à dire que c'est 35 les CT, et que c'est par rapport à ces gammes-là qu'il faut tester des tests qui sont des tests de dépistage, d'autant que les tests de dépistage doivent avoir par définition une grande sensibilité. Il faut qu'ils soient sensibles pour qu'ils puissent détecter les choses, quitte à les contrôler. Mais si vous laissez passer une quantité de patients positifs, c'est que votre test n'est pas un test de screening, ce n'est pas un test de dépistage.

— Professeur Matthieu Million, vous êtes spécialisé dans l'analyse des données, vous avez réalisé une méta-analyse sur la chloroquine et l'efficacité de la chloroquine contre le COVID-19. Pouvez-vous nous décrire l'avancée de vos derniers travaux ?

MATTHIEU MILLION : Effectivement, pour conclure à l'efficacité d'un traitement il ne s'agit pas de voir une seule étude ou un seul essai randomisé qui apporterait la solution, les essais randomisés ne sont pas la panacée. Ils peuvent avoir des résultats discordants. Les études observationnelles apportent les mêmes types de résultats que les essais randomisés. On avait fait une méta-analyse il y a quelques mois, qui a été publiée. On l'a actualisée, maintenant il y a plusieurs dizaines d'études qui étudient l'efficacité de la chloroquine sur les objectifs comme la mortalité ou l'excrétion virale. Que voit-on ? On voit que les études cliniques continuent à aller dans le même sens, avec de nouvelles séries très importantes d'Iran, d'Arabie Saoudite, des études d'Espagne et d'Italie. Dans les études cliniques, le risque de mortalité est divisé par deux dans celles qui utilisent la chloroquine. On avait évoqué et on confirme que les études de big data, qui sont faites sur des fichiers électroniques sans voir de patients, sont beaucoup moins précises avec des résultats beaucoup plus hétérogènes. Mais au final, quand on prend toutes les études qu'on peut inclure, on arrive à un résultat très significatif sur la mortalité.

Évidemment, on ne peut pas inclure toutes les études. Certaines études donnent 2,4 g d'hydroxychloroquine dans les premières 24 heures, on estime que ce n'est pas possible de pouvoir traiter comme ça. Il y a des études aussi qui sont basées sur une présomption clinique, notamment des études américaines avec seulement 60 % des gens qui ont une PCR positive. On estime qu'on ne peut pas non plus évaluer l'efficacité d'un traitement là-dessus.

Pour l'excrétion virale, les résultats encore une fois concluent à une efficacité. Très peu d'études, pas d'étude à notre connaissance, ont évalué la persistance de l'excrétion virale aux USA, mais on a beaucoup d'études d'Asie, du Pakistan, qui confirment une réduction de l'excrétion virale d'un facteur d'à peu près 2. La probabilité d'être positif à un moment donné est divisée par deux avec les dérivés de la chloroquine. Je reprendrai les détails et les inclusions de cette méta-analyse dans un cours qui sera fait plus tard aux internes.

29 SEPTEMBRE 2020. OÙ EN EST-ON À MARSEILLE ?

— *Professeur Didier Raoult, où en est la circulation du SARS-COV2 à Marseille, dans les Bouches-du-Rhône et en France ?*

Si vous voulez, on a vu qu'il y a une confusion entre les données des uns et des autres. Ici, j'ai des données de différentes sources qui vont toutes un peu dans le même sens. Ça, c'est nos données à nous avec d'une part les gens qui sont testés ici de toutes sources et tous départements possibles, d'autre part les gens qui sont testés et qui sont domiciliés à Marseille. On a les deux tableaux. C'est très simple, il suffit de regarder l'adresse postale. Ce qu'on voit, c'est que toutes ces courbes ont la même tendance, ce sont des courbes en cloche. Et l'on est sur la pente descendante de la cloche pour les cas détectés et pour les cas hospitalisés. Ce n'est pas le cas pour la réanimation, ce n'est pas la même forme de cloche parce qu'on sait qu'il y a entre 8 et 10 jours de décalage entre l'hospitalisation en réanimation et le début de la maladie. On l'avait vu dans la première épidémie, on pense que c'est la même chose, il n'y a pas de synchronisation entre les cas détectés, les cas hospitalisés et les cas de réanimation. L'amorce de la descente n'est pas encore faite pour la réanimation, mais je pense qu'elle ne va pas tarder compte tenu du fait qu'on a l'impression que le pic des cas a été atteint il y a dix jours. Depuis, les choses diminuent. On le voit sur l'ensemble des prélèvements que nous faisons ici.

J'entends dire que s'il y a moins de cas, c'est qu'on n'arrive plus à tout faire ! Ne vous inquiétez pas, tout va bien, on a fait encore plus de 2 500 tests hier mais le pourcentage de positifs diminue. Actuellement, on est à 7,5 %, alors qu'on a culminé à 15 % de tests positifs, parmi les personnes nouvellement testées. Il n'y a pas de mystère, ce n'est pas lié à un encombrement particulier. D'ailleurs, vous voyez que les délais de rendu des personnes en urgence sont inférieurs à 6 heures dans l'immense majorité des cas et les non-urgents sont tous rendus en moins de 24 heures, 100 %. Donc on n'est pas du tout saturés, on continue à faire le travail. Au contraire, on a été très aidés par les informaticiens de l'Assistance publique, maintenant on peut se préenregistrer, on n'a plus besoin de faire la queue. Aujourd'hui, pour la première fois il n'y avait pratiquement plus de queue du tout.

Ça se traduit, en termes hospitaliers à l'IHU qui est l'endroit où l'on met les gens quand ils sont encore porteurs du COVID, par le fait qu'il y a une baisse de l'hospitalisation. Ce matin on avait 15 lits occupés sur 75 qui étaient libres, donc il n'y a que depuis la semaine dernière qu'on a des lits libres depuis plus d'un mois. On avait dû rouvrir des lits en anticipation d'hospitalisation au vu de l'augmentation des diagnostics, l'IHU a été plein jusqu'à il y a dix jours, et maintenant ça diminue. C'est pareil au niveau des hôpitaux de jour, des gens qui reviennent en consultation après avoir été détectés positifs. On a à peu près la moitié de ceux qu'on avait il y a dix jours. Donc toutes nos courbes vont dans le même sens.

J'ai aussi l'habitude que les gens répliquent : « Vous dites ça, les autres disent autre chose », mais vous voyez, si on regarde les données officielles de l'Assistance publique qui nous sont transmises, sur les réanimations ça continue à augmenter, sur les hospitalisations le pic était aux alentours du 18 septembre avec quelque chose qui descend, parce que les gens qui ont déjà été hospitalisés ne sortent pas tout de suite. Si vous regardez les nouveaux cas positifs à l'Assistance publique, le nombre de dossiers liés au COVID ou le nombre de passages aux urgences des COVID, vous voyez que la pente est partout la même. C'est une pente qui est très rapidement descendante, et j'espère que du coup elle permettra de reprendre des dispositions à Marseille qui permettront aux gens qui ont une activité économique de la poursuivre.

Par ailleurs, ces données qui sont indicateurs de pilotage nationaux montrent que la région Sud, Provence-Alpes-Côte d'Azur, est la région dans laquelle le taux d'attaque est le plus bas en France. Donc on a pris plus tôt le début de cette nouvelle épidémie, et chez nous ça diminue, les données diminuent de manière raisonnable. Je pense que tout ça devrait permettre de ramener un peu de calme et d'être un peu moins nerveux. C'est vrai qu'il faut qu'au niveau de l'Assistance publique il y ait un peu de management des lits de réanimation, de manière à ce que tout le monde ne soit pas affolé ou empêché d'opérer. Tout ça c'est une stratégie d'organisation mais ce n'est pas l'épidémie actuelle qui les remplit, c'est le miroir de ce qui se passait il y a dix-douze jours et de la réflexion sur l'organisation des soins.

– Où en est-on sur le plan des décès liés au COVID ?

Cette épidémie, cette partie de l'épidémie estivale, par rapport à l'épidémie printanière, ne nous paraît pas de même nature. Lors de la première partie de l'épidémie, nous avions fait la même chose que maintenant, tester tous les gens qui se présentaient, on a testé 140 000 personnes jusqu'en juin. Il y a eu 57 000 personnes qui sont venues se faire tester ici depuis, 6 900 positifs, et 24 % de ces gens ont été hospitalisés, 4 % sont allés en réanimation et 2,3 % sont morts. On a pratiquement les mêmes chiffres de gens testés positifs dans la deuxième partie, avec la même incidence, c'est-à-dire le même pourcentage de positifs, 9 % pour le premier, 8,5 % pour le deuxième. Mais cette fois, il y a un taux d'hospitalisation de 7 %, donc 3,5 fois moins que la première fois et un nombre de personnes en réa de 112, c'est-à-dire moins de deux fois moins que la première fois, avec une mortalité de 0,8 %, c'est-à-dire entre le tiers et le quart de ce que nous avions au premier acte, alors que nous avons la même prise en charge. Donc il y a une différence de sévérité entre cette épidémie et la première épidémie qui est notable.

Si on regarde ensuite, pour parler toujours de mortalité, des données de l'Assistance publique transmises par la médecine légale, on voit la mortalité en rouge par le COVID, et vous voyez la mortalité générale et la proportion que représente le COVID à l'intérieur de la mortalité générale. Cela reste un phénomène relativement mineur qui se traduit par le fait que si on regarde le total des décès de l'AP-HM depuis le début de l'année, en le comparant à 2018 et 2019, il est vraisemblable qu'on terminera l'année avec moins de morts à l'hôpital dans l'AP-HM que les années précédentes. Globalement, c'est vrai que l'on retrouve ce phénomène dans des données qui ne sont pas à moi – elles sont établies par Vincent Jarlier, un collègue qui travaille à l'Assistance publique de Paris, et qui regroupe les données non seulement de toute la France mais de tous les pays pour lesquels les données sont disponibles. On y voit que le nombre de cas a augmenté, mais que le nombre de morts n'a pas augmenté d'une manière significative pendant cet épisode-là. Que ce soit à Marseille ou à Paris. Donc c'est un phénomène qui a une discordance entre le nombre de tests, généralisé, et qui entraîne une apparence d'augmentation considérable, mais si, bien entendu, il y a eu un deuxième pic épidémique, la mortalité, elle, n'a pas augmenté d'une manière significative. On le voit sur tous ces graphiques, on voit une augmentation du nombre de cas détectés mais une mortalité qui reste faible. Ce sont des données indépendantes des miennes, et ce n'est pas moi qui influence l'Assistance publique de Paris.

Le troisième point, c'est que le professeur Vincent Jarlier a fait un très joli travail de corrélation pour tenter d'expliquer pourquoi il y avait une différence de mortalité dans les différents pays. Dans les différents pays, il a regardé si le nombre de décès, ce qu'il appelle le taux d'attaque de décès, était lié à la densité de la population dans le monde. Et il n'y a pas de rapport clair. Deuxièmement, est-ce que c'est l'urbanisation ? La réponse est non, il n'y a pas de rapport non plus. C'est une illusion d'optique, il y en a plus dans les villes simplement parce qu'il y a plus de gens ! Est-ce que c'est lié au fait que la population, dans un endroit donné, a plus de 65 ans ? Ce qu'on pouvait attendre comme étant raisonnable. La réponse est non, non plus. Donc, en revanche, le seul point de ce qui a été évalué dans ce travail qui joue un rôle, c'est la précocité de la mise en place des tests diagnostiques. Là, il y a une différence très significative qui explique en grande partie pourquoi il y a eu des problèmes de décès aussi importants en France, en particulier en dehors des zones dans lesquelles les choses étaient testées de manière systématique.

Ce que l'on voit en plus maintenant, et qui commence à sortir en France, c'est une des données que j'attendais depuis longtemps et je remercie les gens de l'Établissement français du sang de nous en avoir confié une partie, une autre partie étant actuellement en preprint, c'est que maintenant on peut mesurer quelle a été l'importance de l'épidémie dans les zones dans lesquelles cela a été testé. C'est très intéressant parce que ça recouvre exactement, pour nous, l'incidence chez les gens testés des différentes régions de France. Il y a des gens qui sont venus se faire tester à Marseille, d'un peu partout en France parce qu'ils ne pouvaient pas se faire tester ailleurs. On a eu des gens d'Île-de-France, des gens de l'Est, des gens de Nouvelle-Aquitaine, et on a les séroprévalences, c'est-à-dire le taux de gens qui ont été infectés. C'est très intéressant, il y a une superposition très claire entre le taux d'incidence que nous avons observé ici chez les gens venus se faire tester et les anticorps qu'ont retrouvés ces études en allant prélever les gens à la fin de l'épidémie. Ce que l'on retrouve, c'est qu'il y a eu 10 % de la population qui a été touchée dans le Grand Est, 9 % à Paris et 8 % à Marseille et un peu moins de 3 % en Nouvelle-Aquitaine.

Ça traduit parfaitement les chiffres que nous connaissons par ailleurs, mais ça veut dire qu'il y a des endroits dans lesquels il y a une surmortalité qui n'est pas liée à l'épidémie, qui n'est pas liée à l'âge, qui n'est pas liée à l'urbanisation, qui est liée à la prise en charge. Ce qu'il s'est passé à Marseille et dans les Bouches-du-Rhône, c'est que la prise en charge est différente, ce n'est pas que l'épidémie ne nous a pas touchés. Elle nous a touchés de manière comparable et la prise en charge a été différente. Il faut réfléchir sur ce phénomène de manière à éviter que, dans des situations comparables, on se retrouve avec des différences aussi considérables d'une région à l'autre alors que la diffusion de la maladie n'a pas été significativement différente.

1ᵉʳ OCTOBRE 2020. LA FILE D'ATTENTE DEVANT L'IHU A DISPARU : POURQUOI ?

— *Professeur Didier Raoult, il n'y a plus de queue devant l'IHU Méditerranée Infection. Comment l'expliquez-vous ?*

DIDIER RAOULT : Le nombre de cas diminue régulièrement, mais ce n'est pas ce qui explique cette modification majeure. Toutefois, on voit que la courbe du nombre de gens prélevés diminue, le nombre de cas détectés est de plus en plus faible. Enfin, le nombre de ceux qui sont hospitalisés est plus bas et on confirme les données de l'Assistance publique : le nombre de personnes hospitalisées en réanimation est passé de 50 à 43, le nombre de personnes hospitalisées diminue de manière très significative. Il y a eu une diminution du nombre de cas, mais surtout, au fur et à mesure on a mis en place une organisation tout à fait extraordinaire avec nos amis de l'Assistance publique qu'on va vous expliquer pour que vous compreniez comment on est arrivés à éponger cette foule énorme qui vient se faire prélever tous les jours de façon à ce qu'on gère au mieux les demandes des personnes qui sont autour. Comme les savonnettes qui sont proposées ne détectent pas vraiment les gens positifs, il faudra bien que l'on continue à faire de la PCR ici.

VÉRONIQUE FILOSA : Avec l'Assistance publique-Hôpitaux de Marseille et ses services numériques, nous avons souhaité réduire les délais d'attente pour les personnes souhaitant se faire dépister à l'IHU Méditerranée Infection. Ils ont la possibilité de prendre rendez-vous sur Doctolib et de se présenter. Il y a une file qui est prioritaire pour la prise de rendez-vous sur Doctolib. Cela n'empêche pas les personnes souhaitant se présenter directement à l'IHU de réaliser également le dépistage. Les personnes ayant pris rendez-vous sur Doctolib, comme les personnes n'ayant pas pris rendez-vous, se présentent ensuite sur un poste d'enregistrement. C'est un nouveau logiciel institutionnel, SIDEP, qui permet l'enregistrement plus rapide où le patient précise ses nom, prénom, date de naissance, son adresse mail, son numéro de téléphone portable avec une carte d'identité. L'enregistrement ne prend pas plus de trois minutes au niveau de ce logiciel et les délais d'attente sont considérablement réduits pour les patients ayant pris leur rendez-vous sur Doctolib. Dès que l'enregistrement a été réalisé pour le patient, il est orienté vers la zone de prélèvement de dépistage COVID, où le prélèvement nasopharyngé sera réalisé en 3 à 5 minutes. Donc ils ont gagné en moyenne 10 à 15 minutes pour être enregistrés et réaliser le prélèvement. Cela fonctionne pour les personnes symptomatiques et asymptomatiques. Les professionnels, les gendarmes, la police municipale, les pompiers ou les professionnels de santé sont reçus sur une file prioritaire et les dépistages sont réalisés au niveau d'un dispositif mobile où les résultats sont rendus en 20 minutes pour les patients. Ça c'est la partie vraiment dédiée aux professionnels et personnes positives qui sont recontrôlées. Les résultats arrivent dans les 20 minutes pour qu'on puisse ensuite proposer un rendez-vous en consultation pour ces patients dans la journée, dès qu'ils ont leur rendu de résultat. L'enregistrement patient terminé, les dépistages réalisés, les patients recevront leur résultat par sms, positif ou négatif, et un mail avec un code leur permettant d'accéder au compte rendu de résultat.

Didier Stoupan[69] : Nous avons décidé de mettre en place un outil de supervision en temps réel des admissions SIDEP. Cela nous permet d'avoir tout au long de la journée le nombre de patients admis dans le système SIDEP et de comparer à la journée précédente. Nous avons le nombre de patients admis, le nombre de patients symptomatiques et asymptomatiques et le taux de positivité sur la journée de la veille, rapproché à la semaine précédente. Nous avons chaque semaine le taux de positivité des patients enregistrés dans le système SIDEP. Nous avons ici le nombre d'enregistrements SIDEP réalisés à l'IHU, auquel on peut rajouter les prélèvements réalisés à l'extérieur par nos partenaires, qui utilisent le même système SIDEP que nous, nous permettant de gagner énormément de temps à l'enregistrement des patients ou au labo.

Hervé Tissot-Dupont[70] : Le suivi des patients COVID est une énorme part de notre activité actuellement. Il y a quelques jours on recevait une centaine de patients par jour. C'est en train de baisser nettement, aujourd'hui on en reçoit une cinquantaine par jour. Que ce soient des patients dépistés à l'IHU, qui rentrent directement dans le flot des patients en suivi, ou des patients dépistés dans des labos extérieurs, que nous commençons par recontrôler dans la tente POCRAMé derrière nous, qui nous permet un test rapide en 20 minutes

---

69. Ingénieur logiciel à l'AP-HM.
70. Chef de service à l'hôpital de jour de l'IHU Méditerranée Infection de Marseille.

pour être certains que les patients soient bien positifs, simplement parce que les laboratoires de ville rendent souvent des résultats extrêmement faibles que nous on considère comme négatifs, ce n'est pas la peine de prendre en charge ces patients. Dès qu'ils sont contrôlés et vérifiés positifs, ils rentrent dans le flow des patients. On a une zone isolée, avec des précautions plus importantes, dans laquelle ces patients sont pris en charge, où une infirmière les reçoit, prend les constantes. Ils ont un bilan sanguin assez complet, un électrocardiogramme, un scanner si besoin, ultralow-dose, qui se fait en quelques minutes. Ils voient ensuite un médecin qui décide ou non du besoin de les traiter. Tous les bilans sont revus systématiquement le lendemain matin par des médecins volontaires, qui regardent les bilans et voient s'il y a des anomalies pour éventuellement reconvoquer les patients. Ensuite, les patients sont revus si besoin au dixième jour pour refaire un test.

21 OCTOBRE 2020. RETOUR SUR LE CONSEIL SCIENTIFIQUE ANNUEL DE L'IHU

— *Professeur Didier Raoult, le conseil scientifique de l'IHU Méditerranée Infection se réunit annuellement et vient de se terminer il y a deux jours. Pouvez-vous nous dire comment ça s'est passé ?*

Ça s'est passé remarquablement bien. On a la chance d'avoir dans notre conseil scientifique des stars mondiales, des gens exceptionnels, des gens qu'on appelle « très hautement cités ». Il y a des immunologistes, des biologistes cellulaires, des généticiens, le père de la biostatistique française. Il y a des gens d'un niveau tout à fait extraordinaire.

On a la chance d'avoir aussi le président du jury international qui avait créé les IHU. Il y a les anciens ministres qui étaient présents. Il y a trois représentants de tout ce qu'il y a de plus dynamique en Afrique actuellement. Malheureusement nos amis Algériens n'ont pas pu venir parce que les voyages sont bloqués. Il y avait plusieurs stars africaines : Jean-Jacques Muyembe, qui a découvert Ebola et qui a géré plusieurs épidémies depuis Ebola, le choléra, la peste au Congo. C'est un homme d'un calme extraordinaire qui nous a expliqué la structure qu'il avait avec le président de la République qui s'adressait directement à lui pour pouvoir gérer l'épidémie, car il est le sachant des problèmes épidémiques. Il tient au courant le ministère de la Santé, mais ce n'est pas spécifiquement le rôle du ministère de la Santé de gérer l'épidémie. J'ai été content de voir qu'il faisait la même chose que nous à Marseille : hydroxychloroquine, azithromycine, et il rajoute de la vitamine C. Ils font des PCR pour faire le diagnostic, des PCR en fin de traitement. Ils font mieux que ce qu'il se passe la plupart du temps en France, aux États-Unis ou en Angleterre. C'est assez sidérant.

On fait la même chose au Sénégal. Souleymane Mboup est venu avec Cheikh Sokhna, qui dirige une équipe rattachée à l'IRD au Sénégal. Mboup est l'un de ceux qui ont débusqué la deuxième épidémie de virus HIV, HIV2. C'est une star connue depuis très longtemps. Il a une approche très similaire à la nôtre, c'est-à-dire qu'on donne de l'azithromycine et de l'hydroxychloroquine. Pour faire le diagnostic, ils font des PCR avant, et après, et on regarde si les gens sont guéris. Ils ont des résultats qui sont comparables à ceux que nous avons ici à l'IHU, mais qui sont très supérieurs à tout ce qu'on voit en Angleterre, aux États-Unis ou en France. Il faut se poser des questions pour savoir ce qu'il se passe pour que l'Afrique soit mieux gérée maintenant que ne l'est l'Occident. Il y a une vraie question. Ce sont des gens qui sont rationnels, simples, ils ne cherchent pas absolument à faire des essais thérapeutiques.

Donc c'est manifestement un bon choix, d'autant qu'on voit que cette obsession des essais thérapeutiques n'a mené à aucun résultat avec le remdesivir, à part que les hauts et les bas du remdesivir ont dû rapporter de l'argent à quelqu'un. Mais on ne consommera pas de remdesivir. J'ai essayé d'expliquer que comme ça ne marche pas dans les formes graves, dans les formes initiales je ne sais pas qui peut accepter dix jours de perfusion avec un produit qui a une relative toxicité pour une maladie dont la létalité est quelque chose entre 0,3 et 0,8 %. Vous n'allez pas prendre une perfusion de dix jours, c'était irréaliste. N'importe quelle personne qui se serait tranquillement assise pour réfléchir aurait su que ce n'était pas réaliste, si l'on a compris que la phase virale où le médicament pouvait être actif était la phase initiale et pas la phase pendant laquelle le pronostic était engagé.

Tout ça a été étonnant. Le seul médicament qui devenait quelque chose était l'hydroxychloroquine, dans les deux essais français, que ce soit Discovery ou l'essai d'Angers, qui ont été arrêtés sans qu'on comprenne pourquoi, alors qu'ils montraient déjà des signes d'efficacité. Conclusion : les gens de bon sens, ailleurs, raisonnent sur des médicaments qui ne sont pas chers, qui sont efficaces, dont on voit que les gens vont mieux quand on leur donne ces traitements, qui ne sont pas toxiques. Là aussi il y a une espèce de folie qui a pris le monde occidental, qui a transformé le médicament le plus prescrit au monde en un médicament toxique.

D'ailleurs, c'était déjà arrivé avec le *Lancet*, il y avait eu une autre histoire comme ça, c'était peut-être pour ça que j'étais plus réservé, avec l'ivermectine. En 1997, le *Lancet* avait publié un papier disant que l'ivermectine tuait. C'était déjà un repositionnement puisque l'ivermectine est un médicament pour lequel son inventeur a eu le prix Nobel il y a deux ou trois ans, un Japonais, et qui avait été utilisé pour les maladies tropicales, en particulier pour les filarioses. Ça a été donné à des centaines de millions de gens. Par exemple, au Sénégal, toute la population reçoit de l'ivermectine une fois par an pour être déparasitée. Il se trouve que ce médicament fonctionne aussi contre la gale, contre les poux. Quand il a été utilisé contre la gale, quelqu'un a dit : « On a donné dans un EHPAD ce médicament, et il a tué les gens. » C'était au moment où j'essayais de traiter une épidémie de poux en Afrique, on n'a plus pu l'utiliser parce que l'OMS interdisait qu'on l'utilise. C'était là aussi très inconséquent, car personne ne pouvait mieux savoir que l'OMS, qui faisait des grands programmes d'éradication des vers, que ce médicament n'était pas toxique. Mais on n'a pas pu l'utiliser. Il a fallu quelques années pour qu'on revienne sur terre. C'était une autre folie. Il faut faire attention à ce qu'on publie, parce que ça a des conséquences. Là encore on a de la chance que ça ait juste comme conséquence de montrer jusqu'à quel point le monde occidental était devenu ridicule. Pour l'ivermectine, comme tout le monde s'en fichait, ça a eu comme conséquence qu'on n'a pas pu traiter pendant un certain temps des gens qui étaient malades avec le médicament le plus efficace, complètement anodin. C'est embêtant.

Toujours est-il qu'il ne faut pas s'imaginer que le monde entier fonctionne comme en France ou en Occident. Les gens fonctionnent un peu comme ils veulent, et on ne peut pas dire que la crédibilité de nos messages soit très grande dans les pays du Sud. Je ne parle pas de ceux de l'IHU, mais des messages officiels. Il y a une réflexion à avoir, qui va se faire, on verra bien, mais globalement si les pays où il y a la mortalité la plus élevée sont les pays les plus riches, ça témoigne de quelque chose qui mérite d'être analysé très profondément.

— Concernant les données de mortalité, qu'est-ce que les analyses rétrospectives sur le premier semestre 2020 nous apprennent ?

Pour l'instant, pour mettre les choses en situation parce que je vois qu'il y a beaucoup d'émotion, il est clair qu'on a un deuxième acte, une deuxième épidémie. Je vais vous reparler des sources de cette épidémie, mais si on regarde les données qui ne sont pas les miennes, mais des données qui nous sont transférées par l'Assistance publique de manière très transparente, quotidiennement, vous voyez que le nombre d'hospitalisés est de 132 personnes. Sur ces 132 personnes, l'IHU en abrite 75, la plus grande partie des patients. Donc on a une idée très précise de leur état de gravité. Il y en a 48 qui sont en réanimation. Depuis un mois et demi, tout ça est à une espèce de plateau, il n'y a pas d'augmentation significative. C'est pareil au niveau du nombre de nouvelles personnes positives. On ne sait pas si ça repartira ou si ça diminuera, moi je ne suis pas devin. Je ne prédis pas des choses pareilles. En revanche, dans ce qu'on a analysé, on a une publication qui vient d'être acceptée cette semaine, qui dit que dans cet épisode, la première partie de ce deuxième acte était beaucoup moins sévère que ce qu'il s'est passé au printemps. La mortalité, le nombre d'hospitalisations en réanimation ont été beaucoup plus faibles. On verra ce que nous en pensons plus tard. La mortalité est plus basse, actuellement, que ce qu'elle était en mars-avril. On a l'impression, actuellement, que depuis septembre les formes sont un peu plus graves que ce qu'elles étaient en juillet-août, on verra ce qu'est notre hypothèse. Et puis nous on a une mortalité, chez les gens traités, qui est exactement du même ordre, qui est de 0,5 à 0,6 % chez les gens qui sont traités. C'est extrêmement bas chez les gens qu'on prend en charge et que l'on traite.

Qu'est-ce qui se passe sur le plan épidémiologique ? Eh bien, comme je l'ai dit, on est parti d'une situation qui était celle du printemps où tous les virus se ressemblaient et présentaient seulement quelques mutations. Et puis on a vu apparaître, à partir de juin-juillet, on a vu apparaitre des clones très distants de ce magma des virus qui circulaient et qui tournaient en rond en Europe, et qui sont partis aux États-Unis, en Afrique, en Inde. En Europe, ils se sont développés et à partir de là, ils ont irradié partout, y compris en Afrique. Et puis, en juillet, ont commencé à revenir un certain nombre de virus. Il y a eu un groupe de virus qu'on a appelés Marseille 1. De manière très intéressante, on a eu l'évidence qu'ils venaient d'Afrique du Nord par bateau. On avait des gens d'Algérie, de Tunisie, puis des contaminations sur le bateau et donc on a compris que ça venait sur le bateau. C'est l'épidémie du virus que l'on a appelé 1 et récemment, on a eu la confirmation génomique. On fait beaucoup de génomes ici, c'est pour ça qu'on peut en parler, tous ces génomes c'est nous qui les avons faits. C'est intéressant que tout le monde ait des opinions sur les génomes, mais ils parlent de la première époque, pas de maintenant. Des génomes récents il y en a très peu, à part ce qu'on fait nous.

On a fait très récemment, avec notre collègue Mboup, des génomes du Sénégal. Vous voyez que quand on fait un arbre, qu'on clusterise tous ces génomes, on voit que nos génomes à nous et les génomes du Sénégal trouvés chez nous ou séquencés au Sénégal ou en Gambie, tombent dans un même groupe. Le virus est donc bien parti en Afrique très clairement en venant d'Europe. Au Congo, au Sénégal, on a tracé les premiers qui ont été malades et qui sont arrivés en Afrique. Là-bas je ne sais pas ce qu'il s'est passé : est-ce que ces virus se sont mélangés avec d'autres virus circulant, est-ce qu'il y a une évolution particulière de ces virus, est-ce que les conditions d'écosystème les ont amenés à changer de manière plus importante ? En tout cas, ce virus a changé, il est revenu, moins dangereux, tuant moins, et puis cette épidémie de ce virus s'est arrêtée. Elle a duré essentiellement en juillet. Depuis, ce virus-là, on ne le voit presque plus, ou un par semaine ou un tous les quinze jours.

Mais il a été remplacé par les autres virus circulant, et maintenant essentiellement c'est le virus 4 que nous voyons circuler. Il semble donner des manifestations un peu plus sévères que le virus 1, mais pas aussi sévères que ce que nous avions au printemps.

Et puis, il y a celui qui semble émerger, celui qu'on a appelé le virus 5. Pour ce qui est du virus 4, les seuls génomes identifiés qui soient du même groupe du virus 4 sont des groupes européens. Donc il est possible que celui-là ait été importé par les touristes qui sont venus à Marseille en masse pendant le mois d'août, car c'est le virus d'août. Le virus de juillet, il apparaît qu'au départ il soit venu en bateau du sud de la Méditerranée, tandis que le virus d'août on a l'impression qu'il est venu d'ailleurs en Europe. Comme on a eu énormément de touristes à Marseille en août, c'est vraisemblable que ce soient les touristes européens qui aient amené ça en août. Les autres génomes qu'on trouve qui correspondent à ça sont en Allemagne, en Angleterre, il y en a un en Bretagne, en Suisse. On a l'impression que c'est plutôt venu du Nord cette fois-là. Encore une fois, il faudra qu'il y ait beaucoup d'autres génomes pour que l'on puisse analyser ça d'une manière très précise.

Voilà où on en est : il y a plusieurs génomes. Ils n'ont pas la même sévérité. Sinon, on continue à faire ce qu'on doit ici, c'est-à-dire qu'on soigne les gens, maintenant on a fait plus de 250 000 tests ici. On s'organise, des fois on a des problèmes d'organisation, je m'excuse pour ceux qui sont venus hier, mais on a eu une panne du serveur parisien d'inscription qui fait qu'on a pris trois heures de retard sur la circulation. Il a fallu le rattraper. Sinon, les choses se passent bien. Il y a entre 2 500 et 3 000 personnes qui se font tester. Le roulement fonctionne d'une manière à peu près correcte et au contraire, on a plutôt des nouvelles satisfaisantes à annoncer sur le plan du soin. Je pense qu'on a des améliorations qui sont significatives pour les sujets les plus fragiles.

Jean-Christophe Lagier aura l'occasion de vous dire qui meurt vraiment. En réalité, bien sûr, ce sont des gens qui ont une espérance de vie extrêmement courte, 99 fois sur 100, ici au moins. Ils ne modifient pas vraiment, pour l'instant, de manière très significative l'espérance de vie à Marseille.

26 octobre 2020. Décision de l'ANSM sur l'hydroxychloroquine : ce que nous en pensons, ce que nous allons faire

— Professeur Didier Raoult, que pensez-vous des dernières décisions prises sur l'hydroxychloroquine et la difficulté que vous éprouvez maintenant à traiter les patients avec de l'hydroxychloroquine ?

Depuis le départ, les uns et les autres pensaient dans tous les pays les plus riches que le remdesivir allait être le traitement miracle du COVID-19. Ça ne l'est pas. Ça donne des insuffisances rénales, il faut perfuser les gens pendant dix jours. À la fin, après huit mois d'essais publiés, il faut bien se rendre compte d'une chose, c'est que ça ne marche pas. On reviendra là-dessus. Cette volonté de voir absolument ce médicament, très cher, très nouveau, très moderne, être le traitement de référence, a amené à considérer l'alternative par l'hydroxychloroquine, depuis le départ, comme étant impossible et irréaliste. C'est la position qu'ont conservée les pays occidentaux les plus riches dont, globalement, le bilan en termes de mortalité est plus lourd que tous les autres.

Les choses, malgré tout, ont fini par être évaluées, par nous bien sûr mais aussi par d'autres, avec des essais thérapeutiques qui ont commencé à être mis en place en France. Puis est arrivé une espèce de scandale scientifique énorme, que l'on appelle le Lancet Gate, qui a prétendu, avec des inconnus qui manipulaient des données dont personne ne connaissait la source et qui manifestement étaient fausses, qu'il allait y avoir une mortalité de 10 % en donnant de l'hydroxychloroquine dans le COVID-19. Personne n'a pris le temps de réfléchir. Notre ministère a immédiatement interdit l'hydroxychloroquine, l'OMS a dit qu'il fallait arrêter tous les essais thérapeutiques avec de l'hydroxychloroquine. Cet élément majeur a interrompu les deux essais qui étaient faits en France : l'essai Discovery et l'essai d'Angers. Les deux ont été interrompus à cause de cette interdiction, sur laquelle ils ne sont pas revenus en dépit du fait que le *Lancet* a rétracté ce papier qui était faux. Depuis, les gens qui se sont arrêtés, qui se sont trompés, n'ont pas voulu revenir sur le fait que ça n'était pas vrai que l'hydroxychloroquine était toxique.

La deuxième question qui se pose, c'est que si ça n'est pas toxique, pourquoi la situation en 2020 est-elle tellement différente de 2019 où l'hydroxychloroquine pouvait être demandée dans les pharmacies sans ordonnance ? Qu'est-ce qu'il s'est passé entre les deux ? On ne comprend pas très bien, d'autant qu'on peut se poser la question : « Est-ce que c'est efficace ? Est-ce qu'il n'y a que M. Raoult qui dit que c'est efficace ? » Tous les documents dont je vous parle sont en ligne, vous pourrez les consulter tranquillement. La plus longue de toutes les méta-analyses qui aient été faites, c'est sur un site/blog qui fait les méta-analyses qui trouve les mêmes résultats que nous. Ils montrent que l'effet général de l'hydroxychloroquine sur la baisse de la mortalité, le portage viral et l'amélioration générale de l'état des patients est positif quand on le compare à l'absence d'hydroxychloroquine.

Et encore une fois, je vous rappelle que la plus grosse étude qui a ma connaissance ait été publiée à Paris, une étude observationnelle, montre que le seul effet qu'eux trouvent significatif après harmonisation des résultats, dont je redirai un mot, est que l'hydroxychloroquine n'a pas d'effet délétère et diminue le temps d'hospitalisation. Il n'y a pas d'effet toxique et si les gens prennent de l'hydroxychloroquine quand ils sont hospitalisés, ils restent moins longtemps. C'est une étude parisienne sur plus de 5 000 personnes. Si vous regardez les tableaux, vous verrez qu'en dépit du fait que les patients à qui on a donné le traitement par hydroxychloroquine étaient beaucoup plus malades que les autres, ils passaient en réanimation presque immédiatement, avant que le médicament n'ait le temps de marcher, l'hydroxychloroquine et l'azithromycine, sur la mortalité, en données brutes, donnaient une mortalité significativement inférieure à l'absence de traitement. Ensuite, il y a toujours une manière de retraiter les données pour arriver à dire qu'on n'arrive plus à garder cet élément. Parfois même on arrive à le transformer en résultat inverse. En pratique, les gens qui ont été traités, en particulier avec hydroxychloroquine et azithromycine, étaient des cas plus graves, or ils sont morts moins souvent et ils sont sortis plus tôt de l'hôpital que les autres.

Cela a ensuite été confirmé par l'étude que tout le monde attendait de l'OMS : le remdesivir ne marche pas, c'est la conclusion finale de ce papier.

Eux concluent que l'hydroxychloroquine n'a pas d'effet, mais il manque quelque chose de très important, qui est la toxicité. Parce que si l'hydroxychloroquine n'est pas toxique, le remdesivir, lui, a une toxicité rénale bien connue.

Donc nous, nous essayons de rester dans cette prescription, dans le cadre de la loi. Quand on est hors AMM, chacun prend la responsabilité du traitement, en son âme et conscience. Mais nous avons essayé, après en avoir discuté avec les uns et les autres, et sur le conseil de Dominique Maraninchi qui était l'ancien directeur de l'ANSM, de demander un RTU. On nous a répondu, après quelques mois, que l'ANSM refusait la RTU car elle ne sait pas l'efficacité de ce médicament. Encore une fois, cela ne peut pas être une prise de position scientifique consensuelle, car il n'y a pas de papier rapportant actuellement, dans la littérature, une toxicité supérieure de l'hydroxychloroquine, et il y a eu une quantité de papiers qui rapportent que l'hydroxychloroquine est efficace. C'est une prise de position qui est politique, personnelle, mais qui ne reflète pas un consensus scientifique sur lequel d'ailleurs, si on nous avait invités à débattre, quelqu'un d'entre nous serait allé le faire, mais on ne nous a pas posé la question. On a pourtant envoyé tous les documents, au fur et à mesure, à M. Dominique Martin qui a signé la décision.

En même temps que cela – quelle surprise ! –, nous avons reçu un mail de la Direction générale de la Santé qui nous dit que nous pourrons utiliser gratuitement le remdesivir, dont il a été montré qu'il ne servait à rien, dont il a été montré qu'il était toxique, qu'il causait des insuffisances rénales. Et peu de temps après, nous avons reçu un papier de

Gilead, qui vend le remdesivir, qui nous a dit que compte tenu du fait que l'Europe avait acheté pour 1 milliard de médicaments (quelques jours avant le papier de l'OMS), on pouvait nous distribuer du médicament gratuitement si on le souhaitait, dans les conditions précisées par la DGS.

Ça c'est la situation. Après, nous, honnêtement, on peut soigner les gens paisiblement avec des résultats qui sont ce qu'ils sont, on a des taux de mortalité extrêmement bas et là on n'a eu aucun accident avec l'hydroxychloroquine. Ça va. Là, le problème, c'est que Sanofi, le laboratoire qui nous la fournit, au plus haut niveau, nous dit que le ministère de la Santé (j'attends la confirmation, je la leur ai demandée officiellement) met des freins à la distribution d'hydroxychloroquine sur des commandes qui sont faites à partir de l'IHU. Si c'est le cas, ça veut dire qu'on nous empêche de soigner selon ce que nous pensons être le meilleur traitement possible. J'espère que, rapidement, nous aurons un courrier nous informant que le ministère de la Santé ne met aucune opposition à la distribution de Sanofi dans notre CHU d'hydroxychloroquine quand nous estimons que nous en avons besoin. Actuellement, nous ne pouvons plus traiter tous les patients qui arrivent. Nous allons commencer à faire du tri, comme dans les réanimations, pour traiter en priorité ceux qui ont le plus de risque vital. Nous avons besoin de pouvoir traiter les gens comme nous imaginons pouvoir le faire, parce que ces mesures et les conséquences qu'elles ont, de notre point de vue, impactent la santé des gens qui nous sont confiés.

27 octobre 2020. Mutations, variants : ce que les génomes nous apprennent

— *Professeur Didier Raoult, vous êtes-vous trompé quant à l'évolution de l'épidémie en France ?*

Écoutez, je le dis, j'ai passé ma vie à le redire, ceux qui disent le contraire mentent, tout simplement : je ne fais pas de prévisions. Je pense que faire des prévisions sur une maladie nouvelle qu'on ne connaît pas relève de la sorcellerie. Ça fait depuis le mois de janvier que je le dis. Donc je n'ai pas cessé de le dire. Après, je peux dire ce que j'observe à un temps t, mais ce n'est pas ce qu'on observe dix jours plus tard ni quinze jours plus tard ni un mois plus tard. Ce que j'observais a toujours été vrai, je décrivais. Je décris ce que je vois, je vais vous décrire ce que je vois aujourd'hui, ce que je décrivais il y a un mois correspondait exactement à ce que l'on voyait il y a un mois et pas à ce que l'on voit maintenant. Après, dans la même situation, comme il y a beaucoup de gens qui prédisent, parmi tous les gens qui prédisent il y en a toujours un qui a raison. Mais les 9 qui ont tort avaient tort. Les 9 fois avant on avait tort, et donc chacun prédit en fonction de sa manière de percevoir le monde ou de sa propre expérience, moi je ne fais pas de prédiction et j'essaie de rester collé à la réalité. Quand elle est là, on s'en occupe au moins aussi bien que tout le monde si ce n'est mieux. On a un débit, ici, et une organisation qui permettent de traiter les gens et de faire face aux situations. On ne baisse pas les bras, on ne baisse pas les armes, et on continue à travailler.

Encore une fois, je ne fais pas de prédiction, j'y suis profondément hostile. Ceux qui ont eu le courage de lire tous les livres que j'ai écrits, j'en ai écrit quelques-uns, arrivent tous à la même conclusion : je ne prédis jamais rien. Je me moquais même, dans mon premier livre sur les maladies infectieuses, qui date de 1997, de Nostradamus, qui est notre voisin puisqu'il habitait à Salon-de-Provence. Je ne crois pas aux prédictions, et jusqu'à présent je n'ai pas été déçu. Il n'empêche que de temps en temps, il y a des gens qui prédisent le pire et il y a des choses désagréables qui apparaissent. Maintenant, il ne faut pas essayer, c'est une spécialité des journalistes malveillants, de découper des petits mots en oubliant « je ne prédis jamais », et d'oublier ce qu'il y a après. C'est juste de la malveillance ridicule. Encore une fois, je ne prédis jamais. Je décris ce que je vois. Je fais part de l'expérience de maladies comparables qui ont été décrites mais qui ne peuvent pas servir de modèle absolu pour quelque chose qui est entièrement nouveau. Point final. Donc là, je ne vais pas prédire ce qui m'arrivera demain mais je peux vous dire ce que nous voyons aujourd'hui.

— *Et donc, qu'observez-vous aujourd'hui ?*

Il y a incontestablement une augmentation, nous on a une augmentation terrible de nouvelles demandes de tests, de prélèvements. Elle atteint pratiquement celle de mars avec 3 000 prélèvements par jour. Quand on compare cet épisode au premier épisode, on n'a ni la même mortalité, ni le même taux d'hospitalisation. Ça, incontestablement, ça montre une différence entre les deux épisodes. Cela changera peut-être, encore une fois, car il existe différents variants dans cette deuxième partie de l'épidémie. Ce n'était pas le cas dans la première partie.

La mortalité, en clair, ça aussi c'est un document d'État, celui de la DREES, qui montre que cette maladie (et donc il faut essayer d'affoler les uns et les autres) est une maladie qui tue les sujets, soit très âgés, soit qui ont de très multiples pathologies associées. Bien sûr, l'obésité, mais pas seulement. Obésité, cancers… Ici, nous avons la répartition, à l'IHU, du nombre de patients diagnostiqués qui sont passés en réanimation et qui sont morts. Vous voyez que, en dessous de 60 ans c'est extrêmement rare, et que la partie la plus marquée est celle des patients de plus de 85 ans comme partout dans les pays les plus développés.

C'est plus ou moins significatif en fonction des endroits et des régions. Là aussi, vous pouvez regarder ce papier extrêmement intéressant. Il montre, par région, la surmortalité par tranche d'âge. On voit très clairement, dans notre analyse, parmi les patients hospitalisés (dans laquelle il n'y a pas de biais liés à la fréquence de la maladie) et pour lesquels le diagnostic final a été COVID-19, la proportion de ceux qui sont morts. Vous voyez que les régions sont inégales. Ce n'est pas seulement la fréquence de la maladie qui est différente, c'est la mortalité en fonction de l'endroit dans lequel les gens étaient. En orange, vous voyez notre mortalité ici à l'IHU. C'est vrai que chez les sujets de plus de 80 ans, en particulier ceux de plus de 90 ans, on a une mortalité qui reste notable. On espère que cela va s'améliorer, il y a une petite vidéo qui a été faite par mon confrère le professeur Lagier, sur l'utilisation maintenant de l'oxygène à très haut débit chez les sujets récusés de réanimation car trop âgés ou ayant trop de facteurs associés. Chez ces patients pour qui on avait dit qu'on ne pouvait pas les réanimer et donc qu'ils allaient mourir, sous oxygène à haut débit on a eu la chance de sauver 5 personnes, qui ont été guéries. Il y a un mois, elles n'auraient pas été sauvées. Là aussi, l'Assistance publique nous a permis de nous équiper, pour pouvoir faire de l'oxygénation sans réanimation, avec des lunettes à très haut débit. Cela a sauvé des gens qui n'étaient plus susceptibles d'être traités en réanimation.

— Vous avez parlé de variants, de mutants : quelle est leur importance dans l'épidémie actuelle ?

Voilà les mutants dont il s'agit, je vais vous montrer quelques exemples. Les virus mutent tout le temps, donc je comprends qu'il y a des gens qui disent que mutants ça ne veut rien dire. C'est vrai, mais ils mutent de manière plus ou moins brutale. Donc vous voyez, par exemple, les deux virus qui nous embêtent beaucoup c'est Marseille 4 et Marseille 5. Vous voyez ici le Marseille 4 : il y a un saut entre le moment où il apparaît qui est toute l'accumulation de mutations. Il n'est pas comme ce nombre de mutations qui s'accumulent les unes après les autres. Il s'est passé un bond, qui est la raison pour laquelle ce n'est plus un mutant avec une mutation mais un variant différent. Celui-là, c'est celui qui est épidémique actuellement. C'est celui-là qui cause 75 % des cas à Marseille, je ne sais pas ce qu'il se passe ailleurs.

Là, vous avez Marseille 5 : c'est pareil, vous voyez la différence qu'il y a entre le nombre de mutations qu'il y a entre Marseille 5 et tout le reste. Il s'est passé quelque chose, ce ne sont pas de petites mutations les unes après les autres. Ce variant-là est apparu.

Pourquoi est-ce qu'il y a des variants ? Les coronavirus sont connus, comme les rhinovirus, pour faire des réappariements entre virus. Donc il y a des modifications, c'est comme ça probablement que ce virus est né. Il y a des modifications qui se font avec les différents coronavirus entre eux, et il est bien possible, parce qu'ils ont des séquences très proches, qu'il y ait des réappariements qui se fassent avec des rhinovirus dont beaucoup de nous sont porteurs sans s'en rendre compte. Ce qui est vrai, c'est que la proportion des porteurs asymptomatiques de ce virus est maintenant très importante, de l'ordre de 5 %. Et donc, il y a tout un foyer de possibilités d'échanges. Globalement, ce que nous voyons actuellement dans la mortalité au jour le jour, c'est que la mortalité ici et plus globalement à l'Assistance publique concerne des gens extrêmement âgés, plus de 85 ans, ou des gens âgés et porteurs de très sérieuses comorbidités : diabète, obésité, hypertension, cancer évolutif ou autre pathologie.

Ce que vous voyez ici, c'est que sur ce graphique, c'est effectivement ce que l'on croit qu'il s'est passé maintenant. Le premier épisode est dû à des virus qui font partie d'un groupe qui vient de Chine, qui a présenté une mutation en arrivant en Europe et qui d'Europe est parti en Afrique, aux États-Unis, où d'autres virus en provenance de Chine sont arrivés. Puis ce virus a quasiment disparu, restent quelques cas très rares. Est apparu celui qui nous a alertés fin juin, début juillet, qui a donné un pic à ce moment-là qu'on voit ici. Il faisait presque l'ensemble des cas puis il s'est arrêté brutalement. Celui-là venait d'Afrique du Nord, en particulier par bateau, parce qu'on a pu le tracer épidémiologiquement. Il donnait des formes beaucoup moins graves, très peu d'hospitalisations, très peu de marqueurs biologiques inquiétants. Il a disparu et c'est celui que nous avons eu en juillet et début août.

Puis, sont apparus le Marseille 4 et le Marseille 2. Ce Marseille 4, je vous ai montré la distance qu'il avait par rapport à tous les autres. Il coïncide avec la grande période touristique à Marseille, où il y a eu énormément d'étrangers d'origine européenne qui sont venus. Si on essaie de trouver les racines de ces deux virus, on voit que les virus qui ont la même origine que celui-là, on les a retrouvés en particulier en Afrique parmi les infections récentes, en particulier au Sénégal. On attend des prélèvements d'Algérie afin de tester des génomes d'Algérie pour voir si ce sont les mêmes. Et puis, celui-là, si on regarde dans les banques de génomes, il vient essentiellement de Grande-Bretagne, Irlande, et puis aussi de pays du Nord, en Belgique, et de Suisse. On a l'impression que cette partie-là a été importée au moment du grand épisode touristique où la population de Marseille a beaucoup augmenté, et où les rapports sociaux ont probablement changé parce que c'était l'été, parce que c'était la fête, etc. On a l'impression que le 1 a été l'objet d'une épidémie importée d'Afrique du Nord par bateau. On a l'impression que l'épisode du 4 et du 5 donne lieu à des maladies qui sont plus sévères que l'épisode du 1. On a plus d'hospitalisations et de marqueurs biologiques dans l'épisode actuel que dans l'épisode précédent.

Ça, ce sont des données factuelles. Si jamais vous imaginiez qu'avec ces différents variants vous pouviez faire des prédictions sur ce qu'il allait se passer, c'est que vous n'êtes pas une fois devin, mais au moins quatre fois. Moi je ne suis pas quatre fois devin, donc je ne sais pas ce qu'il va se passer. Des

1, je vois qu'il n'y en a plus. Des 0, le premier, il n'y en a plus. Le 4 il est en pleine poussée, je ne sais pas quand est-ce qu'il va s'arrêter, je ne sais pas si les autres vont le remplacer après. Pour l'instant, ce qu'on voit, ça se traduit par le fait que plutôt que d'avoir une courbe qu'on appelle courbe de Gauss, en dôme, on a plutôt une courbe en tôle ondulée. Ce qu'il se passera après, est-ce que ça va s'arrêter ou est-ce que ça va repartir, je n'en sais rien et personne ne le sait. Ce qu'on voit maintenant, c'est qu'on n'est pas face à un virus seul mais à un virus et des variants. Ces variants sont plus ou moins sévères.

De toute manière, pour l'instant et jusqu'à preuve du contraire, sauf exception ou confusion parce que comme vous avez 5 % de la population qui est infectée, parmi tous les gens qui vont rentrer à l'hôpital il y en aura 5 % qui seront positifs. Cela ne veut pas dire que c'est ça qui va les rendre malades. On a eu des appendicites avec le virus SARS-COV2, on a eu toutes sortes de pathologies, y compris chirurgicales. La pathologie qu'ils présentaient n'était pas due au virus. Ils avaient le virus, et la pathologie. Faire le tri entre ces choses-là sera une chose importante, en particulier pour les populations qui ne sont pas censées être très à risque. Il faudra réellement regarder ça dans le détail. Moi je sais qu'il y a deux personnes jeunes qui ont été déclarées à Marseille comme étant décédées du COVID dont on sait qu'elles ne sont pas décédées du COVID mais d'autres maladies qui étaient sous-jacentes ou indifférentes au COVID.

Voilà la situation telle qu'elle est. L'avenir n'est pas plus certain maintenant que ce qu'il était avant. On verra bien ce que ça donne. On est dans quelque chose qui était déjà imprévisible, car c'est un virus nouveau, et dans la situation actuelle et avec les variants qui apparaissent maintenant, tout est toujours aussi incertain.

3 NOVEMBRE 2020. SANOFI OU MINISTÈRE : QUI BLOQUE LA VENTE D'HYDROXYCHLOROQUINE ?

— *Professeur Didier Raoult, pouvez-vous faire un point sur les différents tests disponibles pour faire le diagnostic du COVID. Lesquels sont valides, lesquels ne sont pas valides, lesquels sont les plus efficaces ?*

C'est un bon exemple d'illustration du fait que tout part dans tous les sens, et qu'il n'y a pas de science dans toutes ces décisions et dans une partie des décisions politiques. On vient d'avoir deux articles acceptés dans des journaux de référence, le *Journal of Clinical Virology* et le *Journal of Clinical Microbiology*, sur l'évaluation des tests. Par exemple, les tests nasopharyngés par détection d'antigènes qui ont été achetés en France pour faire de la détection partout ont une sensibilité qui n'est que de 70 %. En revanche, nous on a utilisé une technique de PCR rapide qui est développée chez nous depuis début août, qui donne le diagnostic en vingt minutes et qui a une sensibilité de 100 % mais qui détecte un peu plus loin que ce qui est le seuil dont je vais vous parler. Quand on a des prélèvements qui montrent qu'on a très peu d'ADN, il faut le vérifier par une autre méthode.

Globalement, nous, depuis très longtemps, et je pense qu'on a été les premiers au monde à faire ça, c'est publié, et pour une fois on est d'accord avec le docteur Fauci qui est le directeur du NIH aux États-Unis. Personne n'a de données comparables avec ce que nous avons publié. Nous avons cultivé des milliers de souches et nous avons comparé le nombre de CT donnés par la PCR avec la culture. Il y a des cultures positives, donc il y a infectivité, jusqu'à seulement 35 cycles (CT). Jusqu'à 35 cycles, il faut répondre positif, après 35 cycles, il ne faut pas. Il y a une confusion terrible, et j'engage le gouvernement, sur la base de ces papiers qui sont online et que je peux leur envoyer, car ce sont de vrais travaux scientifiques et pas des tests sur 3 ou 4 trucs, à rétablir la place de la science, c'est-à-dire les publications vérifiées avec des données comparables ou avec des gold standards, ce qu'on appelle des gold standards, avec la donnée de référence qui est la culture.

Or, à ma connaissance, personne n'a fait autant de culture que nous pour valider les PCR. Ce sont ces données qu'il faut utiliser, et je suis content qu'on les utilise maintenant aux États-Unis.

– Où en êtes-vous du traitement par hydroxychloroquine ?

On est très contents parce que là aussi, pendant que tout le monde parle et donne son avis, nous on fait notre métier de scientifiques. On écrit, on travaille, on soumet nos articles dans les journaux et ils sont acceptés. Là on vient d'avoir un papier, je conseille à tout le monde de le lire, qui est un papier d'évaluation de l'efficacité du traitement par hydroxychloroquine et azithromycine dans les EHPAD. Dans ce papier, qui est consultable sur notre site, on montre que quand on traite les gens dans les EHPAD, la mortalité est divisée par deux. On passe d'une mortalité moyenne de 27 %, qui est celle qui est observée partout en France et observée à Marseille quand on ne traite pas, car il y a des EHPAD dans lesquels on ne traitait pas, à une mortalité de 13 % quand on traite. C'est une différence considérable, on divise par deux, on ne peut pas dire que ça n'existe pas. J'ai un site à conseiller à ceux qui s'intéressent vraiment, pas ceux qui racontent n'importe quoi comme les journalistes que je rencontre et qui disent « tout le monde sait que ça ne marche pas » car je ne sais pas de quoi ils parlent. Il y a un site qui est très bien fait, qui s'appelle c19study.com, qui analyse toutes les publications qui sont faites sur tous les traitements. Sur l'hydroxychloroquine, ce n'est pas deux ou trois, il en sort toutes les semaines. Il y a maintenant 160 études sur l'hydroxychloroquine, et la conclusion c'est qu'il y en a 85 qui trouvent un effet positif de l'hydroxychloroquine. 30 trouvent un effet négatif, et les autres ne montrent pas d'effet significatif. Au total, la somme de toutes ces données que l'on fait par des méthodes de méta-analyse, c'est qu'il y a un bénéfice de 64 % des cas quand il y a un traitement précoce, et dans 26 % des cas quand il y a un traitement tardif. Donc il faut arrêter de dire que le problème de la chloroquine est réglé, il l'est surtout pour ceux qui ne regardent pas la littérature. Ceux qui la regardent ne pensent pas la même chose. Je vous conseille de regarder ce site, il est accessible.

— *Concernant les autorisations d'utilisation de la chloroquine, autorisations de prescription et de délivrance, où en êtes-vous avec Sanofi et avec le ministère de la Santé ?*

Un de mes amis est un des plus extraordinaires professeurs de médecine qu'il m'ait été donné de rencontrer dans ma vie, Dominique Maraninchi. J'ai dit à la commission d'enquête parlementaire, j'ai transmis au ministère de la Santé, de demander son avis à Dominique Maraninchi. C'est lui qui a implanté ici les greffes de moelle pour les leucémies, pour les cancers. Il a dirigé le centre anticancéreux de Marseille pendant très longtemps. À la suite de ça il a été condamné par l'ordre par une décision qui a été cassée en Conseil d'État. Ensuite, il est devenu président de l'Institut national de lutte contre le cancer. Ensuite, il est devenu directeur de l'ANSM et c'est lui qui a inventé les RTU, les recommandations temporaires d'utilisation. Pour répondre au problème des prescriptions hors AMM. Je lui ai demandé de venir faire une conférence chez nous, elle est en ligne, chez nous. Vous pouvez la regarder. C'est une très grande leçon de médecine donnée par un des très grands messieurs de la médecine, pour lequel j'ai une admiration folle.

Vous verrez qu'il explique que les RTU ont été faites pour des situations qui sont exactement semblables à celle pour laquelle j'ai demandé une RTU pour l'hydroxychloroquine. C'est lui qui m'avait dit : « Didier, il faut absolument que tu demandes une RTU car je l'ai inventée pour ça. » Il avait écrit un article dans le *New England* pour expliquer pourquoi il fallait une RTU et ça correspond exactement à ça. Dominique Maraninchi est le prédécesseur du directeur actuel Dominique Martin. Il m'a dit : « Si j'avais encore été directeur de l'ANSM, il y a bien longtemps que j'aurais mis en place une RTU. » Donc il faut regarder ce séminaire, car c'est très important.

Quant à Sanofi, pour rassurer ceux qui pensent que j'ai avec eux des liens d'intérêt, je suis obligé de me battre régulièrement pour pouvoir avoir du Plaquenil et pouvoir le distribuer ici, à telle enseigne que j'ai fini par demander que soit clarifiée la position de Sanofi vis-à-vis du ministère. Sanofi vient d'écrire une lettre au ministre que je vais mettre sur notre site. Cette lettre demande au ministre si Sanofi a le droit ou pas de livrer l'IHU en hydroxychloroquine, car ils ne comprennent plus ce qu'ils doivent faire. J'espère que le ministre va répondre à cette question. Comme ça, on verra qui ment dans cette histoire. Est-ce que c'est Sanofi qui ment en disant : « J'ai des consignes ou des interrogations qui ne me permettent pas de livrer », ce qui est du refus de vente, en pratique. Je pense que Sanofi prend des risques, dans ces conditions. Sanofi n'a pas à savoir à quoi nous utilisons les médicaments que nous recevons, dans un hôpital, d'une part, et d'autre part on ne sait pas si c'est le ministère qui, après avoir pris des arrêtés nous autorisant à utiliser ce médicament, qui incontestablement dans les trois quarts du monde est considéré comme étant efficace, essaie de passer par une relation biaisée avec Sanofi. Il faut clarifier cette situation.

De toute manière, pour la clarifier, il est clair que la réponse négative que nous a donnée le directeur de l'ANSM sur les recommandations temporaires d'utilisation est absolument déraisonnable sur le plan du raisonnement scientifique, absolument déraisonnable. Ces gens n'ont pas fait la littérature, ils ne m'ont pas consulté, à ma connaissance ils n'ont pas non plus consulté Sanofi. Cela ne ressemble pas à une décision raisonnée mais à une décision personnelle qui est la raison pour laquelle je ferai appel en Conseil d'État, d'une part, et d'autre part j'ai décidé d'attaquer le directeur de l'ANSM parce que je considère qu'il joue un rôle dangereux pour la santé des Français.

10 NOVEMBRE 2020. POURQUOI MEURT-ON DU COVID-19 ?

— Professeur Didier Raoult, où en est-on de l'épidémie actuelle et de la mortalité du COVID-19 ?

L'épidémie actuelle, la deuxième épidémie, je suis content que le ministre soit d'accord que c'est une épidémie différente, due à des variants différents qui donnent des réinfections. On a une quinzaine de patients qui ont fait une infection au printemps et qui en ont fait une maintenant, en particulier avec le variant 4 qui est arrivé en août. Cela pose des questions sur l'efficacité potentielle d'un vaccin qui ne tiendrait pas compte de plusieurs variants à la fois, comme on le fait pour la grippe, et sur la durée de l'immunité. Ça pose de vraies questions et ça montre que l'observation est toujours nécessaire et qu'on ne peut jamais deviner à l'avance ce que va faire une nouvelle maladie. C'est un fantasme.

Cette deuxième épidémie a un profil qui est différent, qui est plus étalé dans le temps. Elle fait des vaguelettes qui sont probablement dues à l'émergence et à l'apparition de nouveaux variants, puis à leur disparition dans des temps plus courts que la première. Ce que l'on peut voir, sur un site que je conseille à tous ceux qui veulent suivre en France et ailleurs la mortalité, qui s'appelle Euromomo, c'est que pour l'instant les choses qui ont été vraiment très significatives c'est en mars-avril, où en France on a eu un pic. Fort heureusement, on n'a pas eu en même temps le pic de la grippe que l'on a vu les années précédentes, ce qui fait que la mortalité va être probablement plus importante que celle des trois années précédentes, peut-être pas celle d'avant, mais pas d'une manière qui soit spectaculaire. Cela dit il ne faut pas insulter l'avenir, on verra bien ce qu'il va se passer d'ici la fin de l'année. Ce qu'on voit, c'est qu'on a eu une première partie de cette deuxième épidémie qui était plutôt plus bénigne, et une deuxième partie un peu plus grave que la première partie. On a l'impression – ce sont des données préliminaires, sur ce que l'on teste tous les jours, on a entre 1 300 et 1 500 personnes qui viennent se faire tester tous les jours – que le nombre de cas est en train de diminuer depuis quelques jours. J'espère que ça continuera comme ça mais on ne peut pas le prédire.

Ce qui est intéressant, c'est qu'effectivement la mortalité en réanimation est restée la même du début à la fin. Elle est de 13 à 14 % depuis le début. Le travail qui est fait dans les réanimations est considérable. En revanche, ce qui est différent dans chacun de ces épisodes, c'est que la proportion des gens hospitalisés et la proportion des gens en réanimation n'est pas la même selon que les patients ont été suivis ou non avec une prise en charge précoce. En particulier dans l'IHU, où on a commencé à les traiter, à surveiller leur oxygène, et à s'en occuper, contrairement à ceux qui sont entrés directement par les urgences, voire directement en hospitalisation, voire directement en réanimation dans laquelle la mortalité est importante. Les gens entrent tellement tard qu'ils meurent dans les trois jours qui suivent leur hospitalisation. Ça veut dire que leur prise en charge a été trop tardive, et c'est sûrement une des premières leçons qu'il faut retenir. Il faut faire une prise en charge très précoce, c'est une leçon importante.

Une fois qu'on a ces données-là, on peut regarder quelle est la mortalité par tranche d'âge, c'est un des moyens de comparer l'efficacité de la prise en charge précoce. Sur cette figure, peut-être un peu difficile à lire mais qui vient de Santé Publique France, on voit qu'en fonction des régions la mortalité par tranche d'âge n'est pas du tout la même. Vous voyez que dans la Région Sud, que Renaud Muselier n'aime pas qu'on appelle PACA, la mortalité est celle qui est la plus basse dans les âges les plus jeunes. On voit que dans le Grand Est, la stratégie initiale qui avait été une stratégie de tri, consistant à ne pas mettre en réanimation les gens de plus de 70 ans, se traduit par le fait qu'il n'y a pas une surmortalité chez les moins de 70 ans mais une surmortalité qui atteint pratiquement celle de l'Île-de-France à partir de 70 ans. Vous voyez, pour l'Île-de-France, qu'il y a eu une différente prise en charge initiale, je pense, qui a donné une mortalité plus importante. Si on regarde dans les domaines dans lesquels, vraiment, on peut, sur le monde entier, regarder l'âge de la mortalité, on a un très très bon exemple, car il y a trois bateaux dans lesquels il y a eu une épidémie : le *Diamond Princess* dans lequel il y avait des gens très âgés, et deux bateaux militaires, un américain et un français. On voit que là, il n'y a pas de mortalité jusqu'à 40 ans. Jusqu'à 60 ans il y a eu un mort sur l'*USS Theodor Roosevelt* qui avait 41 ans, 0 sur le *Charles-de-Gaulle* pour plus de 700 personnes infectées. Il y a eu des patients qu'il a fallu prendre en charge, certains sont passés en réanimation, donc il faut s'occuper des gens, en faire le diagnostic. Si ces patients n'avaient pas été pris en charge et qu'on avait attendu qu'ils s'essoufflent, ils seraient peut-être morts.

Il faut s'occuper des gens tôt, pour ne pas qu'ils meurent. Vous voyez ensuite qu'il y a très peu de mortalité de 0 à 39 ans dans les pays comme l'Italie, l'Allemagne, la Grande-Bretagne, la Corée du Sud et l'Espagne. Ceux qui ont eu le plus de morts au départ c'est l'Angleterre, et donc il s'est passé quelque chose en Europe, en particulier en Angleterre et en France, qui montre qu'il y a eu une plus grande mortalité en particulier chez les sujets plus jeunes. Ensuite, pour les 60-79 ans et plus, les différences cessent d'être significatives dans les différents pays.

Voilà l'état de la mortalité : c'est une maladie qui tue les gens âgés à condition qu'on prenne en charge les autres, sinon il y a des gens plus jeunes qui meurent aussi. Il faut en faire le diagnostic, il faut les prendre en charge, les soigner, les oxygéner s'ils ont une saturation en oxygène qui est basse, il faut mesurer leur saturation en oxygène. Je vous conseille de regarder la vidéo du professeur Lagier à cette occasion, et il faut les tester parce que certains d'entre eux vont faire des troubles de la coagulation et des embolies pulmonaires qui peuvent être mortelles si les patients ne sont pas anticoagulés. Après, les gens croient ou ne croient pas au traitement spécifique par hydroxychloroquine et azithromycine, c'est un autre problème. Il faut s'occuper des malades, en faire le diagnostic et il faut s'en occuper. C'est très important, et d'ailleurs, effectivement, maintenant, une recommandation de la Haute Autorité de santé avec laquelle je suis d'accord, dit : « Si vous avez une saturation en oxygène inférieure à

95, il faut aller à l'hôpital, vous faire hospitaliser. » Ça veut dire qu'il faut mesurer cette saturation, et donc il faut qu'on prenne l'habitude de mesurer la saturation en oxygène chez tous les gens qui sont positifs au COVID ou qui sont suspectés de l'être. S'ils ont une saturation en oxygène qui diminue, il faut aller à l'hôpital pour voir s'ils peuvent être traités, pris en charge, oxygénés, recevoir des anticoagulants et en fonction des endroits voir s'ils ont besoin d'un traitement spécifique. C'est comme ça qu'on fera baisser la mortalité des uns et des autres.

— Professeur Stéphanie Gentile, pouvez-vous détailler le profil des patients qui décèdent du coronavirus à Marseille ?

STÉPHANIE GENTILE : Nous avons étudié le profil des patients décédés entre le 1er mars et le 2 novembre 2020 à l'Assistance publique-Hôpitaux de Marseille. Pour ces patients, nous avons regardé la répartition de l'âge et du sexe. On peut constater que la majorité des patients sont âgés, plus de 56 % des patients ont plus de 80 ans et 17 % parmi eux ont plus de 90 ans. Ensuite, pour ces patients, on a regardé les comorbidités, c'est-à-dire les autres pathologies qui sont associées à leur hospitalisation. Ces comorbidités, on les a scorées grâce à un index qui s'appelle l'index de Charlson, qui permet d'attribuer un score en fonction du nombre de pathologies associées. Plus la personne a de maladies associées et plus le nombre de points est important, et plus le nombre de points est important, plus la probabilité de décéder dans l'année est importante. C'est un score qui a été fait pour les patients hospitalisés, et qui donne une probabilité de décès à un an.

Vous voyez que sur ce schéma, 90 % des patients décédés à l'AP-HM avaient une probabilité de 85 % de décéder dans l'année. Leur âge moyen était de 82 ans, et 60 % étaient des hommes. Pour les 29 patients qui avaient une probabilité inférieure, on s'est intéressés à leur histoire clinique. On se rend compte que pour un d'entre eux, le décès n'était pas imputable au COVID car le test avait été fait bien antérieurement. Pour les autres, hormis deux patients, ils avaient tous des comorbidités majeures qui ne sont pas prises en compte par le score de Charlson, comme des emphysèmes sévères sous O_2, comme des démences importantes ou d'autres pathologies comme des obésités morbides. Uniquement deux patients ne présentaient aucune comorbidité associée. C'étaient des hommes d'une soixantaine d'années, qui ont fait des passages longs en réa et pour lesquels on n'a pas retrouvé d'explication ou de facteurs associés à cette maladie.

Didier Raoult : En pratique, si on s'occupe des gens suffisamment tôt, la partie des gens qui malheureusement meurent perdent une, deux ou trois années de vie supplémentaires. C'est ce qu'on voit dans la plupart des cas dans les épidémies d'infections virales annuelles. Les gens qui sont à la limite de leur capacité de survie meurent de ça ou d'autre chose, ce fut le cas lors de la canicule, c'est le cas pour les infections virales saisonnières. Bien entendu, on doit tout faire pour que ces gens survivent, a priori si on a mis en place des techniques d'hyperoxygénation pour des gens qui ont plus de 80 ans et qui sont récusés de réanimation, à peu près un tiers arrivent à s'en sortir grâce à ça. On doit tout faire, c'est notre métier, pour que les gens survivent le plus longtemps possible dans de bonnes conditions. Mais bien sûr, si on fait ce qu'il faut, c'est-à-dire une détection et une prise en charge précoces, les gens qui meurent, sauf quelques-uns qui ont des anomalies génétiques décrites par Jean-Laurent Casanova, sont pour la plupart des gens qui ont un terrain qui les prédisposait à mourir peu de temps après. Donc il faut s'occuper des gens pour éviter que ceux qui avaient une certaine espérance de vie meurent. Et il faut s'en occuper suffisamment tôt.

17 NOVEMBRE 2020. ARRÊTONS D'AVOIR PEUR !

— *Professeur Didier Raoult, où en est la circulation du virus, quelle est la cinétique de l'épidémie actuellement ?*

Pour ce que nous voyons nous, mais aussi pour ce que je lis qui se passe en France et en Europe, comme je l'ai toujours pensé cette maladie étant nouvelle, elle est imprévisible, et donc le pire n'est pas sûr. On constate que dans la deuxième épidémie, celle que nous voyons actuellement, il y a eu deux poussées épidémiques, qui pour nous correspondent à des variants nouveaux. On vient d'ailleurs d'avoir notre première publication sur les réinfections avec deux variants différents, le variant de la première épidémie et un variant de la deuxième épidémie, qu'on appelle le 4, qui est celui qui circule le plus actuellement. La première bosse que l'on voit ici c'était essentiellement ce qu'on a appelé le variant Marseille 1, la deuxième bosse que l'on voit est essentiellement le variant Marseille 4. Chacun de ces deux variants a donné son épidémie. Cela amène donc au fait qu'on ait plusieurs sauts comme cela, et qu'on ait quelque chose qui est plus en tôle ondulée qu'en courbe de Gauss qu'on avait l'habitude de voir quand il n'y avait qu'un seul virus qui circulait.

Comme il y a toujours un décalage entre le nombre de cas dépistés, le nombre de cas hospitalisés et le nombre de cas en réanimation, on avait calculé qu'il y avait 8 à 9 jours de décalage entre le diagnostic et la réanimation quand le diagnostic se faisait suffisamment tôt. En réanimation, les hospitalisations n'augmentent plus. En hospitalisation non plus. Et en nombre de diagnostics qui sont réalisés, ça diminue sur l'observatoire que nous avons. Donc on a plutôt l'impression que la situation s'améliore. Elle a commencé à s'améliorer avant le confinement direct, ce qui devrait amener à une réflexion associée au fait que la mortalité est modérée et touche essentiellement, si on s'occupe des patients, des gens qui ont une espérance de vie extrêmement faible. Il y a quelques exceptions, qui ont peut-être des anomalies génétiques. Il faut arrêter de dramatiser cette épidémie. Il faut se calmer.

Je suis très étonné de voir cette excitation et cette peur généralisée. Je dis depuis le départ que ce qui m'inquiète, c'est la peur. Je pense qu'à exciter les gens, à les terrifier, on leur fait avoir des comportements qui sont des comportements inacceptables. Je pense qu'on risque une recrudescence du terrorisme, il y a même des gens qui ont proposé sur Twitter de faire un attentat terroriste contre moi, il y a des gens qui m'ont menacé, qui menacent mon avocat. On sort d'un état social normal du fait de l'anxiété extrême que l'on développe à partir de la peur de cette maladie qui ne va pas détruire l'humanité ni même réduire de manière sensible l'espérance de vie dans ces pays. Il faut se calmer. Il faut traiter cette maladie normalement. Il faut mettre en place les outils pour pouvoir diagnostiquer et soigner les gens. Il faut arrêter de manier la peur à ce niveau, parce que la société va exploser si on continue comme ça. Il faut se calmer. Il n'y aura pas de centaines de milliers de morts ou des millions de morts en France. Il faut s'arrêter. Il faut reprendre ça comme une maladie normale.

Je peux vous le dire, moi qui travaille depuis quarante ans sur ces maladies infectieuses, je sais à peu près ce que c'est. Nous, ici on a pris en charge maintenant 12 000 personnes infectées, personne n'a pris en charge autant de personnes que nous, personne n'a testé autant de personnes que nous. On fait plus de 350 000 tests, plus de 250 000 personnes différentes ont été testées. On a une idée très précise de ce qu'il se passe, de la mortalité, de la manière dont ça se gère. Il faut être organisé, calme, gérer les problèmes d'organisation qui se posent quotidiennement. Il faut s'en occuper. J'aurais préféré qu'on me croie, il y a vingt ans, quand j'ai écrit qu'il fallait 7 infectiopôles de même nature que l'IHU Méditerranée Infection en France. Cela aurait permis d'avoir une gestion beaucoup plus calme, beaucoup plus organisée, plutôt que de s'affoler avec ce retard considérable dans la détection. Je suis content que la plupart des choses que j'avais proposées aient été mises en place (restera l'hydroxychloroquine). La détection précoce, la détection de l'hypoxie avec les saturations d'oxygène, trois mois après que je l'ai proposée la Haute Autorité de santé a repris ça dans ses recommandations, c'est bien. Pour la gestion des troubles de la coagulation, on a encore des embolies pulmonaires, une fois par semaine, qu'on détecte précocement en faisant des tests biologiques y compris chez des gens qui apparaissent asymptomatiques. Ça c'est la prise en charge médicale. C'est avec cette prise en charge médicale qu'on fait tomber la mortalité et nous, les données préliminaires qu'on a sur les gens qu'on a vus en hôpital de jour, sont de l'ordre de 0,6 pour 1 000 de mortalité. Ça nécessite d'être consolidé, mais ça veut dire que si on s'occupe des gens entièrement, très tôt, la mortalité atteint un taux extrêmement faible.

Le vrai problème c'est maintenant de raison garder, de mettre en place, au fur et à mesure que la connaissance sur cette maladie augmente, les moyens qui permettent de détecter les cas. Typiquement, les gens qui sont positifs, quand ils sont jeunes, ne sentent plus les odeurs. Les sujets qui sont plus âgés doivent être traités parce que chez eux, ce signe très précieux est malheureusement moins fréquent. Ils doivent être pris en charge, il y a un certain nombre de choses à faire : mesurer la saturation en oxygène, ils peuvent acheter de petits saturomètres dans les pharmacies, ça ne coûte pas très cher. Je dis la même chose que la HAS : quand on a l'oxygène en dessous de 95, il faut aller à l'hôpital se faire prendre en charge tout de suite, parce qu'en dessous de 95, les choses peuvent aller très vite et on peut se retrouver très vite en réanimation où le pronostic est moins bon.

Tout ça, c'est de la médecine. Il faut revenir à la médecine, il faut arrêter de s'affoler, il faut arrêter de crier qu'on va tous mourir parce que ça excite les gens. C'est de plus en plus dangereux, de plus en plus difficile, les gens pètent les plombs, les gens qui sont fragiles nerveusement explosent, or il ne faut pas le faire. Il ne faut pas vivre dans la terreur, ce n'est pas bien. Il faut revenir au calme. On a vu plus de gens que tout le monde. Je n'ai pas attrapé le COVID, je ne fais pas de prophylaxie, je me lave les mains 100 fois par jour, je ne suis pas mort et pourtant je fais partie des groupes à risque, j'ai plus de 65 ans. Et je n'ai pas peur. Pas une seconde.

Je pense que c'est dans ces circonstances qu'effectivement, je vois maintenant des collègues qui m'insultent, des amis d'internat, des gens que je connais depuis trente-cinq ans qui racontent des horreurs sur moi. Je ne comprends pas d'où ça sort, sinon simplement du fait que ce niveau de tension est devenu trop élevé. On revient à l'époque que j'ai connue, avant 1968, des « chiens de communistes » contre des « salauds de capitalistes ». Cette passion est déraisonnable. Il faut revenir à s'occuper des gens, les soigner. La passion doit être étrangère à ça.

– Que pensez-vous de la décision de l'ordre des médecins des Bouches-du-Rhône de déposer votre dossier au conseil de discipline ?

Encore une fois, c'est multifactoriel. Ça rentre dans le combat qui s'est installé à Marseille entre les non-universitaires et les universitaires, c'est sûrement une partie de l'histoire. Il y a cette espèce de tension extraordinaire qui s'est installée entre les uns et les autres – en partie parmi les gens qui ont porté cette plainte –, il y a beaucoup de gens qui ont été très vexés que l'on dise que leur financement par Gilead avait influencé très profondément leur jugement. C'est le cas de la SPILF, qui est très financée par Gilead et qui n'accepte pas qu'on dise que c'est un conflit d'intérêts. Ensuite, pour mettre les choses en perspective, il y a un temps pour tout. Il y a plusieurs échelles de temps.

L'échelle de temps des gens qui croient avoir le pouvoir et l'autorité scientifique, ce qui est un peu risible, le directeur général de la Santé ou le directeur de l'ANSM, ou le président du conseil de l'ordre ne détiennent pas la vérité scientifique. Ils détiennent un pouvoir de décision, éventuellement un pouvoir de nuisance, mais pas la vérité scientifique. Ils confondent. Ces gens-là sont des gens qui changent régulièrement. C'est quand même très intéressant, l'ancien président du conseil de l'ordre à Marseille était un ami à moi, avec lui cette histoire aurait été classée sans suite. Les autres ont changé, tout ça ne dépend pas de moi, ça dépend des gens qui ont été élus qui aiment ce que je suis ou qui n'aiment pas ce que je suis. Je suis la quintessence de l'universitaire, pour l'instant ce n'est pas très aimé par ce conseil, c'est la vie. De l'autre côté, il y a le directeur général de l'ANSM, qui est férocement opposé à l'hydroxychloroquine, ce dont je reparlerai, son prédécesseur, qui avait été nommé aussi, a fait une conférence chez moi que je vous demande de regarder. C'est le professeur Maraninchi, c'est lui qui a inventé les RTU, c'est lui qui a remis les choses en place sur les conflits d'intérêts, et si vous entendez ce qu'il dit vous ne croyez pas qu'il puisse avoir eu la même position que le directeur actuel de l'ANSM qui fait exactement l'inverse. Ce n'est pas moi qui change, c'est les gens qu'on nomme qui changent. C'est bien naturel. Ce sont des gens qui passent. Ce ne sont pas des gens qui sont là ès-qualités, ce sont des gens qui sont nommés ou élus. Ça n'a rien à voir.

Après, il y a un autre temps, qui est le temps du politique. Je regrette qu'une partie importante du politique soit maintenant sur le même rythme de vitesse que les journalistes qui ont une vérité du jour. La vérité du jour n'engage pas les journalistes. S'ils disent une bêtise, six mois après vous n'allez pas leur reprocher d'avoir dit une bêtise six mois avant. Donc il ne faut pas les croire, il ne faut pas les suivre. Le problème des politiques c'est qu'actuellement ils sont trop en phase avec les journalistes. Ils oublient une chose, c'est que quand ils parlent, ils sont susceptibles d'avoir une résonance. Ils risquent d'être poursuivis par la Justice, et par l'Histoire. Ce qui juge les politiques, c'est l'Histoire. Dans les histoires de sécurité sanitaire, la Justice prend son temps. L'histoire du sang contaminé, c'est dix ans après les faits. C'est long. Ce n'est pas le temps des journalistes, les journaux ont même oublié ce qu'il se passait à l'époque. Il y a eu des opinions, qui disaient ci, qui disaient ça. Dix ans après, la Justice est encore sur un autre rythme.

La science, elle, est encore sur un autre rythme. Il y a des domaines dans lesquels moi j'ai travaillé, sur lesquels il a fallu quinze ans pour que ce que nous disions, sur la peste par exemple, soit reconnu par tout le monde. Pendant quinze ans on s'est disputés, certains disaient qu'ils n'arrivaient pas à reproduire nos résultats. Le temps du journaliste, le temps du politique, le temps de la Justice et le temps de la science ne sont pas les mêmes temps. On ne vit pas dans les mêmes échelles de temps. Moi je vis dans le domaine de la science, mais comme j'applique mes connaissances à ce que je fais, je suis bien obligé de me confronter (le moins possible) avec les journalistes. En particulier, je ne supporte pas les journalistes qui se montrent agressifs avec moi, ou ceux qui se posent des questions sur ce que je suis. J'apporte des résultats, je ne veux pas discuter de ce que je suis, ça ne regarde que moi. On voit bien qu'il y a des temps différents.

Quant à ce qui m'est reproché, je suis content qu'on ne me reproche pas d'être un mauvais docteur, mais dire que je n'applique pas les données de la science, alors ça... Quand j'ai lu ces trucs, je dois reconnaître que j'ai été pris d'un fou rire. J'ai regardé quelle était la production scientifique des gens qui votaient ça, et des gens qui avaient dit ça, j'ai ri... Je vais le publier. C'est risible. Moi, sur ces domaines-là, je suis le plus cité en Europe sur les maladies infectieuses et la microbiologie depuis plus de vingt ans, et en France, je suis le deuxième le plus cité en science, après Guido Kroemer.

Le premier livre que j'ai écrit, qui comprenait déjà une partie sur la chloroquine pour le traitement des maladies intracellulaires, a été publié en 1993, c'est pas hier. Ensuite, j'ai fait un « Que sais-je ? » pour expliquer ça au public. Je l'avais appelé *Les Maladies émergentes*, mais les PUF n'ont pas voulu que j'appelle ça *Les Maladies émergentes* et m'ont obligé à appeler ça *Les Nouvelles Maladies infectieuses*, parce que les maladies émergentes personne n'en avait entendu parler à l'époque, quand j'ai écrit ça en 1997. Personne ne savait ce que c'était qu'une maladie émergente. C'est pour ça que j'ai été obligé d'appeler ça *Les Nouvelles Maladies infectieuses*. Ensuite, parce que j'avais eu le seul laboratoire capable de faire l'analyse des poudres lors de la crise du bioterrorisme, il m'a été demandé de faire une mission sur les maladies infectieuses et le bioterrorisme, par le ministère de la Santé et le ministère de la Recherche. Je l'ai faite en 2002-2003. Ce rapport est disponible sur internet. Ensuite, un éditeur m'a demandé de faire un livre sur les nouveaux risques infectieux, la grippe aviaire, le SARS. Je ne renie rien de ce que j'ai dit, je pense que c'était raisonnable. Ensuite, au tout début de cette épidémie j'ai écrit un autre livre encore, *Épidémies, vrais dangers et fausses alertes*. Puis j'ai essayé de mettre ça dans une perspective scientifique en expliquant quelle est la démarche scientifique qui me paraît la plus adéquate pour ce que je fais moi. C'est de l'épistémologie, de l'histoire des sciences, c'est mon dernier livre.

Si vous voulez, dire que j'ai une approche qui n'est pas scientifique, c'est ridicule à un point qui est difficile à tenir. C'est très intéressant. On verra bien, il faut que les choses suivent leur cours. Encore une fois les institutions sont les institutions, ceux qui les représentent ne sont pas l'institution. Ce sont ceux qui représentent l'institution à un moment, et vous savez bien que ça change. J'avais dit une fois : « Vous savez les ministres de la Santé, en moyenne dans ce pays ça dure deux ans et demi. » Ce n'est pas définitif pour le ministre, ça dure le temps qu'il est là, puis il y en a un autre qui pense autre chose, au moment des élections présidentielles on verra bien qui sera le président, on verra bien qui sera le Premier ministre, on verra bien qui sera ministre de la Santé. C'est pareil pour le conseil de l'ordre, il y aura des élections, peut-être que ça deviendra un enjeu de l'élection de savoir si maintenant on peut se servir du conseil de l'ordre pour empêcher les gens de parler. C'est une vraie question. Le conseil de l'ordre est là pour régler les problèmes déontologiques entre les médecins, moi je ne me dispute pas avec les médecins. À la différence d'autres, je n'insulte pas personnellement les gens, ni sur Twitter, ni à la télévision. Ça, ce sont des problèmes déontologiques dont, théoriquement, le conseil de l'ordre doit s'occuper. Après, le conseil de l'ordre n'est pas là pour me faire taire. C'est difficile de me faire taire, en particulier parce que ce que je fais, ça n'est que transmettre des résultats de la connaissance. Pour un universitaire, bien sûr, non seulement c'est mon droit mais c'est mon devoir. Donc je continue à le faire, et je ne vois pas comment le conseil de l'ordre pourrait m'empêcher de parler.

Je pense que ce sont là les éléments qui devraient éclairer les uns et les autres. Je souhaite que tout ça se termine le plus simplement du monde. Une fois que les gens seront revenus à un niveau de tension normal, ils arrêteront de s'exciter sur des choses pour lesquelles on se demande même pourquoi ils sont concernés.

– *Où en est-on sur le plan du traitement du COVID ?*

C'est une des questions qui sont posées. Il y a deux choses à voir dedans. Il a semblé, depuis le début, que le problème de l'hydroxychloroquine empêchait le développement du remdesivir qui est le médicament de Gilead. Pour vous mettre en phase, ce médicament est un médicament qui avait été mis au point pour traiter les infections virales et qui avait été testé sur Ebola, dans des études non randomisées (bien sûr à l'époque ce n'était pas à la mode). Il ne marchait pas. On a essayé de le recycler, d'ailleurs à la première réunion que j'ai eue avec le conseil scientifique, celui-ci n'avait qu'une chose à la bouche : essayer de tester le remdesivir. Il avait déjà commencé à être testé, parce que j'ai observé la discussion entre le directeur de Gilead et le professeur Yazdanpanah qui se tutoyaient en se disant : « Tiens, il faut tester le remdesivir ? Bien sûr ça donne des insuffisances rénales », devant moi, devant le président de la République. Je vois bien que c'était l'objectif. C'est comme ça que ça s'est passé, si quelqu'un veut m'accuser de faux témoignage je lui souhaite bonne chance. Moi, j'ai essayé d'introduire ce qu'avaient fait les Chinois. Les seules données qu'on avait, c'était la chloroquine.

Après, que les gens aient essayé de faire croire que j'avais des rapports de conflits d'intérêts avec Sanofi, avec qui j'ai les plus grandes difficultés pour avoir l'acheminement du médicament, ce n'est pas raisonnable. Il n'y a qu'à voir mon ami Maraninchi, qui sur les recommandations de Xavier Bertrand a fait l'obligation des déclarations de transparence que vous pouvez aller regarder sur Euros For Docs. Cette affaire a soulevé incontestablement un fanatisme pro-Gilead et pro-remdesivir, ce qui soulève des questions : Pourquoi est-ce que tout le monde veut faire du Gilead ? Ça a amené à voir que le nombre de gens qui avaient reçu des cadeaux, en nature ou en argent, par Gilead, était considérable. À peine ai-je parlé de l'hydroxychloroquine qu'un collègue m'a téléphoné de manière anonyme (j'ai fini par l'identifier), de nuit, pour me menacer du pire si je ne retirais pas ce que j'avais dit, à savoir que l'hydroxychloroquine pouvait marcher, avant le lundi à 8 heures du matin. Donc après je me suis rendu compte que c'est ce collègue qui recevait le plus d'argent de Gilead en France. Après peut-être que ce ne sont que des coïncidences, mais ce sont des coïncidences qui finissent par être troublantes. Il y a un rôle dont je ne connais pas exactement l'importance, mais dont il faudrait bien que le pays se préoccupe : il faut faire appliquer les lois. Et dans les temps à venir, il faut que le pays se préoccupe de faire des lois qui soient aussi rigides pour les praticiens qu'elles le sont pour les hommes politiques, pour lesquels on a régulé ça.

On voit que la conséquence de ça est une colère considérable. Beaucoup de gens qui sont des collègues en colère contre moi sont dans cette situation qui est facile à regarder sur Euros For Docs. Ces gens ont reçu de l'argent de Gilead, y compris cette société, la SPILF, qui est subventionnée de manière très élevée par Gilead. Vous savez, ceux qui disent que c'est juste de la bienveillance oublient cette réflexion de Milton Friedman, prix Nobel d'économie, qui dit qu'il n'y a pas de repas gratuit. Ne croyez jamais que quelqu'un qui vous invite à dîner n'a rien à vous demander en échange, ce n'est pas vrai. Ici ce n'est pas inviter à dîner. Donner des sommes pareilles, ça veut dire qu'on attend quelque chose en échange.

Et Gilead l'a eu. Car c'est une des choses les plus belles que j'ai vues dans ma vie, on peut en faire un film d'horreur. Ça c'est un papier qui est sorti le 23 octobre dans *Science*, qui est un journal américain, un des meilleurs journaux scientifiques, qui n'est pas suspect de ne pas aimer les produits américains. Ils disent que tous les essais étaient très importants (on sait depuis février que ça ne marche pas le remdesivir), mais ils ont enfin montré que le remdesivir ne marche pas. Ça c'est en octobre. Et en octobre, le même mois, la Commission européenne achète pour 1 milliard de remdesivir. On sait que ça ne marche pas. Le remdesivir, pour mettre ça en perspective, c'est un produit qu'on donne par voie intraveineuse. Les voies intraveineuses, pendant dix jours, ça donne au moins 5 % de complications graves. Thromboses, peut-être encore plus dans cette maladie dans laquelle on a des troubles de la coagulation. Septicémies. On ne fait pas une perfusion pour rien. Une perfusion, c'est un acte agressif, en particulier si on ne fait pas une perfusion de trente minutes mais une perfusion pendant dix jours. C'est un acte agressif.

D'ailleurs, il y a une véritable question que l'on va poser au comité d'éthique. Est-ce qu'il est éthique de faire des placebos par perfusion ? C'est-à-dire de mettre à quelqu'un une perfusion alors qu'on sait qu'il n'y a rien dedans, et que la personne prend des risques alors qu'elle n'a aucun bénéfice à en tirer. C'est très grave de faire ça, puisqu'on sait que c'est dangereux. D'ailleurs, quand on regarde l'étude du *New England Journal of Medicine* qui disait que le remdesivir était un médicament merveilleux parce qu'il diminuait le temps d'hospitalisation, on voit que 10 % des gens qui avaient un placebo avaient des effets secondaires graves qui ont dû faire interrompre le traitement. Si le placebo avait été une pilule de talc, vous auriez eu zéro effet secondaire grave qui aurait fait arrêter le traitement. Ça veut dire qu'on a pris la responsabilité de perfuser des gens avec quelque chose dans lequel il n'y avait rien. Mais le risque, simplement pour faire un essai alors que vous n'auriez pas mis de perfusion du tout, pas mis de placebo du tout, si vous mesurez juste la mort ou la charge virale vous n'avez pas besoin de simulacre. Ce n'est pas quelque chose qu'un placebo modifie. C'est juste de l'adhésion à un espèce de mécanisme automatique qui a été imposé au fur et à mesure par l'industrie pharmaceutique.

Maintenant, juste après que tout le monde s'est mis d'accord sur le fait que le remdesivir ne sert à rien, on reçoit du ministère de la Santé, du DGS, une lettre qui nous dit qu'on peut utiliser le remdesivir quand on veut, c'est gratuit, on en a tant que vous voulez, vous pouvez mettre des perfusions pendant dix jours avec un produit qui ne sert à rien et qu'on a acheté. Mais, vous n'avez pas le droit d'utiliser l'hydroxychloroquine qui est un médicament que 2 milliards de personnes ont pris dans leur vie et qui n'a pas donné d'effets secondaires, à part essentiellement des problèmes oculaires quand on prend ça pendant plus d'un an.

Il y a quand même un problème de fond, qui est la raison pour laquelle on a porté plainte, et j'irai jusqu'au bout. Il y a un autre problème que je veux comprendre, c'est pourquoi l'ANSM n'a pas donné l'autorisation de poursuivre l'essai Discovery qui avait été commencé, et concernant lequel l'INSERM recommandait qu'on le reprenne. J'ai les documents qui montrent ça. On avait compris qu'il n'y avait aucune toxicité. Donc il y a un vrai problème de l'obsession du remdesivir, qui a tourné en une contre-obsession contre l'hydroxychloroquine avec laquelle on a traité plus de 10 000 personnes et on n'a rien vu du tout. On le savait, 2 milliards de gens avaient pris ça.

Par ailleurs, un de mes collègues m'accuse d'avoir convaincu les Africains de prendre de l'hydroxychloroquine. D'abord, c'est honteux de croire que les Africains ne pensent pas par eux-mêmes. Celui qui a dit ça n'a pas le niveau de Muyembe, qui a éradiqué la variole dans son pays, découvert Ebola, qui maintenant est en lutte avec les plus grandes épidémies, le choléra, Ebola, qui est une star de la science mondiale. Il n'est pas du niveau de Mboup, qui a participé à la découverte et à la prise en charge d'infections par HIV-2 au Sénégal. Il n'a pas le niveau de publication de Cheikh Sokhna, qui fait partie de notre unité au Sénégal. Cette vision-là, c'est une vision de *Tintin au Congo*, il faut arrêter. Ce n'est pas *Tintin au Congo*, c'est fini, c'est une autre époque, ça c'était les années 1920. C'est fini, il ne faut pas faire ça. Il ne faut pas dire que les Africains ne sont pas capables de décider par eux-mêmes. Je ne suis pas Tintin, et on n'est pas dans *Tintin au Congo*. Les Africains, ils se foutent de nous parce qu'ils utilisent l'hydroxychloroquine comme tous les pays tropicaux, la chloroquine et ses dérivés, depuis des décennies. Quand on leur dit que c'est un médicament qui en dix jours tue 10 % des gens qui le prennent, ils rigolent comme des fous. Donc il faut faire attention à ne pas se laisser emporter par cette folie, par ces passions, et rester à un niveau raisonnable.

On a dépassé les niveaux raisonnables, et encore une fois à partir du moment où moi je suis mis en cause de manière nominale, bien sûr je porterai plainte. Ces plaintes dureront le temps qu'elles dureront, mais ça ce sont des phénomènes qui sont à la fois racistes et diffamatoires, qui ne sont pas acceptables.

Voilà où on en est. Je vous confirme, quoi que disent un certain nombre de journalistes mal informés, qu'il y a à peu près 4,5 milliards de gens qui vivent dans des pays où l'hydroxychloroquine est recommandée ou acceptée pour traiter le COVID. Ils ne sont pas plus bêtes que nous, il faut arrêter, c'est du racisme brutal. Il faut arrêter. D'autre part, il y a plus de 100 études qui ont été publiées actuellement sur l'hydroxychloroquine, et ça continue. Notre dernière étude publiée sur les EHPAD montre qu'on divise la mortalité par deux en les traitant par hydroxychloroquine et azithromycine, on passe de 27 % à 13 % de mortalité. C'est publié, c'est online, tout le monde peut y accéder. Donc il faut arrêter d'écouter les gens qui ne publient pas.

Je suis avec mon équipe celui qui publie le plus dans le domaine du COVID-19, de loin. L'équipe qui est derrière nous est l'équipe des jeunes ORL qui est très dynamique parce que cette histoire d'anosmie a mobilisé les énergies, et qu'ils représentent l'avenir. Ce sont des gens jeunes, dynamiques, plein de jus, sans a priori. Ils découvrent une partie de l'atteinte des nerfs olfactifs, ce qui nous permet de sentir les odeurs, et gustatifs, qui nous permettent de reconnaître les goûts. Ils font un travail magnifique, et ils publient. Bien sûr, la science, ce n'est pas de parler à la télévision. La science, c'est de publier dans les meilleurs journaux. Avec mon équipe, on a publié dans tous les journaux de maladies infectieuses. 100 %. Donc il faut arrêter. Il y a ceux qui font de la science, ceux qui s'autorisent ou pensent qu'ils ont une autorité qui les autorise à dire la science, mais la science ne se fait pas comme ça. Ça n'est pas la pratique scientifique, ça n'est pas le temps scientifique. Le temps scientifique est sédimenté par la réalité de la production scientifique vérifiable, et pas autre chose.

Pour finir, de manière à éviter un certain nombre de calomnies qui se diffusent de manière non officielle, parce que je pense que les gens ont raison de se méfier, nous allons faire ce que la plupart des gens ne font pas. Nous allons mettre à disposition pour toutes les équipes scientifiques qui voudront notre énorme étude sur 3 700 personnes pour que les gens puissent aller regarder toutes les données, y compris fouiller des données que nous n'avons pas fouillées, vérifier nos données. Bien sûr, nous ce qu'on veut c'est que ce que l'on dit soit vrai, car c'est le principe de la science, surtout à mon âge, j'ai fait 3 500 publications je ne vais pas m'amuser à faire des publications fausses. Je ne vois pas très bien le bénéfice que j'en tirerais, c'est idiot. Ce qu'on veut, c'est que ce qu'on dit soit vrai et stable dans le temps. C'est ça qui m'intéresse. C'est l'avenir qui m'intéresse, ce n'est pas que les uns et les autres soient en colère aujourd'hui.

Donc, encore une fois, il faut se calmer. Il faut revenir à la raison. Il faut laisser la place de la science aux scientifiques, ceux qui font de la science, les praticiens de la science. Il faut laisser la médecine aux praticiens de la médecine. Il faut se calmer, ramener tout ça à un niveau de tension qui soit raisonnable, parce que je trouve que les signes qui sont associés maintenant à cet état de tension sont inquiétants. Ce n'est pas l'épidémie qui m'inquiète, c'est l'état de tension de la société qui est trop stimulée, trop inquiète. Je suis beaucoup plus inquiet des gens qui commencent à écrire qu'il faut envoyer une voiture bélier pour me tuer que j'ai peur du COVID. Donc il ne faut pas manipuler trop la peur des gens. C'est très dangereux.

Postface

— *Comment expliquez-vous l'affolement de la planète, et pourquoi vous semblez ne pas avoir été inquiet par l'épidémie du début ?*

En pratique, comme j'ai eu l'occasion de l'écrire dans mon avant-dernier livre publié au tout début de cette épidémie, j'ai eu l'occasion, depuis 1980, de voir de vraies épidémies et de fausses épidémies. Ce sont les fausses épidémies qui ont déclenché les réactions les plus violentes et qui ont entraîné des modifications majeures de notre perception des maladies. Cela est lié probablement à la vitesse de la communication et à la mondialisation qui, depuis les années 1980, a ouvert des continents entiers : je pense en particulier à l'ex-URSS ou à la Chine. Ces frayeurs, qui reposent sur le fait que les phénomènes qui ont bouleversé l'humanité sont la guerre et les pandémies, reposent sur une inquiétude légitime mais disproportionnée. On ne peut pas être complètement affolé à chaque fois qu'il émerge un phénomène nouveau.

J'ai toujours pensé, ça a même été le titre d'un de mes livres, qu'il fallait mieux guérir que prédire et qu'il vaut mieux observer que prévoir. Je crois beaucoup à l'observation, à la détection au fur et à mesure, à la réaction au fur et à mesure. Bien sûr, parmi les gens qui observent, il y a des gens qui se sentent capables de prédire le futur, ce n'est pas mon cas et je ne l'ai jamais fait. D'autres pensent comme moi que le futur est imprévisible et que la seule chose que l'on puisse faire, c'est de comparer les épidémies nouvelles aux formes des épidémies anciennes qui leur ressemblent plus ou moins pour essayer de déterminer leur potentiel. Dans ces conditions, et parce que le passage d'une épidémie à une pandémie dépend de la capacité d'adaptation du micro-organisme à des écosystèmes multiples (par écosystème, je parle du climat, du territoire, des populations, de la densité de population...), le devenir d'une épidémie qui commence n'est jamais prévisible.

Dans ces conditions, je pense qu'il est inutile d'affoler la population. Quand on commence à être trop nerveux, on ne prend pas les bonnes décisions, je continue à le penser. En revanche, comme pour la guerre – l'autre phénomène capable de perturber violemment une société –, il faut avoir des « militaires des épidémies », des gens qui sont capables de lutter contre les épidémies, des sites que j'appelle forts à la Vauban, comme l'IHU que j'ai bâti à Marseille. Tout ce dispositif doit s'entraîner, doit se préparer, doit avoir tous les outils pour faire face et être dans le « faire ». Pas dans le craindre.

— *Maintenant, et avec le recul, qu'est-ce que vous pensez de l'état de cette épidémie ?*

Cette épidémie a créé, si on regarde en Europe, une surmortalité pendant les mois de mars et d'avril, différente de ce que l'on avait observé les années précédentes. Sur l'année, compte tenu du fait que la grippe a été moins sévère pendant l'hiver, je ne sais pas quelle sera la surmortalité observée pays par pays. Sur le plan de la mortalité observée, il faut pondérer les chiffres bruts par l'espérance de vie. Une partie très importante des gens qui sont morts étaient des sujets âgés, en Europe plus de 50 % avaient plus de 85 ans. Quand nous avons regardé, dans le détail, l'âge et l'espérance de vie liée aux pathologies associées, nous avons trouvé qu'entre 85 et 90 % des gens qui étaient morts avaient une espérance de vie de l'ordre d'un an. Cela fait que la mortalité de cette épidémie n'est pas du tout comparable, par exemple, à la mortalité que l'on observe dans la grippe où des enfants meurent.

Dans cette maladie, a priori, il n'y a pratiquement que les sujets ayant déjà un mauvais état de santé ou une espérance de vie très courte qui sont morts. Les autres morts sont surtout la conséquence d'une prise en charge tardive qui a été la conséquence de décisions qui, de mon point de vue, n'étaient pas justifiées et posaient problème. Cette terreur qui a pris tout le monde lors de cette épidémie, qui n'allait pas changer de manière profonde l'espérance de vie si on s'en occupait correctement, a amené à dire aux gens de ne pas consulter, de ne pas avoir de soins, de rester à la maison. Par exemple, on leur a dit d'attendre d'avoir un essoufflement pour se rendre à l'hôpital, alors que dans cette maladie l'essoufflement est un très mauvais signe, symptôme très tardif et pouvant survenir juste avant la mort.

En dépit du fait que nous avions développé tous les moyens pour une prise en charge précoce, la moitié des gens qui sont rentrés en réanimation y sont rentrés directement. La réanimation avait été leur premier contact médical. On voit très bien que les signes qui permettaient la détection et la prise en charge précoce auraient permis d'en sauver davantage, en particulier en utilisant l'oxygénation (les patients manquent d'oxygène très tôt) et en leur administrant des anticoagulants (car les patients font des embolies pulmonaires succédant à des troubles de la coagulation). Bien sûr, nous pensons qu'en plus, les thérapeutiques que nous avons mises en place améliorent encore les choses. Notre taux de mortalité, ici, est l'un des plus bas. Il aurait dû être de ce niveau partout en France.

– Qu'est-ce que vous pensez de ce que l'on a observé de si différent dans les pays les plus riches, frappés beaucoup plus et à un niveau beaucoup plus élevé, que les pays les plus pauvres ou les pays d'Extrême-Orient ?

On est surpris par le fait que les pays les plus riches, c'est-à-dire l'ouest de l'Europe et les États-Unis, ont été frappés de manière beaucoup plus importante. D'abord au cours de la première épidémie, où le choix a été fait d'investir sur des nouveaux médicaments, et exclusivement sur des nouveaux médicaments prescrits en milieu hospitalier. C'était une option qui de mon point de vue n'était pas raisonnable, et qui devra être profondément remise en cause. Il fallait traiter cette maladie dès le début, donner des consultations médicales qui permettaient d'observer des gens, qui permettaient de commencer des thérapeutiques, y compris s'il s'agissait de thérapeutiques accessoires et ne ciblant pas directement le virus. Ce soin aurait permis d'avoir une prise en charge plus précoce, une hospitalisation plus précoce et une mortalité moindre.

Globalement, dans cette opération, on a fini par oublier le soin. C'est peut-être une dérive générale, la médecine a été réalisée par des technocrates et n'a plus été réalisée par les praticiens dont c'est le métier de s'occuper au quotidien des malades. C'est une évolution générale, qui a amené à faire des stratégies thérapeutiques dirigées par les États, en France comme dans beaucoup d'autres pays développés, sur des notions qui ne sont plus médicales mais méthodologiques et technocratiques. Par exemple, j'avais été frappé de voir qu'à l'inverse, en Chine, le premier papier publié sur la thérapeutique expliquait qu'il n'y avait pas de bras placebo car les Chinois considéraient que ça n'était pas éthique de ne pas donner de traitement du tout à un malade. Je suis d'accord avec ça. L'idée que l'on pouvait donner un placebo par voie veineuse, alors que les perfusions peuvent mener à des complications sérieuses, et rien d'autre, est une évolution morale de la médecine incompatible avec ce que nous savons. Ce qui s'est développé ces dernières années amène à une véritable réflexion de fond. Je vous invite à cet égard à visionner le séminaire du professeur Maraninchi, accessible sur notre site[71].

— *Quelle est la raison, d'après-vous, pour laquelle il y a une telle différence ?*

En pratique, je pense qu'une partie de notre civilisation a oublié la pratique médicale au profit de consignes et d'essais thérapeutiques. Cela pose de véritables problèmes de civilisation dont la conséquence a été une surmortalité liée à une absence de soin.

— *Comment expliquez-vous qu'il y ait une deuxième épidémie à l'automne ?*

C'est bien une épidémie, je suis content que les gens finissent par s'en rendre compte, et pas un rebond. Deux choses sont intéressantes à comprendre

---

71. https://www.youtube.com/watch?v=qHshDt7OCJw&

pour cette deuxième épidémie. La première, c'est que nous nous sommes mis dans des conditions de création de variants viraux tout à fait expérimentales. Un virus s'est répandu à la surface de la Terre, c'est le premier épisode. Puis, on ferme les frontières, on enferme les virus dans des écosystèmes différents et il se passe ce qui est décrit depuis Darwin, une évolution divergente des virus dans les écosystèmes différents. Il va y avoir des virus africains, des virus du nord de l'Europe, des virus américains, comme nous avions développé nous un virus européen qui était un peu différent du virus chinois.

Puis, on ouvre les frontières à nouveau, et on va voir apparaître une deuxième épidémie dans les pays dans lesquels il y a le plus de déplacements humains, en particulier les pays les plus touristiques. L'ouverture brutale au tourisme de personnes venant de pays où des variants du virus différents circulent va amener à une deuxième épidémie avec ces nouveaux variants. Il y a plusieurs de ces nouveaux variants. Certains sont très bénins, certains sont aussi graves que ceux de la première épidémie, et on va voir (cela amènera à des réflexions sur la vaccination et sur ces variants) qu'il y a des deuxièmes infections chez les gens qui ont eu une infection au printemps, avec le premier virus, qui vont faire une deuxième infection avec un autre variant. Cela montre qu'il s'agit bien de deux épidémies différentes, avec dans la deuxième épidémie plusieurs ondulations qui témoignent de l'évolution de plusieurs variants, dont chacun va avoir sa propre dynamique. C'est quelque chose de complexe, ça n'est pas quelque chose que nous avions vu avant, et donc bien entendu personne ne pouvait prévoir cela, pas plus que le reste, car on ne peut pas prévoir ce qu'il va se passer avec un virus nouveau.

— D'où pensez-vous qu'est ortie cette guerre contre la chloroquine ?

La guerre contre la chloroquine est quelque chose d'extrêmement étrange, je ne peux pas dire que je la comprenne tout à fait. Elle a démarré très rapidement, et du jour au lendemain, quand nous avons publié un papier très banal qui ne nécessitait ni ces honneurs ni cette indignité, qui rapportait que le portage viral était plus court si on donnait de l'hydroxychloroquine, encore plus si on rajoutait de l'azithromycine qui est un antibiotique ayant une activité in vitro contre ce virus. Tout cela nous paraissait banal, ces médicaments ont une activité sur le virus, le fait de voir un portage viral plus court n'était pas surprenant.

On a eu immédiatement une avalanche inouïe de comportements négatifs que je n'avais jamais vus de ma vie. Des gens me disaient qu'on avait des conflits d'intérêts avec Sanofi, or on a plutôt des conflits avec Sanofi pour être livrés ! D'ailleurs, Sanofi ne gagne pas du tout d'argent avec cette histoire, c'est sans doute un problème majeur de l'hydroxychloroquine avec laquelle personne ne gagne d'argent. Ensuite, on nous a demandé si on avait eu des autorisations officielles, on les avait. Troisièmement, des gens nous ont dit que nos calculs statistiques n'étaient pas bons, qu'ils auraient dû être faits autrement, qu'on n'avait pas fait d'études randomisées, et cætera. Tout ça a pris une tournure et une folie tout à fait inattendues pour un court papier qui apportait une contribution à la compréhension du virus, et qui ouvrait la porte à une thérapeutique précoce du COVID-19.

Peut-être que tout simplement, c'est la fin d'un monde. On a eu l'habitude, à chaque situation nouvelle, d'avoir une nouvelle molécule hors de prix. Au départ, il était prévu que la molécule concurrente, le remdesivir, coûterait plusieurs milliers d'euros, qu'on ferait des congrès avec ça, qu'on entretiendrait toute l'activité qui s'est développée, ces dernières années, avec les maladies infectieuses chroniques comme l'hépatite C et le sida, et qui coûte des milliards. Elle a permis le développement de journaux entiers, de voyages, de congrès, tout ça est ruiné si c'est juste de l'hydroxychloroquine pour laquelle personne ne voudra payer, car c'est un médicament générique fabriqué en Inde et qui ne coûte pratiquement rien.

Ces polémiques ont continué avec le fantasme sur la toxicité. Le ministre de la Santé lui-même a dit que quelqu'un avait été intoxiqué parce qu'il avait mangé 100 g d'hydroxychloroquine destinés à son aquarium. Il faut reconnaître que la posologie de l'hydroxychloroquine est de 600 mg par jour, si on en mange 100 g ou 1 kg, on a une chance d'en mourir. Ça ne veut pas dire que c'est un médicament toxique, mais qu'il y a des fous.

Tout cela a culminé avec une publication dans le *Lancet* par une bande d'inconnus qui rapportaient qu'ils avaient analysé 80 000 personnes sorties d'on ne sait où, et que 10 % mouraient à cause de l'hydroxychloroquine, médicament qui a été consommé par des milliards de personnes, et est toujours consommé quotidiennement en France par des gens qui ont un lupus ou une polyarthrite rhumatoïde. Ce phénomène incroyable de la toxicité aurait dû amener à remettre les compteurs à zéro, à reprendre les faits avec calme. Évaluons proprement l'hydroxychloroquine, voyons ce qui est raisonnable.

En plus, dès que Trump a pris une position favorable à l'hydroxychloroquine, aux États-Unis qui étaient en pleine guerre civile avant l'élection, ce médicament est devenu l'objet d'une guerre entre démocrates et républicains. Tout cela s'est détourné de la médecine. Plus généralement, tous les essais, toutes les stratégies se sont détournés de la médecine pour devenir de la politique, pour devenir de la technocratie. C'est le grand échec révélé par cet épisode. Il faut revenir à la médecine, il faut soigner les gens avec les bases de la médecine : faire un diagnostic, leur proposer un traitement, les surveiller, les isoler quand ils sont contagieux.

— *Que pensez-vous des traitements alternatifs proposés sans arrêt à la place de la chloroquine, comme le remdesivir, le lopinavir/ritonavir… ?*

Sur les traitements alternatifs qui auraient réussi à générer des ressources considérables, aucun de ces médicaments n'a fait la preuve de son efficacité. Ils ne fonctionnent pas. En tirant par les cheveux, on a réussi à dire que le remdesivir raccourcissait la durée d'hospitalisation, mais pas plus que l'hydroxychloroquine dans l'énorme étude faite par l'AP-HP de Paris, qui montrait elle aussi un raccourcissement de la durée d'hospitalisation tout en cherchant à attaquer ce traitement. Les autres molécules, le lopinavir/ritonavir et l'interféron, n'ont pas montré d'efficacité. Ces molécules, les seules prévues au départ dans l'essai thérapeutique Discovery, n'ont pas fait la preuve de leur efficacité. Ceci est également rapporté dans les essais les plus tendancieux, anglais et internationaux.

Les autres thérapeutiques alternatives n'ont pas été testées, car ce sont les États qui auraient dû mettre en place les essais sur les molécules qui n'étaient pas rentables. En pratique, ces molécules sont l'hydroxychloroquine, l'azithromycine, l'ivermectine, le zinc, la vitamine C, la vitamine D, la clofazimine, et sont tous des médicaments proposés de manière un peu brouillonne par des praticiens car ce n'est pas organisé par les États. Les seuls essais organisés l'étaient avec des molécules nouvelles, avec l'appui des laboratoires pharmaceutiques dont aucun n'a intérêt à ce que les anciennes molécules marchent. Il est temps que les États prennent en main les molécules qui sont efficaces au laboratoire, qui sont disponibles, qui ne sont pas chères, de manière à faire des essais qui montreront si oui ou non ça fonctionne. Il s'agit de savoir si, en particulier dans le traitement précoce, après avoir organisé le dépistage à grande échelle avec des tests qui marchent (pas les tests antigéniques qui ne détectent que 70 % des cas), il y a une meilleure évolution avec ces médicaments qui sont anodins et ne coûtent rien.

— *Est-ce que vous pensez que dans ces conditions, la solution est le vaccin ?*

Je ne sais pas s'il existera un vaccin. Je suis accoutumé aux discours qui voient les vaccins comme la solution pour tout. Il y a des vaccins qui marchent, mais vous savez, ça fait trente ans que j'entends qu'on va avoir un vaccin pour le VIH, un vaccin pour le paludisme, un vaccin pour remplacer le BCG. Il y a des milliards qui ont été engloutis là-dedans et aucun n'a fait la preuve de son efficacité. Des vaccins vraiment nouveaux apparus ces trente dernières années, il y en a très très peu sur le marché. En plus, avec un virus aussi variable que ça, un vaccin nécessiterait probablement de faire des associations de variants. Quand on voit que des patients rechutent aussi peu de temps après une infection initiale, ça laisse perplexe. Je ne veux rien prédire, mais je ne suis pas sûr qu'on ait un vaccin miracle d'ici peu de temps.

En revanche, ce qui est absolument essentiel et ce dont doivent s'emparer les États, c'est de tester les petits moyens économiques et sans danger pour éviter les évolutions dramatiques. Il s'agit de détecter les gens, détecter leur baisse en oxygène par de petits appareils qui sont les saturomètres, qui sont très bon marché et que l'État devrait sponsoriser ou importer massivement pour les mettre à disposition du public. Enfin, il faut tester les médicaments adjuvants ou bon marché, pour éviter que le premier contact des gens avec la médecine soit la réanimation, avec une chance de mourir beaucoup plus importante que s'ils sont pris en charge précocement.

GLOSSAIRE DES SIGLES ET ANNEXES

Glossaire des sigles

AMM : Autorisation de mise sur le marché
AMU : Aix-Marseille Université
ANRS : Agence nationale de recherche sur le sida et les hépatites virales
ANSM : Agence nationale de sécurité du médicament
AP-HM : Assistance publique-Hôpitaux de Marseille
AP-HP : Assistance publique-Hôpitaux de Paris
ARN/RNA : Acide ribonucléique
ARS : Agence régional de santé
ATU : Autorisation temporaire d'usage
BCG : Bacille de Calmette-Guérin
BMJ : *British Medical Journal*
CDC : Center for Disease Control
CHU : Centre hospitalo-universitaire
CME : Commission médicale d'établissement
CNAM : Caisse nationale de l'Assurance maladie
CNR : Centre national de référence
CNRS : Centre national de la recherche scientifique
CT : Cycles de PCR
CPP : Comité de protection des personnes
DGS : Direction générale de la Santé
DREES : Direction de la recherche, des études, de l'évaluation et des statistiques

ECG : Électrocardiogramme
EFS : Établissement français du sang
EHPAD : Établissement d'hébergement pour personnes âgées dépendantes
ESCMID : European Society of Clinical Microbiology and Infectious Diseases
FDA : Food and Drug Administration
FED : Réserve fédérale des États-Unis
FMI : Fondation Méditerranée Infection (ou Fonds monétaire international)
HAS : Haute Autorité de santé
HCSP : Haut Conseil de la santé publique
IHU : Institut hospitalo-universitaire
IJAA : *International Journal of Antimicrobial Agents*
IL6 : Interleukine 6
INED : Institut national d'études démographiques
INSEE : Institut national de la statistique et des études économiques
INSERM : Institut national de la santé et de la recherche médicale
IRD : Institut de recherche pour le développement
JAMA : *Journal of the American Médical Association*
MERS-Coronavirus, ou MERS, MERS-COV : Coronavirus du syndrome respiratoire du Moyen-Orient
NEJM : *New England Journal of Medicine*
NIH : National Institutes of Health
NSB3 : Niveau de sécurité biologique 3
OCDE : Organisation de coopération et de développement économiques
OMS : Organisation mondiale de la santé

P3 : Pathogène de classe 3, qui comprend entre autres les coronavirus

PCR : Polymerase Chain Reaction, méthode de diagnostic

PI : Principal Investigator

PLOS : Public Library of Science

PUF : Presses Universitaires de France

R0 : Taux de reproduction effectif

RNA/ARN : Acide ribonucléique

QCM : Questionnaire à choix multiples

RTU : Recommandation temporaire d'usage

SAMU : Service d'aide médicale urgente

SARS : Coronavirus du syndrome respiratoire aigu sévère

SARS-COV2 / COVID-19 : Coronavirus du syndrome respiratoire aigu sévère 2, Coronavirus Disease 19

SPILF : Société de pathologie infectieuse de langue française

VIH : Virus de l'immunodéficience humaine.

VRS : Virus respiratoire syncytial

Annexe 1 - Note de synthèse sur les liens entre la Fondation Méditerranée Infection et l'industrie pharmaceutique et biomédicale

Préambule :
La Fondation Méditerranée Infection est une fondation de coopération scientifique de droit privé qui, comme les 6 autres instituts hospitalo-universitaires de France, a l'obligation de s'autofinancer à l'issue du financement de l'ANR qui prendra fin en 2024. Les partenariats publics/privés sont dans l'essence même du modèle économique des IHU. Il est évident qu'à ce titre tous les IHU ont l'obligation d'aller chercher du financement privé qui peut prendre diverses formes : partenariat annuel, contrats de prestations de services, concession de licences par exemple. C'est bien évidemment le cas de la FMI.

Pour information, de 2012 à 2019, ces financements ont représenté 4 % du budget de fonctionnement de la Fondation qui s'est élevé à 48 millions d'euros sur la période.

Les financements perçus de l'industrie pharmaceutique sont intégralement repris ci-après.

1. Groupe Mérieux
Sur la période 2012-2019, la Fondation a perçu du Groupe Mérieux **1 465 k€**.

1.1 Dotation en qualité de fondateur

En sa qualité de fondateur, le groupe Mérieux participe à l'instar des autres fondateurs et dans les mêmes proportions que l'APHM, AMU, l'IRD et l'EFS au fonctionnement annuel de la Fondation :

- Pour les années 2012 à 2015, la dotation annuelle était de 250 000 €.
- Pour les six années suivantes elle est de 50 000 €.

La moitié de cette dotation est versée par la Fondation Mérieux, l'autre moitié sous forme de don par l'Institut Mérieux.

Ces dotations participent au fonctionnement de la Fondation et ne sont pas affectées à des projets scientifiques.

1.2 Contrat de collaboration scientifique

Par ailleurs, Biomérieux et la FMI ont signé un contrat de collaboration scientifique pour un total de 165 000 € ; la participation de Biomérieux a pris la forme du financement de la bourse doctorale de Shady Asmar sur la période 2012-2014.

Le programme avait pour objets principaux :
– phase 1 : la détection rapide de la croissance des mycobactéries sur milieux de culture solides et liquides ;
– phase 2 : l'étude des méthodes d'identification des mycobactéries sur milieux de culture solides et liquides.

La FMI est intervenue en organisant le suivi administratif et académique permettant la participation du doctorant aux activités de recherche envisagées.

L'intégralité du versement perçu a été affectée à cette mission, sans aucun reversement au profit du personnel des unités de recherche engagées dans le contrat.

2. Sanofi

Sanofi a été partenaire de la Fondation de 2012 à 2014 pour une dotation annuelle de 50 000 €, soit 150 000 € pour les trois ans.

Les dotations des partenaires participent au fonctionnement de la Fondation et ne sont pas affectées à des projets scientifiques.

3. CEVA

La FMI a signé le 5/12/2017 avec la société CEVA deux contrats de partenariat aux termes desquels :

– la FMI s'engage à sélectionner un sujet de thèse dans un domaine d'intervention prédéfini, et un étudiant d'AMU pour réaliser un travail de thèse sur ce sujet ;

– CEVA s'engage à financer le travail de thèse à hauteur de 20 000 € par an par contrat pendant trois ans ;

– la FMI assure le pilotage académique dudit travail et doit informer CEVA de l'avancement des travaux.

Les domaines d'intervention des deux contrats sont :

– l'étude des insectes vecteurs et la recherche thérapeutique dans le domaine des maladies infectieuses, et plus particulièrement de la dirofilariose ;

– l'étude des insectes vecteurs et la recherche thérapeutique dans le domaine des maladies infectieuses, et plus particulièrement de la leishmaniose.

L'intégralité du versement perçu a été affectée à cette mission, sans aucun reversement au profit du personnel des unités de recherche engagées dans le contrat.

4. VIRBAC

VIRBAC et la FMI ont signé un contrat de collaboration de recherche en date du 12/07/2013 pour une durée de trente-huit mois, la Fondation intervenant en simple qualité de gestionnaire administrative et financière du contrat pour URMITE.

L'objet de l'étude est de valider les possibilités de développement et d'exploitation de dérivés de la squalamine « à activité démontrée » dans le domaine des anti-infectieux vétérinaires.

La participation de VIRBAC, versée à la Fondation pour le compte de l'URMITE, s'est élevée à 80 000 € HT sur la période 2013-2016. Le reversement à l'Unité URMITE est en cours, sous forme de prise en charge de réactifs et matériels et sans aucun reversement au profit du personnel des unités de recherche engagées dans le contrat.

5. AMOEBA

Depuis 2012, AMOEBA et la FMI ont signé trois contrats pour un total de 195 000 €.

En date du 2/11/2015, un contrat de prestation de service a été signé pour la réalisation d'une étude d'interaction entre un produit développé par AMOEABA et 60 souches de bactéries, pour un total de 30 000 €.

En date du 23/12/2015, un second contrat de prestation de service a été signé pour une étude complémentaire à la première étude et pour un total de 10 000 €.

Aucun de ces contrats n'a entraîné de reversement de la fondation au profit du personnel des unités de recherche engagées dans le contrat.

Enfin, le 21/03/2017, un contrat de partenariat a été signé pour un total de 155 000 € au terme duquel :
– la FMI s'est engagée à réaliser le sujet de thèse sélectionné par AMOEBA ;
– AMOEBA a financé le travail de thèse sur une période de deux ans ;
– la FMI a assuré le pilotage académique dudit travail et informé AMOEBA de l'avancement des travaux.

Le sujet de la thèse est : « l'analyse génomique, transcriptomique et protéomique de l'amibe *Willaertia Magna* ».

L'intégralité du versement perçu a été affecté à cette mission, sans aucun reversement au profit du personnel des unités de recherche engagées dans le contrat.

6. I2A

6.1 Dotation en qualité de partenaire

I2A a été partenaire de la Fondation de 2013 à 2017 pour une dotation annuelle de 50 000 €, soit 250 000 € pour les cinq ans.

Toutefois, cette dotation n'a été acquittée par I2A qu'à hauteur de 54 166,67 €. Le solde, soit 195 833,33 €, reste dû et fait l'objet d'une procédure en recouvrement de la FMI.

En tout état de cause, les dotations des partenaires participent au fonctionnement de la Fondation et ne sont pas affectées à des projets scientifiques.

6.2 Contrat de licence

I2A et la FMI ont signé en date du 4 avril 2016 un contrat de licence de fabrication et de commercialisation de substrat. Ce contrat a donné lieu à la facturation par FMI d'une somme totale de 120 604,18 € dont 15 604,18 € de refacturation de frais de PI.

Aucun versement n'a été perçu par la FMI sur ce contrat, sur lequel une procédure en recouvrement est en cours. A fortiori, aucun reversement au profit du personnel des unités de recherche engagées dans le contrat n'a donc été effectué.

7. HITACHI

Hitachi et la FMI ont signé quatre contrats en lien avec une étude relative au diagnostic des maladies infectieuses, notamment par l'étude du microbiome, via la technologie de microscopie électronique.

– Le premier de ces contrats a été signé le 28/12/2017 pour un total de 176 000 €.

– Le second a été signé le 21/12/2018 pour un total de 220 000 €.

– Le troisième a été signé le 29/03/2019 pour un total de 28 600 €.

– Le quatrième a été signé le 9/12/2019 pour un total de 430 000 €.

L'intégralité des versements perçus a été affectée aux études effectuées par la Fondation, sans aucun reversement au profit du personnel des unités de recherche engagées dans le contrat.

8. LNC THERAPEUTICS

LNC THERAPEUTICS et la FMI ont signé en date du 10/09/2018 un contrat de prestation de recherche et accord de cession de droit de concession commerciale concernant des isolats sélectionnés par et au profit de LNC.

Ce contrat d'un montant initial de 50 000 € HT dont 25 000 € correspondant aux services et 25 000 € correspondant aux résultats, a été amendé par voie d'avenant le 20/12/2019, pour ramener de 25 000 € à 7 000 € le second terme du versement.

L'intégralité des versements perçus de LNC a été affectée à cette mission, sans aucun reversement au profit du personnel des unités de recherche engagées dans le contrat.

Annexe 2 - Bibliographie

I) Sensibilité des virus

Gendrot M et al. Antimalarial drugs inhibit the replication of SARS-CoV-2: An in vitro evaluation. Travel Med Infect Dis. 2020 Sep 8;37:101873. doi: 10.1016/j.tmaid.2020.101873. Epub ahead of print. PMID: 32916297; PMCID: PMC7477610.

Touret F et al. In vitro screening of a FDA approved chemical library reveals potential inhibitors of SARS-CoV-2 replication. Sci Rep. 2020 Aug 4;10(1):13093. doi: 10.1038/s41598-020-70143-6. PMID: 32753646; PMCID: PMC7403393.

Maisonnasse P et al. Hydroxychloroquine use against SARS-CoV-2 infection in non-human primates. Nature. 2020 Sep;585(7826):584-587. doi: 10.1038/s41586-020-2558-4. Epub 2020 Jul 22. PMID: 32698191.

Pastorino B et al. Heat Inactivation of Different Types of SARS-CoV-2 Samples: What Protocols for Biosafety, Molecular Detection and Serological Diagnostics? Viruses. 2020 Jul 7;12(7):735. doi: 10.3390/v12070735. PMID: 32646015; PMCID: PMC7412566.

Pastorino et al. Evaluation of Chemical Protocols for Inactivating SARS-CoV-2 Infectious Samples. Viruses. 2020 Jun 8;12(6):624. doi: 10.3390/v12060624. PMID: 32521706; PMCID: PMC7354533.

Andreani, J et al. (2020). In vitro testing of combined hydroxychloroquine and azithromycin on SARS-CoV-2 shows synergistic effect. Microbial pathogenesis, 145, 104228. https://doi.org/10.1016/j.micpath.2020.104228 https://pubmed.ncbi.nlm.nih.gov/32344177/

Nathalie Wurtz et al. Culture of SARS-CoV-2 in a panel of laboratory cell lines, pre-print online 29/06/2020, IHU

Méditerranée Infection #20 https://www.mediterranee-infection.com/culture-of-sars-cov-2-in-a-panel-of-laboratory-cell-lines/

Matthieu Gendrot et al. In vitro antiviral activity of doxycycline against SARS-CoV-2. Published online 14/04/2020. IHU Méditerranée Infection #7. https://www.mediterranee-infection.com/in-vitro-antiviral-activity-of-doxycycline-against-sars-cov-2/

II) Génomes

Philippe COLSON et al. Dramatic increase in the SARS-CoV-2 mutation rate and low mortality rate during the second epidemic in summer in Marseille. Published online 07/09/2020. IHU Méditerranée Infection #34. https://www.mediterranee-infection.com/dramatic-increase-in-the-sars-cov-2-mutation-rate-and-low-mortality-rate-during-the-second-epidemic-in-summer-in-marseille/

Coutard B et al. The spike glycoprotein of the new coronavirus 2019-nCoV contains a furin-like cleavage site absent in CoV of the same clade. Antiviral Res. 2020 Apr;176:104742. doi: 10.1016/j.antiviral.2020.104742. Epub 2020 Feb 10. PMID: 32057769; PMCID: PMC7114094.

III) Clinique

Morand, A. et al. Child with liver transplant recovers from COVID-19 infection. A case report. Archives de pediatrie : organe officiel de la Societe francaise de pediatrie, 27(5), 275–276. https://doi.org/10.1016/j.arcped.2020.05.004 https://pubmed.ncbi.nlm.nih.gov/32402433/

Amatore, F et al. (2020). SARS-CoV-2 infection presenting as a febrile rash. Journal of the European Academy of Dermatology and Venereology : JEADV, 34(7), e304–e306. https://doi.org/10.1111/jdv.16528 https://pubmed.ncbi.nlm.nih.gov/32330336/

Aherfi S et al. Clusters of COVID-19 associated with Purim celebration in the Jewish community in Marseille, France, March 2020 [published online ahead of print, 2020 Aug 20]. Int J Infect Dis. 2020;S1201-9712(20)30679-2. doi:10.1016/j.ijid.2020.08.049 https://pubmed.ncbi.nlm.nih.gov/32829043/

Guedj, E et al. 18F-FDG brain PET hypometabolism in post-SARS-CoV-2 infection: substrate for persistent/delayed disorders?.

European journal of nuclear medicine and molecular imaging, 1–4. Advance online publication. https://doi.org/10.1007/s00259-020-04973-x https://pubmed.ncbi.nlm.nih.gov/32728799/

Tran Duc Anh Ly et al. Pattern of SARS-CoV-2 infection among dependant elderly residents living in retirement homes in Marseille, France, March-June 2020. Published online 21/08/2020. IHU Méditerranée Infection #27.https://www.mediterranee-infection.com/wp-content/uploads/2020/08/EHPAD-Covid-19-Marseille-v20200821.pdf

Tran Duc Anh Ly et al. Screening of SARS-CoV-2 among homeless people, asylum-seekers and other people living in precarious conditions in Marseille, France, March–April 2020. Published online 13/05/2020. IHU Méditerranée Infection #12. https://www.mediterranee-infection.com/wp-content/uploads/2020/05/2020.05.05.20091934v1.full.pdf

Colson P et al. Chloroquine for the 2019 novel coronavirus SARS-CoV-2. Int J Antimicrob Agents. 2020;55(3):105923. doi:10.1016/j.ijantimicag.2020.105923 https://pubmed.ncbi.nlm.nih.gov/32070753/

Colson P et al. Chloroquine and hydroxychloroquine as available weapons to fight COVID-19. Int J Antimicrob Agents. 2020;55(4):105932. doi:10.1016/j.ijantimicag.2020.105932 https://pubmed.ncbi.nlm.nih.gov/32145363/

Raoult D et al. COVID-19 Therapeutic and Prevention. Int J Antimicrob Agents. 2020;55(4):105937. doi:10.1016/j.ijantimicag.2020.105937 https://pubmed.ncbi.nlm.nih.gov/32151714/

Brouqui P et al. Remdesivir investigational trials in COVID-19: a critical reappraisal [published online ahead of print, 2020 Jun 7]. New Microbes New Infect. 2020;100707. doi:10.1016/j.nmni.2020.100707 https://pubmed.ncbi.nlm.nih.gov/32837727/

Audrey GIRAUD-GATINEAU et al. Adjusting series of patients for trial comparisons for COVID-19 treatments. Published online 08/06/2020. IHU Méditerranée Infection #17. https://doi.org/10.35088/fk6j-n864

Matthieu MILLION et al. Re: Effect of hydroxychloroquine with or without azithromycin on the mortality of COVID-19 patients : a systematic review and meta-analysis. Published online 01/09/2020. IHU Méditerranée Infection #30. Accepted in Clinical Microbiology and Infection https://www.mediterranee-infection.com/wp-content/uploads/2020/04/Response-to-Fiolet-et-al-Manuscript.pdf

Matthieu MILLION et al. Response to Magagnoli, MedRxiv, 2020. Published online 22/04/2020. IHU Méditerranée Infection #8.https://www.mediterranee-infection.com/response-to-magagnoli-medrxiv-2020/

Wargny M et al. CORONADO investigators. Type 1 Diabetes in People Hospitalized for COVID-19: New Insights From the CORONADO Study. Diabetes Care. 2020 Aug 26:dc201217. doi: 10.2337/dc20-1217. Epub ahead of print. PMID: 32847826.

Gonçalves A et al. Timing of Antiviral Treatment Initiation is Critical to Reduce SARS-CoV-2 Viral Load. CPT Pharmacometrics Syst Pharmacol. 2020 Jun 18;9(9):509–14. doi: 10.1002/psp4.12543. Epub ahead of print. PMID: 32558354; PMCID: PMC7323384.

Eloy P et al. Dose Rationale for Favipiravir Use in Patients Infected With SARS-CoV-2. Clin Pharmacol Ther. 2020 Aug;108(2):188. doi: 10.1002/cpt.1877. Epub 2020 May 21. PMID: 32350860.

IV) Recherche thérapeutique

Gautret, P et al (2020). Hydroxychloroquine and azithromycin as a treatment of COVID-19: results of an open-label non-randomized clinical trial. International journal of antimicrobial agents, 56(1), 105949. https://doi.org/10.1016/j.ijantimicag.2020.105949

Didier Raoult et al. Hydroxychloroquine and azithromycin as a treatment of COVID-19: results of an open-label non-randomized clinical trial : Response to David Spencer (Elsevier). Published online 08/07/2020: https://doi.org/10.35088/bjjr-cy47

Gautret, P et al. (2020). Clinical and microbiological effect of a combination of hydroxychloroquine and azithromycin in 80 COVID-19 patients with at least a six-day follow up: A pilot observational study. Travel medicine and infectious disease, 34, 101663. https://doi.org/10.1016/j.tmaid.2020.101663 https://pubmed.ncbi.nlm.nih.gov/32289548/

Million, M et al (2020). Early treatment of COVID-19 patients with hydroxychloroquine and azithromycin: A retrospective analysis of 1061 cases in Marseille, France. Travel medicine and infectious disease, 35, 101738. https://doi.org/10.1016/j.tmaid.2020.101738 https://pubmed.ncbi.nlm.nih.gov/32387409/

Lagier, J. C., et al. Outcomes of 3,737 COVID-19 patients treated with hydroxychloroquine/azithromycin and other regimens in Marseille, France: A retrospective analysis. Travel medicine and infectious disease, 36, 101791. Advance online publication. https://doi.org/10.1016/j.tmaid.2020.101791 https://pubmed.ncbi.nlm.nih.gov/32593867/

Guillaume Hache, et al. Combination of hydroxychloroquine plus azithromycin as potential treatment for COVID 19 patients: pharmacology, safety profile, drug interactions and management of toxicity. Published online 22/04/2020. IHU Méditerranée Infection #9 https://www.mediterranee-infection.com/hydroxychloroquine-azithromycin-and-covid-19response-to-magagnoli-medrxiv-2020-2/

Didier Raoult, et al. Hydroxychloroquine and Azithromycin as a Treatment of COVID-19: Results of an Open-Label Non-Randomized Clinical Trial: Response to criticisms. IHU Méditerranée Infection #39. Published online 24/09/2020.

La Scola, B., et al (2020). Viral RNA load as determined by cell culture as a management tool for discharge of SARS-CoV-2 patients from infectious disease wards. European journal of clinical microbiology & infectious diseases : official publication of the European Society of Clinical Microbiology, 39(6), 1059–1061. https://doi.org/10.1007/s10096-020-03913-9 https://pubmed.ncbi.nlm.nih.gov/32342252/

Baron SA, et al. Teicoplanin: an alternative drug for the treatment of COVID-19?. Int J Antimicrob Agents. 2020;55(4):105944. doi:10.1016/j.ijantimicag.2020.105944 https://pubmed.ncbi.nlm.nih.gov/32179150/

V) Microscopie

Francis R, et al. High-speed large-scale automated isolation of SARS-CoV-2 from clinical samples using miniaturized co-culture coupled to high-content screening. Clin Microbiol Infect. 2020 Sep 23:S1198-743X(20)30570-X. doi: 10.1016/j.cmi.2020.09.018. Epub ahead of print. PMID: 32979576; PMCID: PMC7510445.

Colson P et al. Ultrarapid diagnosis, microscope imaging, genome sequencing, and culture isolation of SARS-CoV-2. Eur J Clin Microbiol Infect Dis. 2020;39(8):1601-1603. doi:10.1007/s10096-020-03869-w https://pubmed.ncbi.nlm.nih.gov/32270412/

Rania Francis, et al. High speed large scale automated isolation of SARS-CoV-2 from clinical samples using miniaturized co-culture coupled with high content screening. Published online 14/05/2020. IHU Méditerranée Infection #14. https://www.mediterranee-infection.com/wp-content/uploads/2020/05/Francis-et-al-def-pre%CC%81-print.pdf

Djamal Brahim Belhaouari, et al. The strengths of scanning electron microscopy in deciphering SARS-CoV-2 infectious cycle. Frontiers in Microbiology VOLUME=11 YEAR=2020 PAGES=2014 10.3389/fmicb.2020.02014 https://www.frontiersin.org/article/10.3389/fmicb.2020.02014

VI) Immunité

Bertin, D et al. Anti-cardiolipin IgG autoantibodies are an independent risk factor of COVID-19 severity. Arthritis & rheumatology (Hoboken, N.J.), 10.1002/art.41409. Advance online publication. https://doi.org/10.1002/art.41409 https://pubmed.ncbi.nlm.nih.gov/32564467/

Laurence Camoin-Jau, et al. High prevalence of Lupus Anticoagulant in Ambulatory COVID-19 patients: interest of Hydroxychloroquine ? Published online 08/09/2020. IHU Méditerranée Infection #35.

https://www.mediterranee-infection.com/high-prevalence-of-lupus-anticoagulant-in-ambulatory-covid-19-patients-interest-of-hydroxychloroquine/

Bastard P, et al. Auto-antibodies against type I IFNs in patients with life-threatening COVID-19. Science. 2020 Sep 24:eabd4585. doi: 10.1126/science.abd4585. Epub ahead of print. PMID: 32972996.

Zhang Q, et al. Inborn errors of type I IFN immunity in patients with life-threatening COVID-19. Science. 2020 Sep 24:eabd4570. doi: 10.1126/science.abd4570. Epub ahead of print. PMID: 32972995.

Melenotte C, et al. Immune responses during COVID-19 infection. Oncoimmunology. 2020 Aug 25;9(1):1807836. doi: 10.1080/2162402X.2020.1807836. PMID: 32939324; PMCID: PMC7480812.

Vitte J, et al. Immune Modulation as a Therapeutic Option During the SARS-CoV-2 Outbreak: The Case for Antimalarial Aminoquinolines. Front Immunol. 2020 Aug 28;11:2159. doi: 10.3389/fimmu.2020.02159. PMID: 32983179; PMCID: PMC7484884.

Vitte J, et al. A granulocytic signature identifies COVID-19 and its severity. J Infect Dis. 2020 Sep 17:jiaa591. doi: 10.1093/infdis/jiaa591. Epub ahead of print. PMID: 32941618; PMCID: PMC7543529.

Aissatou Bailo Diallo, et al. Daytime variation in SARS-CoV-2 infection and cytokine production. IHU Méditerranée Infection #37. Published online 14/09/2020.

Asma Boumaza, et al. Monocytes and macrophages, targets of SARS-CoV-2: the clue for Covid-19 immunoparalysis. IHU Méditerranée Infection #38. Published online 21/09/2020.

VII) Diagnostic

S. Edouard, et al. Evaluating the serological status of COVID-19 patients using an indirect immunofluorescent assay, France. Published online 04/05/2020. IHU Méditerranée Infection #11 https://www.mediterranee-infection.com/evaluating-the-serological-status-of-covid-19-patients-using-an-indirect-immunofluorescent-assay-france/

Amrane, S et al (2020). Rapid viral diagnosis and ambulatory management of suspected COVID-19 cases presenting at the infectious diseases referral hospital in Marseille, France, - January 31st to March 1st, 2020: A respiratory virus snapshot. Travel medicine and infectious disease, 101632. Advance online publication. https://doi.org/10.1016/j.tmaid.2020.101632

Boudjema S et al. Olfactory and gustative disorders for the diagnosis of COVID-19. Travel Med Infect Dis. 2020 Sep 6;37:101875. doi: 10.1016/j.tmaid.2020.101875. Epub ahead of print. PMID: 32898703; PMCID: PMC7474847.

Jaafar R et al. Correlation between 3790 qPCR positives samples and positive cell cultures including 1941 SARS-CoV-2 isolates. Clin Infect Dis. 2020 Sep 28:ciaa1491. doi: 10.1093/cid/ciaa1491. Epub ahead of print. PMID: 32986798; PMCID: PMC7543373.

Pezzi L, et al. Development and Evaluation of a duo SARS-CoV-2 RT-qPCR Assay Combining Two Assays Approved by the World Health Organization Targeting the Envelope and the RNA-Dependant RNA Polymerase (RdRp) Coding Regions. Viruses. 2020 Jun 25;12(6):686. doi: 10.3390/v12060686. PMID: 32630601; PMCID: PMC7354606.

Pastorino B, et al. Prolonged Infectivity of SARS-CoV-2 in Fomites. Emerg Infect Dis. 2020 Sep;26(9):2256–7. doi: 10.3201/eid2609.201788. Epub 2020 Jun 24. PMID: 32579874; PMCID: PMC7454106.

Julie Dergham, et al. Living SARS-CoV-2 in feces suggesting possible fecal-oral contamination. IHU Méditerranée Infection #40. Published online 12/10/2020

Pierre-Edouard FOURNIER,. Contribution of VitaPCR SARS-CoV-2 to the emergency diagnosis of COVID-19. In press Journal of Clinical Virology.

VIII) Épidémiologie

Roussel, Y et al (2020). SARS-CoV-2: fear versus data. International journal of antimicrobial agents, 55(5), 105947. https://doi.org/10.1016/j.ijantimicag.2020.105947   https://pubmed.ncbi.nlm.nih.gov/32201354/

Giraud-Gatineau, A et al (2020). Comparison of mortality associated with respiratory viral infections between December 2019 and March 2020 with that of the previous year in Southeastern France. International journal of infectious diseases : IJID : official publication of the International Society for Infectious Diseases, 96, 154–156. https://doi.org/10.1016/j.ijid.2020.05.001. https://pubmed.ncbi.nlm.nih.gov/32389848/

Colson, P et al (2020). Children account for a small proportion of diagnoses of SARS-CoV-2 infection and do not exhibit greater viral loads than adults. European journal of clinical microbiology & infectious diseases : official publication of the European Society of Clinical Microbiology, 1–5. Advance online publication. https://doi.org/10.1007/s10096-020-03900-0https://pubmed.ncbi.nlm.nih.gov/32845413/

Colson, P et al. (2020). Letter to the editor: Plenty of coronaviruses but no SARS-CoV-2. Euro surveillance : bulletin Europeen sur les maladies transmissibles = European communicable disease bulletin, 25(8), 2000171. https://doi.org/10.2807/1560-7917.ES.2020.25.8.2000171. https://pubmed.ncbi.nlm.nih.gov/32127122/

Aurélie Morand et al, Open screening of SARS-CoV-2 infections in the pediatric population in Marseille, Southern France. Pre-print online 10/06/2020. IHU Méditerranée Infection #19 https://www.mediterranee-infection.com/ropen-screening-of-sars-cov-2-infections-in-the-pediatric-population-in-marseille-southern-france/

Tran Duc Anh Ly et al. Differences pattern of the second outbreak of COVID-19 in Marseille, France. Published online 01/09/2020. IHU Méditerranée Infection #31. https://www.mediterranee-infection.com/wp-content/uploads/2020/08/EHPAD-Covid-19-Marseille-v20200821.pdf

Audrey GIRAUD-GATINEAU, et al. Decreased mortality associated with respiratory viral infections between December 2019 and March 2020 compared to previous year, Southeast France. Published online 30/03/2020. https://www.mediterranee-infection.com/decreased-mortality-associated-with-respiratory-viral-infections-between-december-2019-and-march-2020-compared-to-previous-year-southeast-france/

Colson P, et al. Temporal and age distributions of SARS-CoV-2 and other coronaviruses, Southeastern France. Int J Infect Dis. 2020 Sep 22:S1201-9712(20)32133-0. doi: 10.1016/j.ijid.2020.09.1417. Epub ahead of print. PMID: 32976991; PMCID: PMC7511210.

Gautret P, et al. Different pattern of the second outbreak of COVID-19 in Marseille, France. Int J Infect Dis. 2020 Oct 7:S1201-9712(20)32208-6. doi: 10.1016/j.ijid.2020.10.005. Epub ahead of print. PMID: 33038556.

Gallian P, et al. Lower prevalence of antibodies neutralizing SARS-CoV-2 in group O French blood donors. Antiviral Res. 2020 Sep;181:104880. doi: 10.1016/j.antiviral.2020.104880. Epub 2020 Jul 15. PMID: 32679056; PMCID: PMC7362788.

Laloui R, et al. What could explain the late emergence of COVID-19 in Africa? New Microbes New Infect, 2020, 38 :100760. Doi: 10.1016/j.nmni.2020.100760

IX) Sciences sociales

Ward JK, et al. The French public's attitudes to a future COVID-19 vaccine: The politicization of a public health issue. Social Science and Medicine, 265:113414. doi: 10.1016/j.socscimed.2020.113414.

COCONEL Study Group. Attitudes about COVID-19 Lockdown among General Population, France, March 2020. Emerging Infectious Diseases (à paraître).

Peretti-Watel P, et al. Anxiety, depression and sleep problems: a second wave of COVID-19. General Psychiatry, 33 (5) e100299; DOI: 10.1136/gpsych-2020-100299

Léger D. et al. Poor Sleep Associated with Overuse of Media during the COVID-19 Lockdown. Sleep doi: 10.1093/sleep/zsaa125.

Patrick Peretti-Watel et al. A future vaccination campaign against COVID-19 at risk of vaccine hesitancy and politicization. Lancet Infectious Diseases, 2020. doi: 10.1016/S1473-3099(20)30426-6.

Beck F et al. Covid-19 health crisis and lockdown associated with high level of sleep complaints and hypnotic uptake at the population level. Journal of Sleep Research. doi: 10.1111/jsr.13119.

Lambert A, et al. Le travail et ses aménagements : ce que la pandémie de covid-19 a changé pour les Français, Population & Sociétés, Numéro 579.

Lambert A, et al. Comment voisine-t-on dans la France confinée ? Population & Sociétés, Numéro 578, juillet 2020.

X) Diffusion de la connaissance, commentaires

Lagier, J. C., et al (2020). Testing the repatriated for SARS-Cov2: Should laboratory-based quarantine replace traditional quarantine?. Travel medicine and infectious disease, 34, 101624. https://doi.org/10.1016/j.tmaid.2020.101624https://pubmed.ncbi.nlm.nih.gov/32179125/

Gautret P, Raoult D. Nullane salus extra ecclesiam. New Microbes New Infect. 2020;37:100714. doi:10.1016/j.nmni.2020.100714 https://pubmed.ncbi.nlm.nih.gov/32834899/

Million M, Roussel Y, Raoult D. Chloroquine and COVID-19: A western medical and scientific drift?. Eur J Intern Med. 2020;78:4-5. doi:10.1016/j.ejim.2020.06.020 https://pubmed.ncbi.nlm.nih.gov/32600860/

Javelle E, Raoult D. COVID-19 pandemic more than a century after the Spanish flu [published online ahead of print, 2020 Aug 11]. Lancet Infect Dis. 2020;S1473-3099(20)30650-2. doi:10.1016/S1473-3099(20)30650-2 https://pubmed.ncbi.nlm.nih.gov/32795410/

Raoult D, et al. Coronavirus infections: Epidemiological, clinical and immunological features and hypotheses. Cell Stress. 2020;4(4):66-75. Published 2020 Mar 2. doi:10.15698/cst2020.04.216 https://pubmed.ncbi.nlm.nih.gov/32292881/

Devaux CA, et al. ACE2 receptor polymorphism: Susceptibility to SARS-CoV-2, hypertension, multi-organ failure, and COVID-19 disease outcome. J Microbiol Immunol Infect. 2020;53(3):425-435. doi:10.1016/j.jmii.2020.04.015 https://pubmed.ncbi.nlm.nih.gov/32414646/

Eric Chabrière. Does IHU Mediterranean Infection influence Gilead stock price ? Published online 30/06/2020. IHU Méditerranée Infection #22. https://doi.org/10.35088/82z6-3×49

Philippe Brouqui, Didier Raoult. Randomised Controlled Trials during epidemic. Published online 18/06/2020. IHU Méditerranée Infection #18. https://doi.org/10.35088/hedm-be95

Didier Raoult, et al. Quousque tandem abutere, patientia nostra – Article soumis et rejeté par The New England Journal of Medecine. Published online 21/08/2020. IHU Méditerranée Infection #28. https://www.mediterranee-infection.com/wp-content/uploads/2020/04/Quousque-tandem-abutere.pdf

Roussel Y, Raoult D. Hydroxychloroquine recommendations toward the world: first evaluations. New Microbes New Infect. 2020 Sep 22:100759. doi: 10.1016/j.nmni.2020.100759. Epub ahead of print. PMID: 32983541; PMCID: PMC7508006.

Million, M., et al. (2020). Hydroxychloroquine Failure: The End does not justify the Means. Clinical infectious diseases : an official publication of the Infectious Diseases Society of America, ciaa1117. Advance online publication. https://doi.org/10.1093/cid/ciaa1117 https://pubmed.ncbi.nlm.nih.gov/32761148/

Lalaoui R, et al. What could explain the late emergence of COVID-19 in Africa? New Microbes New Infect. 2020 Nov;38:100760. doi: 10.1016/j.nmni.2020.100760. Epub 2020 Sep 22. PMID: 32983542; PMCID: PMC7508045.

Raoult D. Lancet gate: a matter of fact or a matter of concern. New Microbes New Infect. 2020 Nov;38:100758. doi: 10.1016/j.nmni.2020.100758. Epub 2020 Sep 22. PMID: 32983540; PMCID: PMC7508049.

Million M, et al. Re: 'effect of hydroxychloroquine with or without azithromycin on the mortality of COVID-19 patients' by Fiolet et al. Clin Microbiol Infect. 2020 Sep 24:S1198-743X(20)30578-4. doi: 10.1016/j.cmi.2020.09.026. Epub ahead of print. PMID: 32980527.

Touret F, de Lamballerie X. Of chloroquine and COVID-19. Antiviral Res. 2020 May;177:104762. doi: 10.1016/j.antiviral.2020.104762. Epub 2020 Mar 5. PMID: 32147496;

PMCID: PMC7132364.

Frutos R, et al. COVID-19: Time to exonerate the pangolin from the transmission of SARS-CoV-2 to humans. Infect Genet Evol. 2020 Oct;84:104493. doi: 10.1016/j.meegid.2020.104493. Epub 2020 Aug 5. PMID: 32768565; PMCID: PMC7405773.

Frutos R, et al. COVID-19: The Conjunction of Events Leading to the Coronavirus Pandemic and Lessons to Learn for Future Threats. Front Med (Lausanne). 2020 May 12;7:223. doi: 10.3389/fmed.2020.00223. PMID: 32574324; PMCID: PMC7235412.

Devaux CA, et al. New insights on the antiviral effects of chloroquine against coronavirus: what to expect for COVID-19?. Int J Antimicrob Agents. 2020;55(5):105938. doi:10.1016/j.ijantimicag.2020.105938 https://pubmed.ncbi.nlm.nih.gov/32171740/

Raoult D. Rational for meta-analysis and randomized treatment: the COVID-19 example. Clin Microbiol Infect. 2020 Oct 21:S1198-743X(20)30643-1. doi: 10.1016/j.cmi.2020.10.012. Epub ahead of print. PMID: 33098998.

Roussel Y, et al. Be careful with Big Data: Re-analysis of Patient Characteristics and Outcomes of 11,721 Patients with COVID19 Hospitalized Across the United States. Clin Infect Dis. 2020 Oct 22:ciaa1618. doi: 10.1093/cid/ciaa1618. Epub ahead of print. PMID: 33086376.

Devaux C. Are ACE inhibitors and ARBs more beneficial than harmful in the treatment of severe COVID-19 disease? J. Cardiovascular Med. Cardio. : 7(2): 101-103. DOI: https://dx.doi.org/10.17352/2455-2976.000122

Gendrot M, et al. Chloroquine as a prophylactic agent against COVID-19? Int J Antimicrob Agents, 2020, 55 :105980. Doi: 10.1016/j.ijantimicag.2020.105980

Annexe 3 - Graphiques

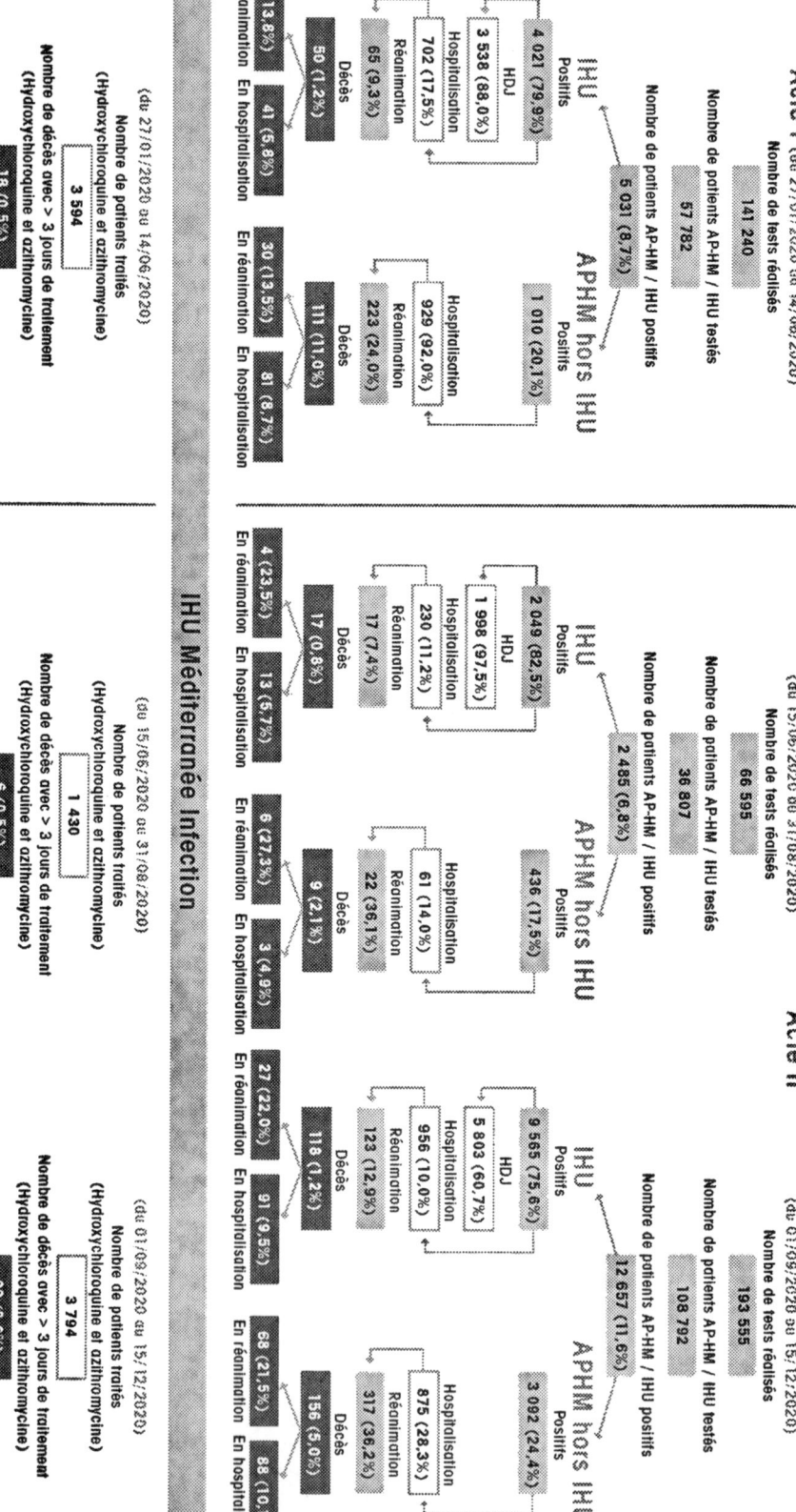

NOMBRE DE TESTS PAR JOUR

1935

Source = Données du laboratoire de microbiologie de l'IHU

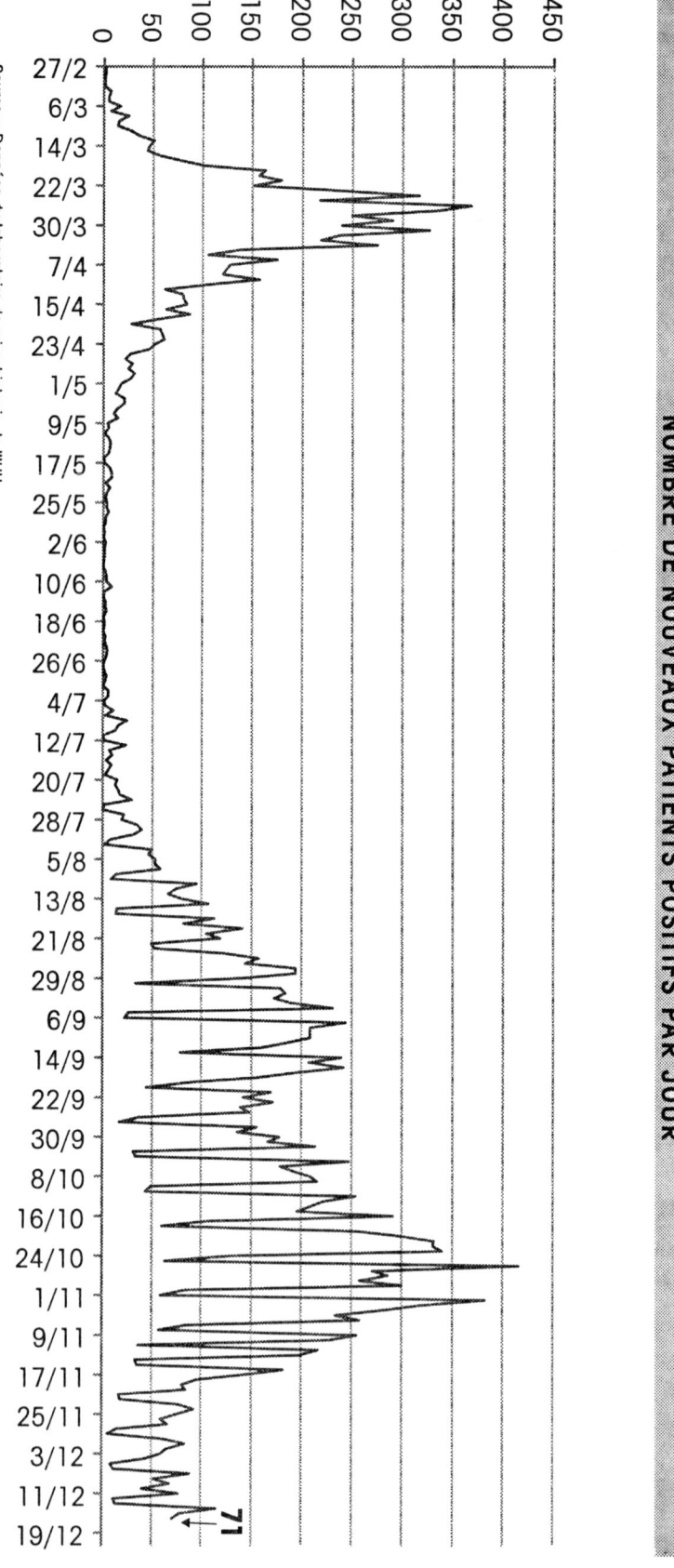

NOMBRE DE DÉCÈS PAR JOUR

2 au 3/12

Source = DIM

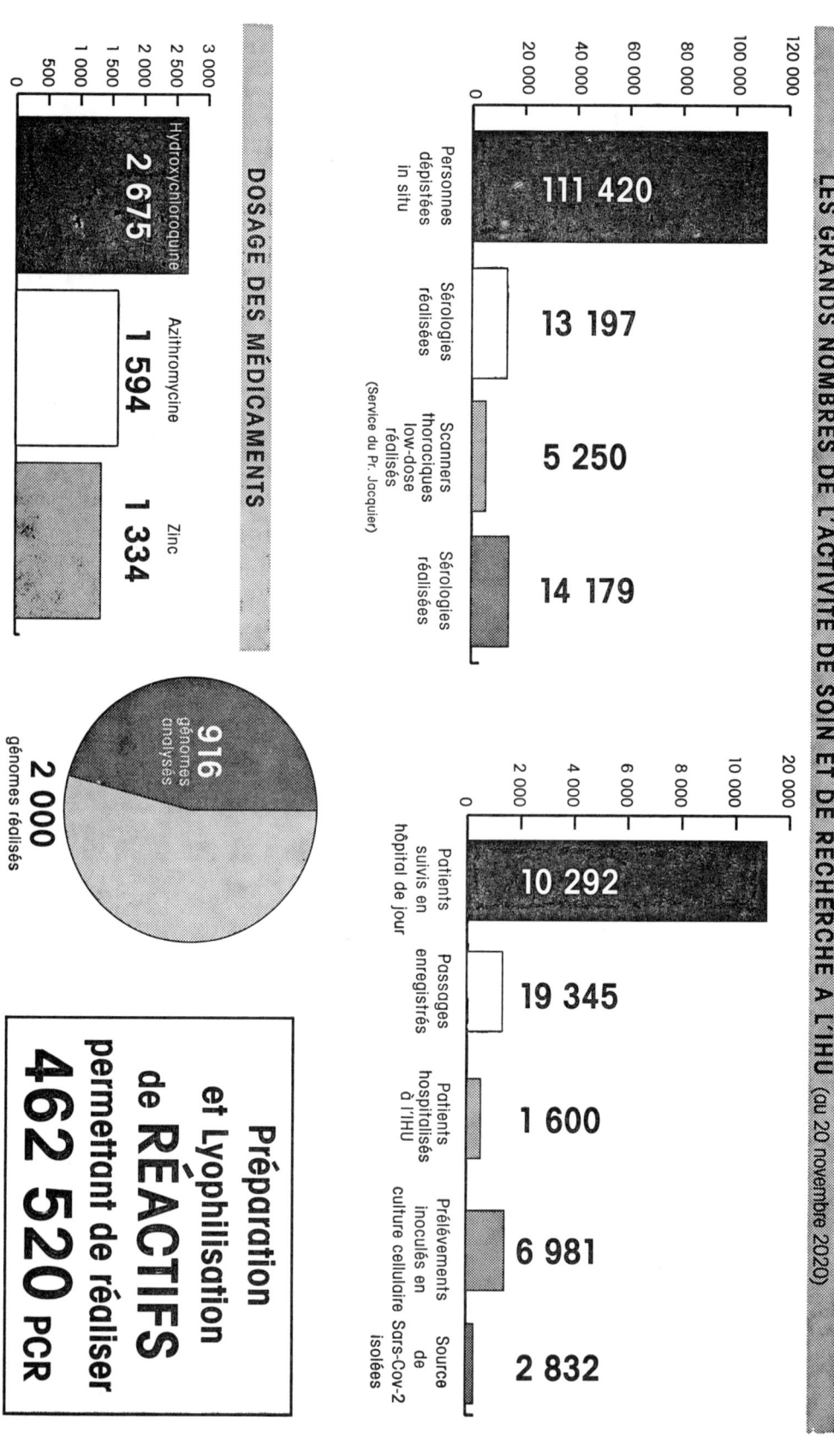

Direction d'ouvrage
Huguette Maure
assistée de
Raphaël Bodilis

Composition
PRESS·PROD

Imprimé en France par CPI Brodard & Taupin
Dépôt légal : Février 2021
N° d'impression : 3047561
ISBN : 978-2-7499-4641-2
LAF 3071